AF356492

DICTIONNAIRE

VÉTÉRINAIRE HOMŒOPATHIQUE

DICTIONNAIRE

VÉTÉRINAIRE HOMŒOPATHIQUE

OU

GUIDE HOMŒOPATHIQUE

POUR TRAITER SOI-MÊME

LES MALADIES DES ANIMAUX DOMESTIQUES,

PAR

J. PROST-LACUZON

Membre correspondant de la Société
médicale homœopathique de France.

H. BERGER

Élève des Écoles vétérinaires,
ancien vétérinaire de l'armée.

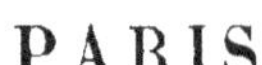

PARIS

J. B. BAILLIÈRE et FILS

LIBRAIRES DE L'ACADÉMIE IMPÉRIALE DE MÉDECINE,

Rue Hautefeuille, 19.

Londres	Madrid	New-York
Hippolyte Baillière	C. Bailly-Baillière	Baillière Brothers

LEIPZIG. E. JUNG-TREUTTEL, QUERSTRASSE, 10

1865

PRÉFACE

C'est dans la pensée de faire participer les animaux domestiques aux bienfaits de l'homœopathie que j'ai écrit ce livre. Je le présente comme un *vade-mecum* indispensable aux vétérinaires praticiens, aux propriétaires de bestiaux, aux cultivateurs, aux officiers de cavalerie, et en général à toutes les personnes qui, chargées du soin des chevaux, des chiens, des bœufs, des vaches, des moutons, des chèvres, des brebis, des porcs, des poules, etc., ont le désir et le besoin de traiter facilement et promptement les maladies de ces animaux.

J'ai analysé avec soin les causes, les symptômes et les médications : les causes, qui permettent de prévenir le mal ; les symptômes, qui le font reconnaître ; les médications, qui donnent les moyens de le guérir. J'ai mis à profit, pour la composition de cet ouvrage, les observations de mes devanciers Lotzbeck (1) et Gun-

(1) *Manuel de médecine vétérinaire homœopathique, à l'usage du vétérinaire, du propriétaire de troupeaux et du cultivateur ; indiquant le traitement des maladies de tous les animaux domestiques, la composition d'une pharmacie homœopathique vétérinaire et le moyen de se la procurer ;* publié sous les auspices de M. F. DE LOTZBECK, par M. W. Traduit de l'allemand par SAERAZIN. 1837, in-18.

ther (1) ; mais j'ai regretté que l'un n'ait pas suffisamment détaillé les symptômes, et que l'autre ait séparé l'étude de telle ou telle affection chez le bœuf, chez le cheval, chez le chien, etc. Il y a dans une même maladie, observée chez des sujets divers, une analogie de symptômes et d'indications thérapeutiques, qui reçoit de la comparaison une lumière nouvelle. J'ai voulu être plus complet que l'un, plus méthodique que l'autre.

Mais je ne me suis pas contenté de réunir les observations de Lotzbeck et de Gunther ; j'ai contrôlé les données qu'ils me fournissaient, et j'y ai ajouté les résultats d'une expérience personnelle, qui remonte déjà à de longues années, et qui me permet de livrer avec confiance au public, des formules dont j'ai vérifié l'efficacité.

J'ai cru devoir, pour la rédaction de ce *Dictionnaire*, m'assurer le concours d'un praticien consommé, M. Henri Berger, élève des écoles vétérinaires, et ancien vétérinaire de l'armée. Mon livre n'a pu que gagner à ses précieux conseils.

A la demande de quelques personnes, j'ai composé une pharmacie du vétérinaire homœopathe, dans

---

(1) *Nouveau Manuel de médecine vétérinaire homœopathique, ou Traitement homœopathique des maladies du cheval, du bœuf, de la brebis, du porc, de la chèvre et du chien ; à l'usage des vétérinaires, des propriétaires ruraux, des fermiers, des officiers de cavalerie et de toutes les personnes chargées du soin des animaux domestiques,* par F. A. GUNTHER. Traduit de l'allemand, sur la troisième édition par P. J. MARTIN. Paris, 1846, in-8.

laquelle j'ai donné d'abord, sous le titre de : *Les médicaments vétérinaires homœopathiques et leurs indications thérapeutiques*, la nomenclature des médicaments qu'on doit toujours avoir sous la main, suivie de l'indication des maladies dans lesquelles j'ai essayé leur emploi et reconnu leurs effets, et j'y ai joint quelques notions sur l'administration des doses.

J'ai également composé, sous le titre de : *Les animaux domestiques et leurs maladies*, une table par noms d'animaux, où j'ai groupé les diverses affections auxquelles ils sont exposés, et pour lesquelles j'avais noté des symptômes spéciaux, et expérimenté un traitement particulier.

L'accueil bienveillant fait à mon *Formulaire pathogénétique usuel*, m'a enhardi à réunir et à publier des matériaux depuis longtemps préparés ; je serais heureux si, après avoir rendu l'homœopathie accessible à tous, pour le traitement des maladies auxquelles est exposée l'humanité, j'ai pu faciliter le traitement des maladies des animaux domestiques, qui sont pour l'homme, une source de bien-être et de fortune.

J. PROST-LACUZON.

Dole, 1er janvier 1855.

DICTIONNAIRE

VÉTÉRINAIRE HOMŒOPATHIQUE

ABCÈS.

Symptômes. — Tumeurs plus ou moins circonscrites occupant le tissu cellulaire, et pouvant se développer indistinctement sur toutes les parties du corps de l'animal.

Causes. — Ils sont ordinairement la suite d'un coup, du froid, ou d'un état psorique.

Traitement. — Dans la période de début ou d'inflammation, on donnera :

Aconitum et **Bryonia**, 6e dilution.

Doses. — Dix globules par jour; cinq le matin et cinq le soir, en alternant (un jour l'un, un jour l'autre).

Si la résolution se fait lentement ou difficilement, on administrera :

Hepar sulfur., 6e dilution.

Doses. — Cinq globules matin et soir, jusqu'à effet.

Si la suppuration étant établie, les bords de l'ulcère sont indurés (ou durs), renversés en arrière, avec douleurs vives, pus mal lié, et de mauvais aspect ou mauvaise odeur, on donnera :

Silicea, 6e dilution.

Doses. — Cinq globules matin et soir, pendant un jour.

Puis le lendemain :

Arsenicum, 6ᵉ dilution.

Doses. — Les mêmes que celles de *silicea*, et continuer à alterner ces deux médicaments, un jour l'un, un jour l'autre, jusqu'à effet.

Si le pus est épais et d'une couleur plombée, on donnera :

Mercurius vivus, 6ᵉ dilution.

Doses. — Cinq globules matin et soir, jusqu'à changement de la couleur plombée du pus, en une couleur jaunâtre ou blanchâtre.

S'il se développe des chairs luxuriantes, ou des excroissances charnues sur les bords ou dans le foyer même de l'abcès, on donnera :

Chamomilla, 6ᵉ dilution.

Doses. — Cinq globules le matin et autant le soir.

Si, au bout de trois jours, ce remède n'amène nulle amélioration, on donnera :

Arsenicum et **Sepia**, 6ᵉ dilution.

Doses. — Dix globules par jour, en alternant (un jour l'un, un jour l'autre).

Pour les fondre, on administrera, lors de la période de formation, c'est-à-dire lorsque les abcès sont encore durs :

Baryta carbonica, 6ᵉ dilution.

Doses. — Cinq globules le matin et cinq le soir.

Si, au bout de trois jours, ce remède n'agit pas (ce qui est rare), on donnera :

Carbo vegetabilis et **Sulfur**, 6ᵉ dilution.

Doses. — Dix globules par jour, en alternant (un jour l'un, un jour l'autre).

Si la résorption ne s'opérait pas encore, on donnerait :

Conium maculatum, 6ᵉ dilution.

Doses. — Cinq globules le matin et cinq le soir, pendant trois jours.

Chez la race bovine. — TRAITEMENT. — Si l'ulcère est fistuleux, on donnera :

Pulsatilla, 6ᵉ dilution, et **Calcarea carbonica**.

Doses. — Quatre globules matin et soir, en donnant
un jour *pulsatilla*, et le lendemain, *calcarea*.

Si la tumeur est la suite d'une compression forte et
prolongée, donner :

Conium, 6ᵉ dilution.

Doses. — Cinq globules matin et soir jusqu'à effet.

Mais, si la tumeur ne se résolvait point, on prescrirait :

Hepar sulfur., 6ᵉ dilution.

Doses. — Quatre globules le matin, quatre l'après-
midi, et quatre le soir.

S'il se développait des tubercules à la mâchoire, on
donnerait :

Baryta carbonica, 6ᵉ dilution.

Doses. — Six globules matin et soir, jusqu'à effet.

Si la tumeur indurée siégeait à la tête, on prescrirait :

Belladona, **Aurum** et **Baryta carbonica**, 6ᵉ dilution.

Doses. — Cinq globules matin et soir, en donnant chaque jour un de ces trois médicaments, dans l'ordre où
ils se trouvent ci-dessus.

ABEILLES (PIQURES D'.

TRAITEMENT. — Administrez à l'animal :

Ledum palustre, 6ᵉ dilution.

Doses. — Dix globules en une seule fois.

Ce médicament a la singulière propriété d'arrêter presque instantanément la douleur produite par le venin de l'abeille.

S'il y avait forte inflammation, on donnerait quelques heures après *ledum*, le remède suivant :

Aconitum, 6ᵉ dilution.

Doses. — Huit globules pris en une seule fois.

AGGRAVÉE.

Chez le chien. — Symptômes. — Affection qui attaque les chiens, surtout les chiens de chasse, qui marchent beaucoup sur un sol dur, pierreux, ou sur la neige gelée, ce qui leur rend les pattes douloureuses, enflées, écorchées et saignantes.

Traitement. — L'action de se lécher guérit l'animal, quand l'affection est légère; mais, dans les cas graves, on procédera ainsi :

Eau fraîche filtrée.......... 120 grammes.
Teinture mère d'arnica.... 30 gouttes.

Mêlez bien, et bassinez-en les plaies trois fois par jour.

Donnez ensuite :

Arnica, 6ᵉ dilution.

Doses. — Quatre globules le matin, pendant trois jours de suite.

Chez le bœuf. — Traitement. — Celui du chien d'abord, et si *arnica* ne suffit pas, donner :

Conium, 6ᵉ dilution.

Doses. — Six globules matin et soir.

Si la démarche est peu assurée, surtout sur un sol dur, et que la marche soit douloureuse, on administrera :

Arsenicum et Acidum phosphoricum, 6ᵉ dilution.

Doses. — Cinq globules matin et soir, en donnant un jour l'un, un jour l'autre.

Si l'inflammation est violente et que la suppuration soit déclarée, donner :

Squilla et **Conium**, 6ᵉ dilution.

Doses. — Cinq globules trois fois par jour, en donnant un jour l'une, un jour l'autre.

Si cela n'amène pas d'amélioration sensible au bout de quelques jours, ou que l'amélioration reste stationnaire, on donnera de la même manière :

Pulsatilla et **Mercurius vivus**, 6ᵉ dilution.

Doses. — Les mêmes que plus haut.

Si du pus s'épanche dans l'onglon, lui procurer un écoulement au dehors ; et si la suppuration se prolonge trop, donner :

Calcarea carbonica et **Sulfur**, 6ᵉ dilution.

Doses. — Cinq globules matin et soir pendant une semaine ; un jour l'un, un jour l'autre.

AIR (AMAS D') ENTRE CUIR ET CHAIR.

Causes. — Cette affection est presque toujours causée par l'ingestion d'herbes vénéneuses, ou d'insectes avalés par l'animal.

Symptômes. — Battements de cœur précipités, durs ; le pouls à peine sensible et dur ; yeux fixes ; urine limpide et rare ; excréments secs ; la langue et la bouche sont arides et brûlantes ; vif désir de l'animal de se jeter à l'eau pour se rafraîchir ; forte chaleur sur le corps ; tumeur molle, formée par l'air enfermé, rendant un son creux et s'étendant rapidement par tout le corps.

Traitement. — S'il y a agitation, soif, chaleur brûlante, on donnera jusqu'à cessation de ces trois symptômes :

Aconitum, 6ᵉ dilution.

Doses. — Cinq globules le matin et cinq le soir.

Une fois ces trois symptômes détruits, on cessera *aconitum,* qui ne peut plus être d'aucune utilité, et on étudiera les traits saillants de la maladie.

Si le gonflement augmente en surface, qu'il y ait regard fixe, brillant, avec une agitation portée au plus haut point, on donnera :

Belladona, 6ᵉ dilution.

Doses. — Quatre globules toutes les heures, jusqu'à cessation des symptômes désignés ci-dessus.

Si l'enflure la plus considérable siége à la tête, ou se borne à cette partie ; si l'animal frappe sans cesse la terre avec le pied, on lui donnera :

Arsenicum album, 6ᵉ dilution.

Doses. — Cinq globules le matin et cinq le soir, en répétant cette dose, s'il en est besoin.

Si l'amas d'air entre cuir et chair est le seul symptôme dominant, ou qu'il soit causé par l'absorption de plantes vénéneuses, on fera prendre :

Ranunculus sceleratus, 6ᵉ dilution.

Doses. — Quatre globules matin et soir.

Si l'amas d'air subsiste seulement à l'une des omoplates antérieures ou à toutes deux, ou bien, si après l'action d'un médicament, tout le reste du corps a repris son état normal hors cette partie antérieure susdite, on donnera :

Spongia tosta, 6ᵉ dilution.

Doses. — Cinq globules le matin et cinq le soir, pendant deux jours.

ALBUGO.

SYMPTÔMES. — Taches blanches, se formant sur la cornée de l'œil, et étant plus ou moins opaques et plus ou moins étendues; elles peuvent survenir à la suite d'une contusion, ou d'une inflammation aiguë ou chronique des yeux.

TRAITEMENT. — Cette affection une fois passée à l'état chronique est longue à guérir. On fera suivre, dans le cas qui nous occupe, le traitement suivant :

Si l'albugo a une cause traumatique (coups de fouet ou contusion), on donnera d'abord :

Arnica, 6ᵉ dilution.

Doses. — Cinq globules le matin et cinq le soir.

Puis, on attendra deux jours, et on donnera :

Cannabis et **Conium**, 6ᵉ dilution.

Doses. — Dix globules par jour, pendant quatre jours de suite, un jour l'un, un jour l'autre.

On laissera ensuite six jours d'interruption, et on reprendra les deux mêmes médicaments, comme on a déjà fait, pour continuer ainsi jusqu'à guérison.

Si, outre les taches, il y a des stries ou lignes rouges sur la cornée, on administrera :

Sassaparilla et **Sulfur**, 6ᵉ dilution.

Doses. — Celles de *cannabis* et *conium*, en les alternant.

Dans les cas récents, on obtient d'assez bons résultats avec :

Cannabis et **Belladona**, 6ᵉ dilution.

Doses. — Alternés entre eux comme *cannabis* et *conium*.

Dans les cas anciens, on donnera :

Sulfur et **Pulsatilla**, 6ᵉ dilution.

Doses. — Six globules par jour seulement, administrés soit le matin ou le soir, un jour l'un, un jour l'autre.

On donnera cette dose pendant trois jours de suite.

Puis, on laissera six jours d'intervalle, et le septième, on fera prendre :

Causticum et **Euphrasia**, 6ᵉ dilution.

Doses. — Les mêmes, et de la même manière que les deux qui précèdent, un jour l'un, un jour l'autre.

Au bout de trois jours de leur emploi, on laissera également six jours d'intervalle pour donner le septième :

Lycopodium et **Cannabis**, 6ᵉ dilution.

Doses. — Comme les précédents, un jour l'un, un jour l'autre.

Laisser ensuite douze jours d'intervalle ou de repos, et recommencer le traitement par *Sulfur* et *Pulsatilla* pour le continuer de même, jusqu'à guérison ou amélioration bien marquée.

ALOPÉCIE.

CAUSES. — Cette maladie peut avoir plusieurs causes; cependant l'état psorique ou herpétique en est la principale.

TRAITEMENT. — Si la chute des poils provient d'une répercussion d'humeurs ou d'éruptions quelconques, on donnera :

Lycopodium, 6ᵉ dilution.

Doses. — Cinq globules le matin et cinq le soir, pendant trois jours.

Laisser ensuite deux jours d'intervalle ou de repos.

Puis donner :

Kali carbonicum et **Natrum muriaticum**, 6ᵉ dilution.

Doses. — Cinq globules matin et soir, pendant six jours, en alternant un jour l'un, un jour l'autre.

Chaque médicament se prendra pendant trois jours.

Enfin, on donnera :

Sulfur, 6ᵉ dilution.

Doses. — Huit globules en une seule fois.

Laisser ensuite une semaine d'intervalle, et répéter le même traitement, si cela est nécessaire.

Si la chute des poils a lieu au-dessus des yeux, on donnera :

Agaricus, 6ᵉ dilution.

Doses. — Cinq globules pendant trois jours de suite; puis :

Aurum foliatum, 6ᵉ dilution.

Doses. — Six globules pendant trois jours.

Si l'animal s'arrête subitement en marchant par suite de battements de cœur, on lui administrera :

Baryta carbonica, 6ᵉ dilution.

Si nulle éruption ne paraît, on le donnera aux mêmes doses qu'*aurum*.

S'il y a éruption, donner :

Sassaparilla, ou **Dulcamara**, 6ᵉ dilution.

Doses. — Six globules matin et soir, pendant six à huit jours.

Puis, attendre deux jours, et donner :

Carbo animalis, 6ᵉ dilution.

Doses. — Les mêmes que *dulcamara,* qu'il y ait ou non éruption.

S'il y a grande maigreur du sujet, on lui fera prendre :

Iodium, 6ᵉ dilution.

Doses. — Mêmes que *dulcamara.*

S'il y a toux, donner :

Bryonia, 6ᵉ dilution.

Doses. — Cinq globules matin et soir, pendant trois jours.

Si l'alopécie est survenue à la suite d'un refroidissement dans l'eau, et qu'il y ait fièvre, on fera suivre
bryonia de :

Sulfur, 6e dilution.

Doses. — Six globules pris en une seule fois.

Si la dépilation a lieu par places et autour des oreilles,
on donnera :

Phosphorus, 6e dilution.

Doses. — Quatre globules matin et soir, pendant trois
jours.

Contre la chute des poils au printemps, on donnera
pour la favoriser :

China, 6e dilution.

Doses. — Cinq globules matin et soir, pendant trois
jours.

Contre les alopécies rebelles, on administrera :

Apis mellifica, 6e dilution.

Doses. —Six globules matin et soir, pendant trois jours.

Chez la chèvre. — Causes. — Cette affection peut
tenir à un état psorique, à la gale, ou à une alimentation mauvaise, insuffisante ; à un vice de digestion, ou à
un brusque refroidissement.

Traitement. — Si l'affection est la suite de dartres,
psore, ou gale, le médicament à administrer sera :

Sulfur, 6e dilution.

Doses. — Quatre globules tous les matins, pendant
quinze à vingt jours.

Si ce médicament n'amène pas d'amélioration, on
donnera :

Psoricum, 6e dilution.

Doses. — Mêmes que *sulfur*.

Si l'alopécie provient d'une mauvaise alimentation ou d'un vice de digestion, on fera prendre :

Sulfur et **Arsenicum**, 6ᵉ dilution.

Doses. — Quatre globules matin et soir, un jour l'un, un jour l'autre, jusqu'à effet voulu, et ne pas mettre les animaux dans des écuries malsaines ou trop chaudes.

Si l'alopécie provient de refroidissement ou de fourbure, on prescrira :

Bryonia, 6ᵉ dilution.

Doses. — Six globules, matin et soir, pendant trois jours.

Puis laisser trois jours d'intervalle et administrer :

Acidum nitri, 6ᵉ dilution.

Doses. — Cinq globules, matin et soir, pendant trois jours.

Laisser ensuite quatre jours d'intervalle, puis redonner, comme il vient d'être dit :

Bryonia, 6ᵉ dilution.

Et continuer ce traitement en donnant tantôt *bryonia*, et tantôt *acidum nitri*, jusqu'à effet satisfaisant.

AMAIGRISSEMENT.

Chez la race chevaline, canine, ovine et bovine. — CAUSES. — L'amaigrissement peut dépendre d'une cause interne, d'un défaut de nourriture, ou d'un état physiologique particulier, qui ne s'accompagne d'aucun trouble des fonctions de l'animal. S'il s'accompagne de troubles dans les fonctions nutritives, on remarque presque toujours, en même temps que lui, une faiblesse considérable.

TRAITEMENT. — Si la faiblesse a été précédée d'une

perte d'humeurs (sang, écoulement de pus, etc.), et que les selles soient presque liquides, on donnera :

China, 6ᵉ dilution.

Doses. — Six globules, matin et soir, pendant trois jours; puis, après quatre jours de repos, continuer le traitement.

Si l'animal a une faim vorace (faim valle), on donnera :
Pulsatilla, 6ᵉ dilution.

Doses. — Comme *china.*

Si cet état dure depuis longtemps, on donnera :
Tinctura sulfuris, 6ᵉ dilution.

Doses. — Six globules, matin et soir, pendant trois jours.

Puis, après trois jours de repos, on administrera :
Magnesia carbonica, 6ᵉ dilution.

Doses. — Les mêmes que *tinctura sulfuris.*

Après trois jours de repos, on fera prendre :
Iodium, 6ᵉ dilution.

Doses. — Six globules pendant trois jours.

Puis, après trois jours de repos, donner :
Lycopodium et **Sulfur**, 6ᵉ dilution.

Doses. — Quatre globules matin et soir, pendant une semaine; un jour l'un, un jour l'autre.

On laissera ensuite un intervalle de huit jours, après lesquels on recommencera le traitement de la même manière, s'il y a lieu de le faire.

Voyez *Atrophie.*

Chez le porc. — Causes. — Il est, la plupart du temps, causé par le mauvais état des digestions, surtout s'il y a diminution de l'appétit.

Traitement. — On donnera :
Arsenicum album, 6ᵉ dilution.

Doses. — Cinq globules tous les jours, pendant quatre jours.

Puis, après huit jours de repos, redonner les mêmes doses, s'il en est besoin.

Si l'animal montrait encore de la répugnance pour les aliments, on lui ferait prendre :

Antimonium crudum, 6ᵉ dilution.

Doses. — Cinq globules pendant quatre jours.

Si, outre l'amaigrissement, il y avait toux, et gêne dans la respiration, symptômes qui succèdent presque toujours à une pneumonie négligée ou mal traitée, on donnerait :

Nitrum, 6ᵉ dilution.

Doses. — Cinq globules tous les matins et tous les soirs, jusqu'à effet satisfaisant.

AMAS D'AIR ENTRE CUIR ET CHAIR. Voyez **Air**.

AMPOULES.

Sʏᴍᴘᴛᴏᴍᴇs. — Petites cloches ou saillies, formées par la dilatation ou un léger épanchement dans le tissu cellulaire. Cette affection n'offre de gêne pour l'animal que si elle a son siége dans la cavité buccale, où elle se développe le plus ordinairement.

Tʀᴀɪᴛᴇᴍᴇɴᴛ. — Si l'ampoule ou les vésicules étaient la suite d'une contusion, on ferait prendre :

Arnica, 3ᵉ dilution.

Doses. — Huit globules en une seule fois et pour toutes.

Puis, on étuverait les ampoules matin et soir, avec la liqueur suivante :

Arnica montana, teinture mère.. 8 gouttes.
Eau fraîche.................... 1 verre.

Mêlez bien.

Si les ampoules se développent au palais, on donnera :

Lacerta, 6ᵉ dilution.

Doses. — Cinq globules le matin et cinq le soir, pour continuer ainsi jusqu'à effet satisfaisant.

Si les ampoules étaient anciennes, on ne donnerait que cinq globules de *lacerta,* tous les quatre jours seulement.

Chez les volailles. — Les oiseaux de basse-cour sont sujets à être atteints d'ampoules, qui se forment sous la langue ou au croupion.

Traitement. — On leur fera prendre :

Sulfur, 6ᵉ ou 12ᵉ dilution.

Doses. — Cinq globules tous les deux jours, enveloppés dans un peu de pain à chanter légèrement humecté d'eau pure, et mis dans le bec.

Chez le porc. — Les porcs contractent souvent des ampoules aux oreilles, par suite de morsures ou contusions.

Traitement. — On donnera :

Aconit, 6ᵉ dilution.

Doses. — Six globules le matin ou le soir, pendant deux jours.

Puis :

Arnica, 6ᵉ dilution.

Doses. — Six globules le matin, pendant deux jours également.

ANASARQUE.

Symptômes. — Amas de sérosités dans le tissu cellulaire sous-cutané, se montrant à la poitrine, au ventre, aux jambes, etc.

Peau très-froide, et conservant l'impression du doigt, ce qui la distingue des autres tuméfactions.

Traitement. — Cette affection réclame d'abord :

China et **Arsenicum**, 6e dilution.

Doses. — Six globules le matin et six le soir, un jour l'un, un jour l'autre, jusqu'à amélioration bien marquée; puis, ne continuer l'emploi de ces deux médicaments que tous les deux jours seulement, en n'en donnant qu'une seule dose le matin.

Si l'anasarque est très-étendue, donner :

Lycopodium, 6e dilution.

Doses. — Cinq globules matin et soir.

Si elle survient à la suite de la gourme et qu'il y ait en même temps diarrhée, on prescrira :

Pulsatilla et **Arsenicum**, 6e dilution.

Doses. — Alternés comme les deux premiers remèdes recommandés dans le début.

Si l'hydropisie est la suite d'un refroidissement, ou que la peau soit chaude et tendue; s'il y a aussi constipation et respiration gênée, on fera prendre :

Bryonia, 6e dilution.

Doses. — Cinq globules matin et soir.

Si l'anasarque est générale, et qu'elle s'accompagne de constipation, de difficulté d'uriner, avec toux sèche, on fera prendre :

Colchicum, 6e dilution.

Doses. — Cinq globules matin et soir.

Si elle se déclare après un refroidissement subit, ou s'accompagne de symptômes de gourme, on donnera :

Dulcamara, 6e dilution.

Doses. — Cinq globules matin et soir.

Si la tumeur est pâteuse au toucher et fait entendre un bruit de crépitation, on prescrira :

Belladona, 6e dilution.

Doses. — Cinq globules matin et soir.

S'il y a roideur des membres, surtout après que l'animal a été en repos, on prescrira :

Rhus toxicodendron, 6e dilution.

Doses. — Mêmes que *belladona*.

Si les jambes sont atteintes de cette anasarque, et qu'elle s'étende rapidement, on fera prendre :

Secale cornutum et **Arsenicum**, 6e dilution.

Doses. — Cinq globules matin et soir, en les alternant (un jour l'un, un jour l'autre).

Puis donner :

Sepia, 6e dilution.

Doses. — Cinq globules matin et soir. Donner *secale*, cinq globules matin et soir ; puis, le lendemain, *arsenicum*, cinq globules matin et soir ; et le jour après la dose d'*arsenicum*, administrer *sepia*.

Chez le bœuf ou la vache. — TRAITEMENT. — Le même que pour le cheval ; seulement, donner *huit* globules par dose, au lieu de cinq.

ANGÉIOLEUCITE. Voyez **Farcin.**

ANGINE.

Chez le bœuf et le cheval. — SYMPTÔMES. — Respiration bruyante et se faisant entendre de loin, quoique gênée ; cou allongé, tête fréquemment baissée ; fièvre brûlante, tuméfaction à la gorge ; toux sèche et brève ; gonflement de la langue, qui est chaude ainsi que l'haleine ; difficulté très-grande pour avaler les aliments et les boissons; bouche remplie de salive, nez sec, muqueuses de la bouche et du nez rouges; la boisson s'échappe par les narines; il y a rejet de bave et de mucosités par la bouche; toux sèche, déjections dures et sèches; pouls dur, accéléré; soif; l'animal tient la tête tendue en avant; gonflement douloureux à l'extérieur de la gorge; suffocation.

CAUSES. — Exposition à un air froid et humide; l'ingestion d'aliments âcres ou irritants; une boisson trop froide, donnée à l'animal lorsqu'il avait très-chaud, etc. Elle peut aussi dépendre de lésions extérieures.

TRAITEMENT. — Cette maladie, toujours assez grave, réclame d'abord :

Aconitum, 6e dilution.

Doses. — Cinq globules toutes les heures, jusqu'à rémission des symptômes inflammatoires les plus inquiétants.

Si les organes de la respiration sont spécialement affectés, que la respiration soit sifflante, bruyante, difficile, ou s'il y a tumeur douloureuse à l'extérieur, on donnera d'abord :

Spongia tosta, 6e dilution.

Doses. — Cinq globules le matin, cinq à deux heures de l'après-midi, et cinq le soir.

Le lendemain, on donnera :

Hepar sulfur., 6e dilution.

Doses. — Administré de la même manière que *spongia,* pour continuer à les alterner ainsi, jusqu'à diminution des symptômes morbides, en ayant soin de diminuer les doses au fur et à mesure que l'amélioration se prononcera.

Si, par suite, des symptômes d'inflammation des poumons se faisaient sentir, on donnerait :

Aconitum et **Bryonia**, 6e dilution.

Doses. — Six globules pour le cheval, et dix globules pour le bœuf ou la vache, toutes les quatre heures, en alternant ces deux médicaments (une fois de l'un, une fois de l'autre).

Si l'angine affecte spécialement les organes de la déglutition, on prescrira :

Belladona et **Mercurius vivus**, 6e dilution.

Doses. — Alternés (un jour l'un, un jour l'autre) à la dose de cinq globules répétés trois fois par jour, à quatre heures de distance.

Si l'inflammation se bornait aux membranes muqueuses de la gorge avec quintes de toux, mais sans fièvre, on administrerait :

Capsicum Jamaïcum, 6e dilution.

Doses. — Cinq globules matin et soir, jusqu'à diminution du mal.

Si *capsicum* ne produit pas l'effet voulu, donner :

Lachesis, 6e dilution, ou **Antimonium crudum**, 6e dilution.

Doses. — Cinq globules tous les matins.

Si l'angine provenait d'un coup ou d'une lésion, on donnerait :

Aconitum et **Arnica**, 6e dilution.

Doses. — Alternés (un jour l'un, un jour l'autre), à la dose de cinq globules matin et soir.

Si, l'inflammation ayant cessé, il reste une tumeur ou un gonflement pâteux au cou, on fera prendre :

Baryta carbonica, 6e dilution.

Doses. — Cinq globules matin et soir, jusqu'à disparition de la grosseur.

Si *baryta* ne suffisait pas, on donnerait :

Hepar sulfur., 6e dilution.

Doses. — Les mêmes que *baryta*.

Chez la brebis ou le mouton. — SYMPTÔMES.
— Les mêmes que chez le bœuf ou le cheval, auxquels
s'ajoutent : yeux rouges; perte d'appétit; tristesse; soif
vive; tête basse et portée en avant comme pour respirer
plus librement; éternument; toux; respiration stertoreuse et sifflante.

TRAITEMENT. — Le même que celui du cheval, en ayant
soin de donner des médicaments à la 3e dilution et *huit*
globules par dose.

Chez le porc. — SYMPTÔMES. — Abattement, l'animal est inquiet, chancelle sur ses jambes, baisse la tête,
la secoue souvent, piétine des pieds de devant et tremble
de tout son corps; respiration bruyante et difficile, avec
langue pendante et tuméfiée; chaleur universelle, surtout au groin; yeux rouges, déglutition difficile, et
quelquefois vomissements; apparition au larynx d'une
tumeur dure et chaude, s'étendant rapidement jusqu'à
la poitrine, et de couleur rouge ou rouge-brun, prenant
une teinte plombée ou bleuâtre aux approches de la
mort. Intérieur de la bouche et du nez excessivement
rouge; toux fatigante; respiration de plus en plus difficile, langue brune, puis mort au bout de 24 ou
36 heures, par suite de suffocation ou par gangrène.

TRAITEMENT. — Il n'échoue pas une fois sur cent, et
consiste à donner :

Aconitum, 3e dilution.

Doses. — Six globules tous les quarts d'heure pendant deux heures. Donner ensuite :

Belladona, 3ᵉ dilution.

Doses. — Six globules toutes les demi-heures, pendant deux heures ; et si au bout de ce temps l'animal n'est pas complétement guéri, lui administrer :

Spongia tosta, 6ᵉ dilution.

Doses. — Cinq globules toutes les heures, pendant trois heures.

Si, au bout de ce temps, quelques symptômes persistaient encore, donner :

Hepar sulfur., 6ᵉ dilution.

Doses. — Cinq globules toutes les heures, pendant deux heures.

Mais en s'y prenant au début, *aconitum* suffit presque toujours.

Cette maladie a une grande analogie avec le feu de saint Antoine, et souvent on peut les confondre. (Voyez *Feu de saint Antoine.*)

Chez le chien. — Symptômes. — D'abord, froid aux oreilles ainsi qu'au museau qui, peu après, deviennent excessivement chauds ; battements de cœur ; respiration accélérée ; difficulté d'avaler, au point que les liquides ressortent par le nez ; enflure des glandes du col et de celles de la mâchoire, avec gonflement de la partie antérieure laryngienne du col ; bruit stertoreux dans la gorge.

Traitement. — Le même que celui du porc, en observant de ne donner *aconitum* qu'à la dose de cinq globules, de demi-heure en demi-heure seulement, et *belladona* de même.

ANKYLOSE. Voyez **Déhanchure**.

ANOREXIE.

SYMPTÔMES. — Insouciance pour le fourrage, que l'animal éparpille ; ou bien, il s'éloigne du râtelier.

CAUSES. — Cette perte d'appétit peut être causée par un état maladif plus ou moins sérieux, ou bien par une inflammation de la langue, des gencives, ou de la bouche (glossite ou aphthes), ce qui empêche l'animal de manger, quelque faim qu'il ait ; ou bien, par une surcharge de l'estomac.

TRAITEMENT. — Si la perte d'appétit vient d'une inflammation de la bouche, on prescrira :

Mercurius vivus et **Belladona**, 6e dilution.

Doses. — Cinq globules matin et soir, en les alternant jusqu'à la résolution de l'inflammation, qui arrive rapidement.

Si la diminution ou la perte d'appétit, tenait à un état maladif de l'estomac par la mauvaise qualité des aliments, on ferait prendre :

Arsenicum, 6e dilution.

Doses. — Quatre globules matin et soir, pendant deux jours ; puis, changer la nourriture en une meilleure.

Si la perte d'appétit tenait aux aliments pris en trop grande quantité, on donnerait :

Antimonium crudum, 6e dilution.

Doses. — Quatre globules matin et soir, pendant deux jours.

Si l'animal avait la diarrhée, on lui ferait prendre :

Pulsatilla, 6e dilution.

Doses. — Quatre globules matin et soir, jusqu'à cessation de la diarrhée, et si le cheval éprouvait des coliques, on lui donnerait :

Chamomilla, 6ᵉ dilution.

Doses. — Quatre globules toutes les deux heures, jusqu'à cessation des coliques.

Si l'anorexie provenait de fatigue, il faudrait lui administrer :

Nux vomica, 6ᵉ dilution.

Doses. — Quatre globules matin et soir, pendant deux jours.

Une écurie ou une mangeoire malpropres, du foin moisi, de l'avoine sale, etc., peuvent aussi contribuer à dégoûter le cheval et lui faire perdre l'appétit. Dans ce cas, les soins hygiéniques sont les seuls à employer.

Si l'anorexie provient d'un refroidissement, donner :

Bryonia, 6ᵉ dilution.

Doses. — Cinq globules matin et soir, pendant deux jours.

Si le défaut d'appétit est accompagné d'un défaut de soif, qui se lie le plus souvent à des affections gastriques, dans ce cas, comme dans toutes les affections du bas-ventre, on donnera un médicament, qui est presque alors spécifique. Ce médicament, qui est *pulsatilla,* se donnera comme suit :

Pulsatilla, 6ᵉ dilution.

Doses. — Quatre ou cinq globules, matin et soir, pendant trois jours.

Si l'absence de soif tient à des spasmes ou à une inflammation de la gorge, on administrera :

Aconitum et **Mercurius vivus**, 6ᵉ dilution.

Doses. — Alternés (un jour l'un, un jour l'autre), quatre

ou cinq globules, matin et soir, jusqu'à cessation de l'inflammation, et facilité de la déglutition.

Chez la brebis, le porc, la chèvre. — CAUSES. — L'Anorexie dépend souvent de l'atonie des facultés digestives.

TRAITEMENT. — On donnera :

Arsenicum, 6ᵉ dilution.

Doses. — Six globules, matin et soir, pendant deux jours.

Si *arsenicum* provoquait de la diarrhée, on donnerait :

China, 6ᵉ dilution.

Doses. — Six globules, matin et soir, pendant un jour.

Pour les autres cas, suivre le traitement prescrit pour le bœuf, en donnant huit globules par dose au lieu de six.

ANTHRAX. Voyez **Charbon**.

ANUS (CHUTE DE L'. Voyez **Chute de l'anus**.

APHTHES.

Chez le cheval. — SYMPTÔMES. — Ulcères et croûtes aux lèvres et au nez; langue comme brûlée; gencives décolorées et pâles : taches rouges, enflammées, recouvertes de croûtes blanches, ou de petites vésicules se manifestant sur la bouche ou sur la langue; difficulté très-grande de broyer les aliments, même les plus tendres. Cette affection de la bouche est plus commune chez les jeunes chevaux que chez les vieux.

TRAITEMENT. — Donner d'abord :

Acidum muriaticum, 6ᵉ dilution.

Doses. — Cinq globules, matin et soir, pendant quatre

jours, en touchant les aphthes à l'extérieur avec le mélange suivant :

> **Miel de Narbonne**........... 30 grammes.
> **Acide hydrochlorique pur..** 30 gouttes.

Mêlez bien, et touchez-en les aphthes deux fois par jour.

Si *acidum muriaticum* ne faisait pas (de concert avec le mélange) disparaître les aphthes, ce qui est rare, on prescrirait :

Borax, 3e dilution.

Doses. — Six globules, matin et soir, pendant trois jours.

S'il découle de la bouche du cheval une salive de mauvaise odeur, on donnera :

Mercurius solubilis, 6e dilution.

Doses. — Cinq globules, matin et soir, jusqu'à cessation ou diminution de l'écoulement.

Si, les aphthes dissipés, il restait des ulcérations aux lèvres et au nez, on donnerait :

Arsenicum et **Sulfur**, 6e dilution.

Doses. — Quatre globules, matin et soir, pendant quelques jours en les alternant (un jour l'un, un jour l'autre).

Chez le bœuf, la chèvre. — TRAITEMENT. — Le même que chez le cheval. J'accorde aussi une grande efficacité à

Arum maculatum, 6e dilution.

Doses. — Les mêmes que *borax*.

On recommande également :

Acidum phosphoricum, 6e dilution, et **Staphisagria**, 6e dilution.

Doses. — Ils s'administrent comme ceux ci-dessus.

Chez le veau et le mouton. — CAUSES. —

Cette affection provient souvent de la mauvaise qualité du lait qu'ils tettent.

TRAITEMENT. — Dans ce cas, on donne aux mères une nourriture plus substantielle, et on leur fait prendre :

Sulfur, 6e dilution.

Doses. — Cinq globules, matin et soir, pendant trois jours.

Chez le chien. — TRAITEMENT. — On donnera :

Aconitum, 6e dilution.

Doses. — Cinq globules matin et soir.

Puis on donne le lendemain :

Mercurius vivus, 6e dilution.

Doses. — Cinq globules, matin et soir, pendant un jour seulement.

S'il y a tuméfaction du cou, on donnera :

Belladona, 6e dilution.

Doses. — Cinq globules, matin et soir, pendant un jour.

APOPLEXIE.

SYMPTÔMES. — Lorsque le mal n'est pas foudroyant, l'animal a la tête basse, les mouvements lents, la conjonctive rouge; grand abattement, manque d'appétit, vaisseaux de la face injectés; il lève les jambes de devant un peu plus que d'habitude, chancelle en marchant, surtout lorsqu'on le détourne; il tombe quelquefois, mais revient à lui au bout de quelques minutes. Ces accidents se renouvellent fréquemment, mais plus intenses.

TRAITEMENT. — Il faut d'abord donner :

Aconitum, 6e dilution.

Doses. — Cinq globules, matin et soir, pendant quatre

à cinq jours. Ensuite, alimenter modérément le cheval, éviter de le faire trop travailler par les temps chauds, et l'occuper modérément.

APPÉTIT DÉPRAVÉ.

Symptômes. — Le cheval mange du bois, de la terre, du cuir, etc., avec avidité, tandis que son goût pour les aliments habituels diminue de plus en plus. Il s'y joint le rebroussement du poil, de l'affaiblissement, de la maigreur, et l'animal finit par périr étique.

Traitement. — Cette affection, qui est l'indice d'une mauvaise digestion, se combat comme suit :

Pulsatilla, 6e dilution.

Doses. — Cinq globules, matin et soir, pendant trois jours.

Puis, après trois jours de repos, donner :

Nux vomica, 6e dilution.

Doses. — Cinq globules, matin et soir, pendant troi jours.

Puis trois jours de repos, et continuer de même, jusqu'à effet voulu.

Si l'appétit dépravé était porté au plus haut degré, on donnerait de prime abord :

Sepia, 6e dilution.

Doses. — Cinq globules, matin et soir, pendant trois jours.

Puis après :

Pulsatilla et **Nux vomica**.

Doses. — Comme il est dit plus haut.

Si les aliments ordinaires sont refusés, on fera prendre :

Natrum muriaticum, 6e dilution.

Doses. — Six globules, matin et soir, pendant trois jours.

Puis, on donnera :

Pulsatilla et **Nux vomica.**

Doses. — Les mêmes que plus haut.

S'il y avait grande faiblesse, on commencerait par :

China, 3ᵉ dilution.

Doses. — Six globules, matin et soir, pendant trois jours.

Puis :

Pulsatilla et **Nux vomica.**

Doses. — Les mêmes que *china*. Un jour l'une, un jour l'autre.

APPÉTIT (PERTE DE L'). Voyez **Anorexie.**

ARÊTE.

Symptômes. — Queue dépouillée de poils, par les frottements continuels qu'y exerce le cheval, à cause des démangeaisons excitées par la présence d'une affection dartreuse qui s'y est développée.

Traitement. — Si la dartre est sèche, donner :

Spiritus sulfuratus et **Rhus toxicodendron**, 3ᵉ dilution.

Doses. — Cinq globules, matin et soir, jusqu'à effet de commencement de guérison bien marqué, en les alternant un jour l'un, un jour l'autre.

Si la dartre est humide, on donnera :

Graphites, 6ᵉ dilution.

Doses. — Cinq globules, matin et soir, tous les trois jours.

Puis, au bout d'un mois de son usage, on fera prendre :

Dulcamara et **Mercurius vivus**, 6ᵉ dilution.

Doses. — Cinq globules, matin et soir, en les alternant de trois en trois jours.

Si aucune trace de dartres ne se fait voir, on donnera :

Scabiendinum equorum et **Sulfur,** 6ᵉ dilution.

Doses. — Cinq globules, matin et soir, en les alternant de trois en trois jours.

Si, au bout de quelque temps, cela ne dissipait pas l'affection, on donnerait :

Hydrocotyle asiatica, 6ᵉ dilution.

Doses. — Cinq globules matin et soir, pendant trois jours.

Puis, après une interruption de huit jours :

Staphisagria, 6ᵉ dilution.

Doses. — Cinq globules matin et soir, pendant trois jours.

Voyez *Queue (Maladie de la)*.

ARRIÈRE-FAIX. Voyez **Parturition.**

ASCARIDES. Voyez **Vers.**

ASCITE.

Chez le bœuf et le mouton. — Symptômes. — Cette maladie consiste en un amas de sérosités dans la cavité abdominale, et se reconnaît à la distension du ventre, et surtout à la fluctuation qui s'y fait sentir.

Ramollissement aqueux et pâleur de la conjonctive. On croit sentir au-dessous du larynx, comme une accumulation d'eau ; distension des parois de l'abdomen, asthme, urine rare, soif ardente ; perte des forces ; regard terne ; appétit allant toujours en diminuant ; la plupart du temps, anasarque générale, surtout sous le ventre, à la poitrine et au fourreau ; souvent même, le corps entier est tuméfié ; puis, survient l'épuisement qui amène la mort.

Traitement. — On donnera d'abord :

Digitalis, 3e dilution.

Doses. — Dix globules, matin et soir, pendant deux jours, puis, laisser agir ce médicament pendant huit jours.

Le neuvième, on administrera de la même manière :

Helleborus niger, 3e dilution.

qu'on laissera agir également pendant huit jours, pour donner ensuite :

Arsenicum et **China**, 3e dilution.

Doses. — Dix globules, matin et soir, pendant quatre jours, en les alternant (un jour l'un, un jour l'autre).

Attendre huit jours, et recommencer ce traitement s'il y a du mieux.

On recommande aussi :

Lycopodium, 6e dilution.

Doses. — Six globules, matin et soir, pendant quatre jours ; mais on ne le donnerait qu'autant que l'autre traitement échouerait.

Chez le porc et chez la brebis. — Symptômes. — Cette maladie, rare chez le porc, offre pour symptômes :

Grande difficulté de respirer ; tristesse, abattement ; perte d'appétit ; ventre enflé et offrant de la fluctuation.

Traitement. — On donnera :

China et **Arsenicum**, 6e dilution.

Doses. — Cinq globules, matin et soir, en les alternant (un jour l'un, un jour l'autre), jusqu'à effet voulu.

Chez la chèvre. — Causes. — Rare chez la chèvre, elle reconnaît pour causes un pré humide et marécageux, ou une maladie des viscères du bas-ventre.

Symptômes. — Perte d'appétit, digestions irrégulières,

respiration courte, toux, faiblesse et amaigrissement ; gonflement du ventre où l'on sent facilement de la fluctuation.

TRAITEMENT. — On donnera :

China et **Arsenicum**, 6e dilution.

Doses. — Dix globules, matin et soir, pendant quatre jours, en les alternant (un jour l'un, un jour l'autre).

S'ils ne suffisent pas, donner :

Veratrum, 6e dilution.

Doses. — Dix globules matin et soir.

La guérison est difficile, à cause de la facilité de la maladie à dégénérer en pourriture.

ASPHYXIE.

Interruption des phénomènes de la respiration, suspension temporaire de la vie, qui débute par le poumon, s'il n'était pas secouru à temps.

SYMPTÔMES. — Les phénomènes de l'asphyxie varient avec les causes qui la produisent, et qui agissent toutes d'une manière spéciale sur les organes de la respiration. Ces causes sont : la privation d'air, la strangulation, la submersion, l'immersion dans le vide, les gaz non respirables et la fumée.

TRAITEMENT. — Il présente des médications communes à toutes ses espèces indistinctement, c'est, avant tout, d'éloigner la cause des accidents, de retirer l'animal du lieu où l'asphyxie s'est opérée, de le placer dans un endroit bien aéré, d'employer aussitôt les moyens indiqués, et d'insister avec persévérance sur leur usage, jusqu'à ce qu'il soit démontré que l'asphyxie n'existe plus. Ces moyens sont généralement choisis parmi les stimulants qui paraissent propres à rappeler la sensibilité et à rétablir le cours des liquides. On les applique principalement à la peau et aux membranes muqueuses.

Moyens mécaniques. — Frictions très-rudes ; ablutions d'eau vinaigrée sur la tête ; titillation du conduit aérien, au moyen d'une barbe de plume ; lavements d'eau salée. Éviter avec soin les saignées.

Moyens directs. — Si l'asphyxie est la conséquence d'une chute, mais sans grande effusion de sang, ou même sans perte de ce dernier, on donnera :

Arnica, 3e dilution.

Doses. — Quatre globules de quart d'heure en quart d'heure jusqu'à effet.

S'il y a eu perte considérable de sang, on administrera d'abord :

China. 3e dilution,

Doses. — Quatre globules de quart d'heure en quart d'heure pendant une heure.

Puis ensuite, on donnera :

Arnica comme il a été dit.

Si l'asphyxie a eu lieu par suite de strangulation, ou de suffocation par suite de gaz délétères, on administrera :

Opium, 3e dilution.

Doses. — Quatre globules de quart d'heure en quart d'heure.

Si, au bout d'une heure environ, nul résultat satisfaisant n'est obtenu, on donnera :

Aconitum, et **Belladona,** 3e dilution.

Doses. — Alterner les deux médicaments et donner une fois de l'un une fois de l'autre, à la dose de quatre globules de demi-heure en demi-heure.

Si l'asphyxie a eu lieu par suite d'une immersion prolongée dans l'eau, on fera prendre :

Lachesis, 6ᵉ dilution.

Doses. — Quatre globules de vingt en vingt minutes, jusqu'à effet.

Si l'asphyxie s'est produite sous l'influence d'un froid intense, on doit, tout en employant les moyens mécaniques, administrer *Aconitum* et *Bryonia* alternés, comme il a été dit pour *Aconitum* et *Belladona*.

Si la foudre a causé l'asphyxie, on couvrira l'animal d'un linge faiblement humecté d'eau, et on lui administrera :

Nux vomica, 6ᵉ dilution.

Doses. — Quatre globules de vingt minutes en vingt minutes, jusqu'à effet.

ASTHME.

SYMPTÔMES. — Inspiration et expiration très-bruyante après le travail ; battement des flancs, même pendant le repos ; refus de toute nourriture ; respiration haletante après la moindre marche ; bruit de ronchus au sommet de la poitrine pendant l'acte respiratoire ; quelquefois, battements violents du cœur ; toux profonde, invétérée, perte d'appétit.

TRAITEMENT. — Donner d'abord :

Bryonia, 6ᵉ dilution.

Doses. — Cinq globules, tous les matins, pendant huit jours.

Attendre ensuite pendant quatre jours, et si la respiration est toujours haletante, on donnera :

Squilla, 6ᵉ dilution.

Doses. — Cinq globules, tous les matins, pendant une semaine.

Dans les cas graves, ou si l'asthme résiste au traitement que nous venons de décrire, on donnera :

Veratrum album, 6e dilution.

Doses. — Cinq globules, tous les matins, pendant une semaine.

Attendre ensuite quatre jours, puis administrer :

Spongia tosta, 6e dilution.

Doses. — Cinq globules, tous les matins, pendant une semaine.

Attendre ensuite quatre jours, puis donner :

Aconitum et **Bryonia**, 6e dilution.

Doses. —Cinq globules, tous les matins, en les alternant (un jour l'un, un jour l'autre), pendant une sem ain e.

Attendre encore quatre jours et donner :

Kali carbonicum, 6e dilution.

Doses. — Cinq globules, tous les matins, pendant six jours.

Enfin, attendre trois ou quatre jours encore, et donner :

Squilla, 6e dilution.

Doses. — Comme il est dit plus haut, pour *kali carbonicum*.

S'il y avait une forte toux, on donnerait après *aconitum* et *bryonia*, le médicament suivant :

Ammoniacum muriaticum, 6e dilution.

Doses. — Cinq globules tous les matins, pendant une semaine, et l'on continuerait le traitement par *kali carbonicum*, comme il a été dit :

ATROPHIE.

Symptômes. — Diminution des parties charnues, que l'on observe le plus fréquemment aux jambes, aux flancs, aux épaules, et qui dépend surtout, de l'action exercée

par un état morbide quelconque, sur la vitalité des nerfs
et vaisseaux d'une partie du corps.

Traitement. — On donnera dans l'ordre où ils sont
placés et à la sixième dilution :

Arnica, china, arsenicum, sulfur, rhus toxicodendron,
et *sepia.*

Doses. — Cinq globules, tous les jours, pendant une
semaine, pour le cheval, en laissant quatre jours d'intervalle entre chacun d'eux ; et huit globules pour les bœufs
et brebis, qu'on administrera de la même manière.

ATTEINTE.

Causes. — C'est un accident qui arrive assez souvent
dans les régiments de cavalerie, lorsque le cheval du second rang, atteint de la pointe du fer de son pied de devant, le talon du pied de derrière de celui qui le précède,
et détermine ainsi une forte contusion ou une plaie.

Elle peut être produite aussi par le cheval lui-même,
avec le fer d'un autre pied, ou par suite des crampons
mis aux fers, l'animal s'enfonçant parfois le crampon de
la branche interne dans le bourrelet, ou un peu plus
haut. Très-souvent, les parties molles, les cartilages laté-
raux, le tendon extenseur, et même l'articulation peuvent
en souffrir, ce qui se reconnaît au gonflement considérable, à la chaleur, douleur, et claudication.

Traitement. — Si l'affection est récente, on se bornera
à faire des lotions arniquées (voyez sa composition à
l'article *aggravée*).

S'il s'est formé du pus entre la peau et le sabot, on la
traitera ainsi :

Calcarea et **sulfur**, 6ᵉ dilution.

Doses. — Cinq globules, matin et soir, pendant trois jours, en les alternant (un jour l'un, un jour l'autre).

Donner ensuite :

Squilla, 6ᵉ dilution.

Doses. — Cinq globules, matin et soir, pendant trois autres jours.

Continuez jusqu'à bon effet ce traitement.

S'il y a grande inflammation, donner :

Aconitum et **Squilla**, 6ᵉ dilution.

Doses. — Les mêmes que *calcarea* et *sulfur*.

S'il y a de violentes douleurs, alterner de la même manière :

Acidum phosphoricum, 6ᵉ dilution, et **Arsenicum**, 6ᵉ dilution.

Si, par négligence, il se formait des abcès fistuleux avec ulcérations, déformation du pied, menace de chute du sabot, le spécifique contre cette grave affection est :

Lachesis, 6ᵉ dilution.

Doses. — Cinq globules, matin et soir, pendant une semaine, pour le continuer ensuite s'il en est besoin.

AVANT-CŒUR.

Symptômes. —Tumeur se formant au poitrail, par suite d'une contusion ou d'un refroidissement. Cette tumeur inflammatoire de forme ronde et de la grosseur d'une pomme ordinaire à peu près, se développe en face du cœur.

Traitement. —On donnera :

Aconitum, 6ᵉ dilution.

Doses. — Cinq globules, matin et soir, pendant deux jours.

Puis donner :

Arnica, 6e dilution.

Doses. — De la même manière.

Si la tumeur était très-étendue, si elle occupait presque toute la poitrine, on donnerait :

China, 3e dilution.

Doses. — Cinq globules, matin et soir, pendant quatre à cinq jours.

Ce remède est spécifique dans ce cas.

Si la tumeur est la conséquence d'une contusion, on donnera :

Arnica, 3e ou 6e dilution.

Doses. — Comme *china*.

Si la tumeur, produite par un coup ou tout autre choc extérieur, est déjà ancienne, on donnera :

Arnica, 6e dilution.

Doses. — Cinq globules, matin et soir, pendant une semaine.

Puis, après trois jours d'interruption du médicament, on fera prendre :

Conium maculatum, 6e dilution.

Doses. — Cinq globules, tous les matins, pendant huit jours.

AVIVES. Voyez **Parotide**.

AVORTEMENT.

SYMPTÔMES. — Fièvre et perte d'appétit ; inquiétude ; affaiblissement du ventre ; l'animal s'épuise en efforts, se tourmente, et les mamelles diminuent de volume ; écoulement par la vulve d'une matière visqueuse et fétide, qui, ordinairement, amène la mort du fœtus.

CAUSES. — Jeune âge, faiblesse de constitution ; coups

ou chutes; nourriture trop abondante ou trop peu nutri-
tive; pâture dans les lieux marécageux; etc.

TRAITEMENT. — Si la menace d'avortement est la suite
d'un coup ou d'une chute, on donnera :

Arnica, 6e dilution.

Doses. — Six globules, toutes les heures, afin de prévenir l'avortement.

Si l'avortement prenait un caractère épizootique dans
la localité, on ferait prendre aux femelles pleines :

Sabina, 6e dilution.

Doses. — Six globules, tous les matins, pendant huit
jours.

Si les signes de parturition se présentent, on donnera :

Pulsatilla et **Secale cornutum**, 6e dilution.

Doses. — Quatre globules, de demi-heure en demi-
heure, alternés (une fois de l'une, une fois de l'autre).

Si, trois heures après l'avortement, la sortie de l'arrière-faix se faisait encore attendre, on administrerait :

Pulsatilla, 3e dilution.

Doses. — Quatre globules, de demi-heure en demi-
heure, jusqu'à concurrence de vingt-quatre globules.

Dans le cas où *pulsatilla* resterait sans effet, on procéderait avec la main, au décollement du placenta.

Quelques auteurs prescrivent dans ce cas :

Secale cornutum.

Mais je préfère de beaucoup :

Pulsatilla,

dont l'action, quoique aussi énergique sur l'utérus, est
plus douce et plus continue que celle de *secale*, qu'on
pourra néanmoins employer dans ce cas.

S'il y a eu luxation, dilatation ou distension forcée des
muscles ou ligaments, on prescrira :

Rhus toxicodendron, 6ᵉ dilution.

Doses — Cinq globules, matin et soir, pendant trois jours.

BARBES.

Synonymie. — Barbillons.

Symptômes. — Gonflement et tuméfaction des barres chez les jeunes chevaux ; rejet des aliments, ou plutôt, empêchement de manger par la grande douleur que cause l'appui des aliments contre les barres, qui souvent font une saillie telle, qu'elles dépassent en hauteur la surface des incisives supérieures, et produisent une douleur vive au moindre contact qu'elles éprouvent.

Traitement. — On donnera :

Mercurius vivus, 6ᵉ dilution.

Doses. — Cinq globules matin et soir, pendant trois ou quatre jours.

Ce médicament suffit ordinairement. Dans le cas où il ne produirait pas l'effet voulu, on donnerait de la même manière et aux mêmes doses :

Natrum muriaticum, 6ᵉ dilution.

BARRES (BLESSURES DES).

Causes. — Cette affection, purement externe, est produite par la pression du mors sur les barres, ce qui y amène quelquefois des contusions et même des plaies profondes, qui, en mettant l'os à découvert, en amènent la carie, si on les néglige.

Traitement. — On donnera :

Arnica, 6ᵉ dilution.

Doses. — Cinq globules, matin et soir. Puis, étuver

également les barres matin et soir, avec l'*eau arniquée*, dont on trouvera la composition à l'article *aggravée*.

Si le périoste de l'os est attaqué, on prescrira :

Symphytum, 6e dilution.

Doses. — Cinq globules, matin et soir, pendant quatre jours.

Puis, laisser quatre jours d'intervalle, et redonner encore une pareille dose.

Si *symphytum* ne produit pas d'amélioration, ce qui est rare, on donnera :

Acidum phosphoricum et **Conium**, 6e dilution.

Doses. — Cinq globules, matin et soir, pendant huit jours, en les alternant (un jour l'un, un jour l'autre).

Puis, laisser cinq jours d'intervalle, et redonner les mêmes doses si cela a fait du bien, ou s'il en est besoin encore.

BATTEMENTS DE COEUR.

Traitement. — Si le battement de cœur se produit à la suite d'une course, d'une marche forcée, ou par suite de pléthore, on donnera :

Aconitum, 6e dilution.

Doses. — Cinq globules, matin et soir, pendant trois jours.

Ensuite, on fera prendre :

Bryonia, 6e dilution.

Doses. — Cinq globules, matin et soir, pendant quatre jours.

Continuer ce traitement de temps en temps (c'est-à-dire, en laissant une semaine d'intervalle entre la prise des deux médicaments), jusqu'à guérison.

Si le battement de cœur a lieu pendant le repos, on fera prendre :

Lycopodium, 6e dilution.

Doses. — Cinq globules, matin et soir, pendant une semaine.

Le continuer s'il fait du bien.

S'il a lieu pendant le mouvement, on donnera :

Graphites, 6e dilution.

Doses. — Cinq globules, matin et soir, pendant une semaine (même observation pour sa continuation que pour *lycopodium*).

Si les battements de cœur ne cèdent pas aux remèdes ci-dessus, on prescrira :

Aurum foliatum, 3e dilution.

Doses. — Six globules matin et soir pendant une semaine.

Si les battements de cœur sont symptomatiques d'une affection de cet organe (hypertrophie), on fera prendre un nouveau médicament dont les effets sont souvent merveilleux ; ce médicament est :

Kalmia latifolia, 6e dilution.

Doses. — Cinq globules, matin et soir, pendant une semaine.

Puis, après une semaine de suspension du médicament, recommencer son administration, et continuer ainsi jusqu'à amélioration marquée.

BLEIMES.

Inflammation interne du sabot, qui peut atteindre indistinctement les quatre pieds du cheval, mais plus particulièrement ceux de devant.

Symptômes. — Le seul symptôme saillant, est la boiterie du cheval, qui marche sur la pince, sans que rien d'apparent se traduise au dehors. Dans ce cas, il faut couper avec un boutoir tout l'extérieur de la sole ; on remarquera alors, près du talon, des taches *bleues* ou *rouges*, qui sont ce qu'on nomme des *bleimes*.

TRAITEMENT. — On donnera :

Squilla, 6e dilution.

Doses. — Cinq globules, matin et soir, pendant trois jours.

Puis, laisser trois jours d'interruption, et donner ensuite :

Arnica, 6e dilution.

Administré comme *squilla*.

Puis, après trois jours d'interruption, donner :

Conium maculatum, 6e dilution.

Doses. — Cinq globules, matin et soir, pendant trois jours.

Laisser trois jours d'intervalle, et administrer :

Petroleum et **Pulsatilla**, 6e dilution.

Doses. — Cinq globules, matin et soir, pendant quatre jours, en les alternant (un jour l'un, un jour l'autre).

Laisser ensuite quatre jours d'interruption et reprendre le même traitement, s'il y a motif de le faire.

Si la douleur est vive, on suspendra les médicaments pour donner comme remède intercurrent :

Arsenicum, 6e dilution.

Doses. — Cinq globules, matin et soir, pendant deux jours.

Lorsque le pus s'ouvre une issue par la couronne, on enlève toute la partie attaquée par la matière, on lave la plaie avec de l'eau arniquée, et on y applique des étoupes imbibées de cette même eau, pour continuer d'en envelopper le sabot, jusqu'à ce que la corne ait rempli le vide laissé par l'opération.

BLÉPHARITE.

Inflammation plus ou moins vive des paupières, avec ou sans éruption.

Symptômes. — Rougeur et épaississement du bord des paupières, avec vive inflammation, et quelquefois éruption avec gonflement ou sécrétion plus ou moins abondante de chassie; larmoiement et photophobie (horreur de la lumière).

Traitement. — Contre l'inflammation des paupières avec vive rougeur, et éruption (ou non-éruption) on prescrira :

Mercurius solubilis et **Belladone**, 6e dilution.

Doses. — Six globules le matin et autant le soir, en les alternant jusqu'à une amélioration considérable.

Ensuite, on se bornera à ne donner que cinq globules le matin seulement (toujours un jour de l'un, un jour de l'autre) jusqu'à guérison.

S'il y a simple rougeur du bord des paupières, on administrera :

Digitalis, 6e dilution.

Doses. — Cinq globules, matin et soir, pendant trois jours.

Si l'œil est également atteint et très-enflammé, on prescrira :

Spigelia, 6e dilution.

Doses. — Cinq globules, matin et soir, pendant trois jours.

Si *spigelia* ne produisait pas l'effet voulu, on donnerait alors :

Belladona et **Pulsatilla**, 6e dilution.

Doses. — Un jour l'une, un jour l'autre, aux mêmes doses que *mercurius* et *belladona*.

S'il y a gonflement de la paupière supérieure, donner :

Ignatia, 6e dilution.

Doses. — Cinq globules, matin et soir, pendant trois ou quatre jours.

Si c'est la paupière inférieure qui est gonflée, on donnera :

Chamomilla, 6e dilution.

Doses. — Les mêmes que pour *ignatia*.

Sepia et **Sulfur**, 6e dilution, alternés.

Doses. — (Un jour l'un, un jour l'autre), quatre ou cinq globules, matin et soir, peuvent combattre également cette affection, si elle vient à passer à l'état chronique, ou chez les sujets psoriques ou galeux.

BLESSURES.

CAUSES. — Ces lésions peuvent provenir d'un coup, d'une chute, d'une arme tranchante, d'une arme à feu, d'une pression, ou d'un frottement longtemps prolongé, de harnais mal confectionnés ou mal placés.

SYMPTÔMES. — De ces diverses lésions, peuvent résulter : distension ou lacération des ligaments ou aponévroses, et fracture des os.

TRAITEMENT. — S'il y a contusion, coup ou chute, on donnera :

Arnica, 6e dilution.

Doses. — Cinq globules, matin et soir, pendant trois jours.

À l'extérieur, on appliquera sur la contusion des compresses d'*eau arniquée*, matin et soir.

Même prescription pour les plaies provenant d'armes à feu, ou d'instruments tranchants.

Si les contusions résistent au traitement ci-dessus, on donnera à l'intérieur :

Conium maculatum, 6e dilution.

Doses. — Cinq globules, matin et soir, pendant trois jours.

Puis appliquer extérieurement, matin et soir, le mélange suivant :

Conium maculatum, *teinture-mère*...　20 gouttes.
Eau fraîche........................　120 gramm.

Bien mélanger, pour applications externes. Ce remède s'emploiera également contre les contusions produites par un frottement prolongé.

S'il y a fracture complète des os, en opérer la réduction, et donner (qu'elle soit complète ou incomplète) :

Symphytum, 3e dilution.

Doses. — Cinq globules, matin et soir, jusqu'à grande amélioration, et employer l'*eau arniquée* à l'extérieur.

S'il y a distension, lacération des ligaments, ou entorse, on donnera :

Rhus toxicodendron et **Aconitum**, 6e dilution, alternés.

Doses. — Cinq globules matin et soir (un jour l'un, un jour l'autre), et faire des lotions avec la teinture-mère de *rhus*, mêlée à de l'eau pure, dans les mêmes proportions que l'eau arniquée.

S'il y a forte fièvre, on donnera :

Aconitum et **Arnica**, 6e dilution.

Doses. — Cinq globules, matin et soir, en les alternant (un jour l'un, un jour l'autre).

S'il y a hémorrhagie, donner :

Millefolium, 3e dilution.

Doses. — Cinq globules d'heure en heure.

S'il y a rupture de gros vaisseaux, en opérer d'abord la ligature ; tremper des bourdonnets d'étoupe ou de charpie dans la teinture de *millefolium*, et les introduire dans la plaie.

S'il y a eu grande perte de sang, on donnera :

China, 3e dilution.

Doses. — Cinq globules trois fois par jour, pendant deux jours.

Si la blessure dégénère en tumeur, et qu'il y ait déjà formation de pus ichoreux, de mauvaise couleur ou odeur, on donnera :

Mercurius vivus et **Asa fœtida,** 6e dilution.

Doses. — Cinq globules, matin et soir, jusqu'à ouverture de la tumeur, en les alternant (un jour l'un, un jour l'autre).

Si le pus est épais et de mauvaise couleur, on prescrira :

Silicea, 6e dilution.

Doses. — Cinq globules, matin et soir, pendant quelques jours.

S'il se forme des croûtes sur la blessure, on administrera :

Tuya, 6e dilution.

Doses. — Cinq globules, matin et soir, pendant deux jours.

Puis on les fera suivre de :

Sulfur, 6e dilution.

Doses. — Cinq globules, matin et soir, pendant un jour seulement.

Si, à la suite d'une plaie, la peau contracte une adhérence avec un ou plusieurs os, le médicament spécifique contre cet accident est :

Acidum sulfuricum, 3e ou 6e dilution.

Doses. — Douze globules par jour, à prendre moitié la matin, moitié le soir, jusqu'à effet.

Si, chez les jeunes poulains qu'on accoutume au trait, il survient des bouffissures au poitrail par suite de la pression des harnais, on donnera :

Bryonia, 6e dilution.

Doses. — Cinq globules, matin et soir, pendant deux jours, et lotions extérieures avec de l'*eau arniquée*.

Si la contusion passe à l'état de plaie, et qu'il s'y développe de la suppuration, on donnera :

Pulsatilla et **arsenicum**, 6e dilution.

Doses. — Cinq globules matin et soir (un jour l'un, un jour l'autre).

S'il s'y développe des bourgeons charnus, luxuriants, on donnera :

Chamomilla, 6e dilution.

Doses. — Cinq globules, matin et soir, pendant quatre ou cinq jours.

Puis, après un jour de repos, on fera prendre :

Arsenicum et **Sepia**, 6e dilution.

Doses. — Cinq ou six globules, le matin seulement, pendant une semaine, en les alternant.

Attendre ensuite trois jours, et recommencer ce traitement jusqu'à effet voulu.

S'il survient des excroissances fongueuses, on donnera d'abord :

Arsenicum album et **Chamomilla**, 6e dilution.

Doses. — Cinq globules, matin et soir, pendant six jours, en les alternant (un jour l'un, un jour l'autre.)

Puis, après trois jours de repos, si la plaie ne change pas d'aspect, on donnera :

Mercurius vivus et **Sulfur**, 6ᵉ dilution.

Doses. — Alternés de la même manière qu'*arsenicum* et *chamomilla*, et donnés pendant une semaine.

Si la contusion avait amené des indurations, on donnerait :

Conium maculatum, 6ᵉ dilution.

Doses. — Cinq globules, matin et soir, jusqu'à diminution ou ramollissement des indurations.

Si le pus sécrété par les blessures est fétide et liquide, on fera prendre :

Mercurius vivus et **Asa fœtida,** 6ᵉ dilution.

Doses. — Un jour l'un, un jour l'autre, deux doses de cinq globules par jour (une le matin, l'autre le soir).

Si le pus est plombé, d'une odeur infecte, et si les blessures deviennent ulcéreuses, avec bords durs et renversés, douleur et inflammation, il faudra, dans ce cas, donner :

Arsenicum, 6ᵉ dilution.

Doses. — Six globules, tous les matins.

S'il s'y développe des chairs luxuriantes, on fera prendre :

Chamomilla et **Sepia,** 6ᵉ dilution.

Doses. — Un jour l'une, un jour l'autre, à raison d'une dose de six globules le matin, et d'une demi-dose de trois globules le soir.

Si le pus est épais, de mauvaise couleur, donner :

Silicea, 6ᵉ dilution.

Doses. — Six globules tous les matins.

Si la peau contracte des adhérences avec les os, donner :

Acidum phosphoricum, 6e dilution.

Doses. — Tous les matins, comme il est dit plus haut.

BLESSURES DES BARRES. Voyez **Barres**.

BLESSURES PRODUITES PAR LE COLLIER. V. **Collier** et **Contusion**.

BOITERIE. Voyez **Claudication**.

BOUCHE (MALADIES DE LA).

CAUSES. — Elles ont pour causes la mauvaise confection du mors, ou son usage mal entendu.

SYMPTÔMES. — Salive et écume abondantes ; gerçures au coin de la bouche, à la langue, et parfois, gonflement de cette dernière ; mal de gorge et fièvre.

TRAITEMENT. — Laver la bouche de l'animal avec soin, chaque fois qu'il a mangé, vu qu'une parcelle de fourrage restée dans la plaie pourrait entraver la guérison et lui donner :

Arnica, 6e dilution.

Doses. — Cinq globules, matin et soir, pendant trois jours.

Faire en même temps des lotions avec l'*eau arniquée,* matin et soir.

S'il y a forte inflammation de la bouche ou de la langue, avec fièvre, donner :

Aconitum et Arnica, 6e dilution.

Doses. — Cinq globules matin et soir, pendant six jours, en les alternant (un jour l'un, un jour l'autre).

BOULET (ENTORSE DU).

CAUSES. — Cette affection, la plupart du temps, provient d'un faux pas ou d'une torsion du pied.

SYMPTÔMES. — Gonflement autour du boulet; distension des ligaments de l'articulation; chaleur et claudication plus ou moins prononcées.

TRAITEMENT. — On donnera :

Arnica, 6e dilution.

Doses. — Cinq globules, matin et soir, jusqu'à guérison, et en même temps, lotions avec l'eau arniquée.

Si la luxation est très-douloureuse, et surtout si le toucher aggrave cette douleur, on prescrira :

Rhus toxicodendron, 6e dilution.

Doses. — Cinq globules, matin et soir, jusqu'à grande amélioration ou guérison.

S'il y a courbature, donner :

Petroleum et **Conium**, 6e dilution.

Doses. — Les alterner (un jour de l'un, un jour de l'autre), cinq globules, matin et soir, pendant six jours.

S'il y a entorse du boulet et de la couronne, il faudra donner :

Ruta, 6e dilution.

Doses. — Cinq globules, matin et soir, pendant quatre à cinq jours.

S'il survenait à la suite de l'inflammation une sécrétion purulente dans la partie lésée, on administrerait :

Calcarea carbonica et **Sulfur**, 6e dilution.

Doses. — Alternés (un jour de l'un, un jour de l'autre), cinq globules, matin et soir, pendant six jours; puis ensuite on donnera :

Arnica, 6e dilution.

Doses. — Cinq globules, matin et soir, pendant trois jours.

Continuer ce même traitement jusqu'à cessation de la sécrétion purulente, pour ne donner ensuite qu'*arnica* seul, comme il a été dit.

BOULIMIE.

Chez l'espèce chevaline et canine. — DÉFINITION. — Appétit extraordinaire, accompagné de faiblesse et de dépérissement. Cette affection, rare chez le cheval, est commune chez le chien, d'où le nom de *faim canine.*

SYMPTÔMES. — Grande faiblesse, avec besoin excessif de manger et dépérissement. Cette maladie se lie à un état morbide particulier, qu'on doit chercher à découvrir.

TRAITEMENT. — On donnera :

Pulsatilla, 6ᵉ dilution.

Doses. — Cinq globules, matin et soir, pendant six jours.

Donner ensuite :

Nux vomica, 6ᵉ dilution.

Doses. — Mêmes doses, administrées pendant le même nombre de jours que *pulsatilla.*

Attendre ensuite trois jours, et reprendre ce même traitement pour le continuer ainsi, jusqu'à effet voulu.

On donne aussi dans ce cas :

Sepia, 6ᵉ dilution.

Doses. — Comme *pulsatilla.*

Si cette affection se lie à la présence des vers dans l'intestin, on donnera :

Cinna et **Silicea**, 6e dilution.

Doses. — Cinq globules, matin et soir, pendant huit jours, alternés (un jour l'un, un jour l'autre).

Chez la race bovine. — SYMPTÔMES. — Avidité pour des substances non alimentaires, telles que bois, cuir, terre, chaux, etc., etc. Cette dépravation d'appétit augmente à mesure que celui pour les aliments ordinaires disparaît. Maigreur excessive, poil hérissé; chez les vaches, le lait devient aqueux; leur langue claque, et elles poussent souvent de sourds beuglements.

La répugnance pour les aliments se fait ensuite sentir de plus en plus, et si l'on n'y porte promptement remède, l'animal finit par périr de consomption.

TRAITEMENT. — Si la boulimie est suivie de la perte de l'appétit, et si elle s'accompagne de beuglements, on donnera :

Pulsatilla 6e dilution.

Doses. — Dix globules, matin et soir, pendant six jours. Puis :

Nux vomica, 6e dilution.

Doses. — Les mêmes que *pulsatilla*, pendant six jours également.

Si ces deux médicaments ne produisent pas l'effet voulu, on donnerait :

Sepia et **Natrum muriaticum**, 6e dilution.

Doses. — Dix globules matin et soir, pendant huit jours (un jour l'une, un jour l'autre), pour les continuer, si besoin était, après avoir laissé sept jours d'intervalle entre ces deux doses.

Si l'affection dépendait des vers, donner :

Cinna et **Silicea**, 6e dilution.

Doses. — Les mêmes, en alternant comme *sepia* et *natrum.*

BOURSES (INFLAMMATION DES).

SYMPTÔMES. — Enflûre des bourses, et fièvre plus ou moins forte.

CAUSES. — Cette inflammation peut être la conséquence d'une contusion, d'une piqûre d'insecte, ou la suite de la castration.

TRAITEMENT. — Si, après la castration opérée, il survient de la fièvre, on prescrira :

Arnica, 6e dilution.

Doses. — Cinq globules répétés toutes les quatre heures, pendant un jour chez les chevaux, et huit globules répétés toutes les quatre heures pendant un jour, chez les bœufs et les béliers.

Si une enflure persistante se développe à ces parties, on donnera :

Conium maculatum et **Sulfur**, 6e dilution.

Doses. — Alterner (un jour l'une, un jour l'autre). Cinq globules le matin et cinq le soir, jusqu'à résolution de l'enflure.

BOUTEILLE.

SYNONYMIE. — Gros ventre.

CAUSES. — Maladie des lapins causée par des globules d'eau qui, en séjournant dans l'estomac du lapin, amènent sa mort.

TRAITEMENT. — Administrer :

Dulcamara et **Arsenicum**, 6e dilution.

Doses. — Cinq globules matin et soir, pendant six jours, en les alternant (un jour l'une, un jour l'autre), puis attendre trois ou quatre jours, et recommencer ce traitement s'il en est besoin.

Donner aux animaux une nourriture sèche.

BRULURES.

TRAITEMENT. — Plusieurs médicaments ont été préconisés contre ces accidents; ce sont : *aconitum, arnica, sapo domesticus,* etc. Mais ceux dont on retirera les plus grands avantages, sont ceux dont nous allons parler ci-après.

S'il y a fièvre, on donnera :

Aconitum, 6e dilution.

Doses. — Deux doses (cinq globules par dose pour un cheval), à quatre heures de distance l'une de l'autre; puis on lotionnera les brûlures avec le mélange suivant :

Rhus toxicodendron, *teinture-mère.* 15 gouttes.
Eau fraîche........................ 16 cuillerées à bouche.

Mêlez bien, et étuvez les brûlures avec ce mélange deux ou trois fois par jour.

S'il n'y a pas de fièvre, on se bornera aux lotions de *rhus,* et on supprimera *aconitum,* que l'on remplacera par :

Rhus toxicodendron, 6e dilution.

Doses. — Cinq globules matin et soir, jusqu'à grande amélioration dans l'état.

La teinture-mère d'*urtica urens,* employée à la dose de vingt gouttes dans 16 cuillerées d'eau fraîche en lotions à l'extérieur, et ce même remède administré en même temps, à la dose de cinq à six globules, deux fois par jour, guérit également les brûlures comme par enchantement.

Si la brûlure avait atteint et désorganisé le tissu cellulaire, et s'était propagée aux muscles profonds et aux tendons, on administrerait :

Rhus toxicodendron, 3ᵉ ou 6ᵉ dilution, et **Arnica**, même dilution.

Doses. — Cinq globules alternés trois fois par jour, en laissant quatre heures de distance entre chaque dose.

On continuera ce traitement jusqu'à grande amélioration, pour donner ensuite des doses moins rapprochées.

S'il survenait une suppuration trop abondante, il faudrait donner de prime abord :

Sulfur, 6ᵉ dilution.

Doses. — Cinq globules, matin et soir, pendant un jour.

Puis :

Rhus et **Arnica**.

Doses. — Alternés comme il vient d'être dit.

Mais quand *rhus* aura été administré pendant un jour et *arnica* le jour après, on redonnera :

Sulfur

comme je l'ai dit plus haut, et après les deux doses de *sulfur*, on continuera

Rhus et **Arnica**

intercalant ainsi une dose de *sulfur* pour commencer et une dose de *sulfur* pour finir.

BULLES. Voyez **Exanthèmes.**

CACHEXIE AQUEUSE.

Synonymie. — Pourriture des bêtes ovines.

Cette maladie est particulière à l'espèce ovine, et règne épidémiquement.

Symptomes. — Augmentation de volume par suite de bouffissure, qu'on pourrait prendre pour de l'embonpoint ; nonchalance, perte d'appétit ; marche peu assurée ; pâleur des membranes de la bouche et de l'œil ; langue chargée de mucosités, soif, puis, peu après, conjonctives jaunâtres et comme infiltrées (œil gros), apathie et diminution générale des forces ; frein de la langue engorgé ; tête branlante et oreilles basses ; peau bouffie, conservant l'impression du doigt ; maigreur et chute de la laine, qui, si on la tire, entraîne avec elle des lambeaux de peau.

Bientôt, formation d'hydropisie ou épanchements dans diverses cavités, et dans le tissu cellulaire (c'est à l'auge surtout que cette augmentation de volume est apparente). Cette tumeur, qui paraît remplie d'eau et offre de la fluctuation, ce qui la fait surnommer *bourse* ou *bouteille ;* cette tumeur, dis-je, disparaît en partie la nuit par suite de la station couchée des moutons, mais est plus considérable le soir, lorsque ces animaux ont été debout le jour dans les pâturages, où ils tiennent la tête baissée pour manger.

Ce symptôme annonce l'arrivée de la dernière période de la maladie, qui alors fait de rapides progrès ; la diarrhée s'établit ; la soif est ardente ; les urines claires : l'infiltration de toutes les muqueuses augmente ; les animaux n'ayant nul appétit pour les aliments solides, restent couchés constamment ; larmoiement et mucus abondant dans le nez ; pouls vite et mou ; puis mort.

CAUSES. — L'humidité est la principale cause de cette maladie (lieux marécageux ; pluie, rosée, herbe mouillée), ainsi que la pneumonie, si elle est mal soignée.

TRAITEMENT. — Éloigner d'abord les causes ou circonstances occasionnelles du mal, puis donner :

Arsenicum et **China**, 6e dilution.

Doses. — Huit globules le matin et autant le soir, pendant six jours, en les alternant (un jour l'un, un jour l'autre).

Attendre vingt-quatre heures, puis donner :

Bryonia, 6e dilution.

Doses. — Huit globules, matin et soir, pendant trois jours.

Attendre encore vingt-quatre heures et administrer :

Veratrum album, 6e dilution.

Doses. — Six globules, matin et soir, pendant trois jours.

S'il y a forte fièvre et soif, on administrera avant tout autre médicament :

Aconitum, 3e dilution.

Doses. — Huit globules, matin et soir, pendant deux jours.

Puis, reprendre le traitement décrit plus haut.

S'il existe des filaires (vers) dans les poumons et que la maladie ne soit pas trop avancée, on donnera :

Dulcamara, 3e dilution, et **Sulfur**, 6e dilution.

Doses. — Six globules, matin et soir, pendant trois jours, en les alternant (un jour de l'un, un jour de l'autre).

Comme moyen prophylactique, donner tous les deux jours à chaque mouton :

Acidum muriaticum, 6e dilution.

Doses. — Huit à dix globules, d'une seule fois, pour continuer pendant toute la durée de l'épizootie.

CACHEXIE TUBERCULEUSE.

Cette maladie, qui attaque exclusivement l'espèce bovine (surtout les vaches), ainsi que les autres bêtes à cornes, est héréditaire.

SYMPTÔMES. — Toux sèche qui n'enlève à l'animal ni sa gaieté ni son appétit, et pendant quelque temps, il conserve une apparence de santé qui peut en imposer. Plus tard, cette toux, qui peut se prolonger un an ou deux, devient creuse, et l'animal maigrit; son poil se hérisse et devient terne; la toux devient douloureuse, violente, la respiration courte et accélérée, avec exaltation de l'appareil génital. Les membranes du nez, de l'œil et de la bouche, prennent une teinte couleur paille, et un léger accès de fièvre se déclare tous les soirs. Alors, surviennent d'autres symptômes plus graves, qui sont : perte de l'appétit; yeux ternes et enfoncés dans les orbites; formation de glandes au col, et de tumeurs à la poitrine; toute pression exercée sur cette dernière, est douloureuse; le pouls est petit, rapide, à peine sensible; enfin, une fièvre hectique qui s'accompagne souvent d'un écoulement de mucosités purulentes par le nez, finit par amener la mort de l'animal.

TRAITEMENT. — Le médicament qui, le plus souvent, suffit, à lui seul, pour guérir la maladie est *baryta carbonica;* il s'emploiera avec succès, surtout lorsque les tumeurs, premiers symptômes visibles de l'affection, commenceront à se développer, et principalement chez les jeunes sujets; on l'administrera comme suit :

Baryta carbonica, 3e ou 6e dilution.

Doses. — Huit globules le matin et huit le soir, pendant trois jours.

Puis, laisser deux jours d'interruption, pour continuer ensuite de même, jusqu'à suppuration ou disparition des tumeurs. Chez les vieux animaux, on alternera :

Baryta carbonica avec **Sulfur**, 6ᵉ dilution.

Doses. — Les mêmes (un jour l'un, un jour l'autre), avec intervalle de deux jours, entre chaque remède.

Après la prise de *sulfur*, on administrera :

Aurum muriaticum, 3ᵉ dilution.

Doses. — Huit globules matin et soir, pendant trois jours, pour calmer l'exaltation génitale si elle est trop fréquente.

Comme médicaments intercalaires, dans le cours de la cachexie tuberculeuse, on pourra donner :

Ammonium muriaticum, 6ᵉ dilution.

Doses. — Huit globules, matin et soir, pendant trois jours si la toux est rauque et creuse.

Silicea, 6ᵉ dilution.

Doses. — Les mêmes, si la toux est moins sourde et si l'animal éprouve de la douleur, lorsqu'on palpe la cavité pectorale.

Lycopodium, 6ᵉ dilution.

Doses. — Mêmes que les précédentes, si la respiration est gênée.

Spiritus sulfuratus, 3ᵉ dilution.

Doses. — Les mêmes, si les accès de toux sont courts, secs et continuels.

Si ce remède ne suffit pas, donner :

Carbo vegetabilis et **Kali carbonicum**, 6ᵉ dilution.

Doses. — Alternés (un jour l'un, un jour l'autre), aux mêmes doses que ceux dont nous venons de parler.

CALCULS DE LA VESSIE.

Cette affection, rare chez les chevaux et les bêtes à

cornes, est plus commune chez le bœuf, qui en est plus souvent atteint que la vache.

SYMPTÔMES. — Mouvements continuels de la racine de la queue, marche pénible et embarrassée; coliques, émissions de l'urine par secousses et jets interrompus; mouvements brusques des jambes de derrière, cherchant à frapper le pénis; efforts fréquents, et souvent sans résultat, pour uriner; tristesse chez l'animal, augmentant avec la douleur causée par la distension de la vessie.

Lorsque cette distension est arrivée à un certain degré, le bœuf a les oreilles alternativement chaudes et froides; il reste constamment couché, le pouls augmente de fréquence lorsqu'il y a inflammation de la vessie, et elle est plus grande encore, si elle vient à se perforer. Dans ce cas, l'urine en s'épanchant dans la cavité péritonéale, détermine une péritonite aiguë, qui emporte en quelques heures l'animal, au milieu de souffrances atroces.

TRAITEMENT. — L'exploration par le rectum peut révéler l'existence des calculs, et s'ils sont trop volumineux pour que leur sortie s'opère naturellement, ou s'ils sont enchatonnés dans le col de la vessie, il faut recourir à l'opération sans hésiter, et administrer après :

Aconitum et **Arnica**, 6ᵉ dilution.

Doses. — Dix globules, matin et soir, en les alternant (un jour l'un, un jour l'autre), et panser la plaie avec l'*eau arniquée.*

Si les calculs sont peu volumineux, ou s'ils ne forment que des agglomérations sablonneuses ayant peu de cohésion entre elles, ce qu'on reconnaîtra au peu de gravité des symptômes, on prescrira :

Cannabis sativa, 6ᵉ dilution.

Doses. — Huit globules, matin et soir, pendant trois jours.

Attendre ensuite deux jours, et si nulle amélioration ne s'est produite, donner :

Uva ursi, 3e dilution.

Doses. — Huit globules matin et soir.

Si ces deux médicaments n'amènent pas la sortie des graviers, ou bien, si l'urine devient sanguinolente, avec émission douloureuse de quelques gouttes seulement, (ténesme vésical), on donnera :

Cantharis, 6e dilution.

Doses. — Cinq globules, matin et soir, pendant deux jours seulement.

Puis, après deux jours d'interruption, donner :

Cannabis sativa, puis **Uva ursi.**
comme il a été dit plus haut, pour revenir ensuite à *cantharis,* s'il en est besoin.

Pour combattre l'inflammation au début, on donnera :

Aconitum, 6e dilution.

Doses. — Huit globules, matin et soir, pendant trois jours.

Si *cannabis, uva ursi* et *cantharis* n'amenaient aucun résultat, on prescrirait :

Sassaparilla, 3e dilution.

Doses. — Huit globules, matin et soir, pendant quatre jours.

CAPELET.

Symptômes. — Tumeur mobile plus ou moins volumineuse, ayant son siége sur la pointe du jarret et étant la conséquence d'un coup, d'une contusion, ou d'une cause interne psorique.

TRAITEMENT. — Si l'affection est récente, donner :

Arnica, 6e dilution.

Doses. — Six globules, matin et soir, pendant trois jours, et *eau arniquée* à l'extérieur en lavages.

S'il y a claudication très-prononcée, donner :

Rhus toxicodendron, 6e dilution.

Doses. — Six globules matin et soir.

Si l'on craint qu'il ne survienne des eaux aux jambes, on fera prendre :

Tuya, 6e dilution.

Doses. — Six globules, matin et soir, pendant trois ou quatre jours.

Si le capelet est passé à l'état chronique (il y a alors absence de démangeaisons), on prescrira :

Conium, 6e dilution.

Doses. — Cinq globules, matin et soir, pendant trois jours.

Puis, laisser quatre jours d'intervalle et continuer le médicament de la même manière, jusqu'à guérison.

S'il survient une éruption sur le capelet, ou alentour, ou que les poils soient seulement hérissés, on fera prendre :

Tuya et **Sulfur**, 6e dilution.

Doses. — Alternés (un jour l'un, un jour l'autre), cinq globules, matin et soir.

Avoir soin de laisser trois jours d'intervalle après *sulfur*, avant de recommencer à donner *tuya*. On donnera ces deux médicaments pendant seize jours (y compris les quatre jours d'intervalle).

S'il survient une dépression ou un ramollissement au centre de la douleur; ou bien, s'il y a un suintement d'humeurs, on fera prendre :

Silicea, 6ᵉ dilution.

Doses. — Cinq globules, matin et soir, pendant quatre à cinq jours.

Si la tumeur résistait à tous les médicaments ci-dessus (cela est rare), on donnerait alors :

Mercurius vivus, 6ᵉ dilution.

Doses.—Cinq globules matin et soir, pendant trois jours.

Si la tumeur provenait d'une cause psorique (gale, éruptions répercutées), on prescrirait :

Sulfur, 6ᵉ dilution.

Doses. — Cinq globules, tous les matins, pendant huit jours.

CARIE.

SYMPTÔMES. — Trajets fistuleux ou ulcères opiniâtres, suppurant abondamment. Pus grisâtre, souvent infect, ou pus mal lié, contenant des flocons blanchâtres, semblables à du caséum ; fongosités se développant dans le foyer même des ulcères, qui sont plus ou moins douloureux. Fragments d'os ou esquilles, sortant avec le pus, soit par l'ouverture fistuleuse ou non des ulcérations ; amaigrissement.

TRAITEMENT. — Donner au début et surtout si les ulcérations sont déjà passées à l'état chronique, savoir :

Calcarea carbonica et **Sulfur**, 6ᵉ dilution.

Doses. — Alternés, pendant un mois (un jour l'un, un jour l'autre), cinq globules, matin et soir.

Au bout d'un mois, on laissera un intervalle de quinze jours, puis on continuera le même traitement jusqu'à guérison.

Si des symptômes de carie se manifestent, on procédera ainsi : donner :

Calcarea et **Sulfur**, 6e dilution.

Doses. — Alternés (un jour l'un, un jour l'autre), cinq globules, matin et soir, pendant six jours.

Laisser ensuite un intervalle de trois jours, puis on administrera :

Silicea et **Asa fœtida**, 6e dilution.

Doses. — Alternés (un jour l'un, un jour l'autre), six globules tous les matins seulement, pendant six jours.

Laisser ensuite trois jours d'intervalle, puis redonner *calcarea* et *sulfur*, comme il a été dit, et continuer après trois jours d'intervalle par *silicea* et *asa fœtida*, comme plus haut.

Ce traitement durera ainsi jusqu'à guérison.

Si la carie occupait la mâchoire inférieure, on donnerait :

Aurum foliatum, 6e dilution.

Doses. — Cinq globules, matin et soir, pendant six jours.

Puis, après quatre jours d'intervalle, redonner cette même dose et continuer ainsi.

Si la suppuration devient trop abondante, donner :

Phosphorus, 6e dilution.

Doses. — Cinq globules, tous les deux jours, pendant huit jours.

Si la plaie devient fongueuse et comme gangrenée ; si le pus ou la sanie qui en sort, est fétide et noirâtre, on fera prendre :

Secale cornutum, 6e dilution.

Doses. — Cinq à six globules tous les trois jours (le matin seulement).

Si *secale* ne suffit pas, donner :

Arsenicum, 6e dilution.

Doses. — Les mêmes.

Si la carie occupe les jambes, donner :

Lachesis, 6e dilution.

Doses. — Cinq globules, tous les matins, pendant huit jours.

Si la plaie s'entoure de tubérosités rougeâtres, semblables à des verrues, donner :

Mezereum, 6e dilution.

Doses. — Cinq globules, tous les matins, pendant six jours.

Si elle devient écailleuse, donner de la même manière :

Sepia, 6e dilution.

S'il survient des hémorrhagies, donner :

China et **Carbo vegetabilis,** 6e dilution.

Doses. — Alternés (une fois de l'un, une fois de l'autre), d'heure en heure, jusqu'à cessation de la perte de sang.

CASTRATION.

Traitement. — Pour prévenir les accidents qui peuvent survenir, donner :

Arnica, 6e dilution.

Doses. — Cinq globules, matin et soir, pendant trois jours.

Puis, des lotions sur la plaie avec de l'*eau arniquée.*

S'il se développait des fistules, on suivrait le traitement indiqué. (Voyez *Fistules.*)

Si des symptômes tétaniques se produisaient, voir le traitement à l'article *Tétanos.*

Contre la tuméfaction du ventre qui survient parfois après la castration, on administrera :

Arsenicum et **Sulfur,** 6e dilution.

Doses. — Cinq globules, matin et soir, pendant deux jours, en les alternant (un jour l'un, un jour l'autre).

CATARACTE.

CAUSES. — Cette affection est, surtout chez les jeunes chevaux, la suite d'ophthalmies périodiques, ou d'ophthalmies trop souvent contractées.

SYMPTÔMES. — Au début, le cheval qui commence à ne plus voir aussi bien que par le passé, hésite dans sa marche qui n'est plus aussi franche; de jour en jour, cet état s'aggrave et la cécité finit par être partielle, puis complète ou quasi complète.

Si l'on examine les yeux, on découvre derrière la pupille un corps jaunâtre, brunâtre, ou blanchâtre, qui n'est autre que le cristallin devenu visible par suite de son opacité, c'est-à-dire de la perte de sa transparence.

TRAITEMENT. — Si, lorsque l'ophthalmie commence, on a soin de la traiter dès le début, jamais, pour ainsi dire, on n'aura à s'occuper du traitement de la cataracte (voyez *Ophthalmie*); mais si, par négligence, ou par toute autre cause, elle s'était développée, on procéderait ainsi :

Lorsque la cataracte débute, donner :

Pulsatilla, 6ᵉ dilution.

Doses. — Six globules, tous les matins, pendant une semaine.

Puis, laisser trois jours d'intervalle, et prescrire :

Cannabis, 6ᵉ dilution.

Doses. — Six globules, tous les six jours seulement, pendant trois semaines.

Donner ensuite :

Euphrasia officinalis, 6ᵉ dilution.

4.

Doses. — Cinq globules, tous les jours, pendant six à huit jours.

Laisser quatre jours d'intervalle, puis faire prendre :

Causticum et **Sulfur**, 6e dilution.

(Tous les deux jours l'un, tous les deux jours l'autre.)

Doses. — Cinq à six globules, le matin ou le soir, alternés (tous les deux jours l'un, tous les deux jours l'autre), pendant un mois.

Si la cataracte provenait d'une contusion, on donnerait alors :

Arnica et **Conium maculatum**, 6e dilution.

Doses. — Alternés (tous les deux jours l'un, tous les deux jours l'autre), cinq globules le soir, jusqu'à guérison, en ayant soin de laisser tous les quatre jours, un intervalle de deux jours, avant de recommencer leur administration.

CATARRHE.

Symptômes. — État de torpeur et d'inertie quand le cerveau est attaqué; respiration pénible et haletante quand les organes de la déglutition sont affectés; dans ce dernier cas, l'animal avale difficilement, et souvent les aliments ressortent par le nez, surtout si une quinte de toux survient pendant qu'il mange.

Traitement. — Donner d'abord :

Aconitum, 6e dilution.

Doses. — Six globules, matin et soir, pendant deux jours.

Le troisième jour, faire prendre le matin :

Opium, 6e dilution.

Doses. — Six globules, et les répéter le lendemain matin.

Laisser un intervalle de trois jours, puis donner :

Sulfur, 6e dilution.

Doses. — Cinq globules, le matin et autant le soir, pendant un jour seulement.

Si, après l'administration de *sulfur*, il y a gêne de la respiration et violentes quintes de toux, on administrera :

Spongia tosta, 6e dilution.

Doses. — Cinq globules, matin et soir, pendant deux jours.

Puis, après un jour d'intervalle ou d'interruption du médicament, on donnera :

Bryonia et **Chamomilla**, 6e dilution.

Doses. — Six globules, matin et soir, alternés (un jour l'un, un jour l'autre), pendant quatre jours.

Si l'inflammation se portait au cerveau, et que l'animal vint à tomber dans un état d'inertie, on donnerait :

Aconitum et **Belladona**, 6e dilution.

Doses. — Cinq globules, matin et soir, alternés (un jour l'un, un jour l'autre), pendant deux jours.

Puis, le troisième jour :

Rhus toxicodendron, 6e dilution.

Doses. — Cinq globules, matin et soir, pendant un jour ou deux.

Si l'animal tombait dans la torpeur (insensibilité), on donnerait :

Opium, 6e dilution.

Doses. — Cinq globules, matin et soir, pendant deux jours.

Puis, le troisième jour :

Digitalis et **Arnica**, 6e dilution.

Doses. — Cinq globules, matin et soir, alternés (un jour l'une, un jour l'autre), pendant deux jours.

Si l'inflammation se portait sur les organes de la déglutition, on ferait prendre :

Aconitum, 6ᵉ dilution.

Doses. — Cinq globules, matin et soir, pendant deux jours.

Puis :

Chamomilla, 6ᵉ dilution.

Doses. — Cinq globules, matin et soir, pendant deux autres jours.

Si *chamomilla* ne suffisait pas, on donnerait :

Belladona, 6ᵉ dilution.

Doses. — Les mêmes que *chamomilla*.

Si le catarrhe se portait sur la poitrine, on donnerait :

Aconitum et **Bryonia**, 6ᵉ dilution.

Doses. — Cinq globules, matin et soir, alternés (un jour l'un, un jour l'autre), pendant quatre jours.

Entourer le col avec une étoffe de laine.

CATARRHE PULMONAIRE.

Chez le bœuf et la vache. — SYMPTÔMES. — Toux sourde, creuse, ou sèche et bruyante, surtout quand l'animal boit froid ; assez souvent, diarrhée avec respiration pénible et haletante, au moindre travail un peu fatigant.

CAUSES. — Cette maladie est le plus souvent la suite d'une pneumonie négligée, ou non convenablement traitée ; ou encore, un symptôme d'hydrothorax.

TRAITEMENT. — Pour traiter le catarrhe pulmonaire simple, on procédera ainsi :

Si la toux est le seul symptôme dominant, et si elle a succédé à un refroidissement, on administrera :

Dulcamara et **Bryonia**, 6ᵉ dilution.

Doses. — Six globules matin et soir, alternés (un jour l'une, un jour l'autre), jusqu'à effet satisfaisant.

Si la toux est sèche et bruyante :

Nux vomica, 6ᵉ dilution.

Doses. — Six globules matin et soir.

Si l'action de boire froid ramène les accès de toux, faire prendre :

Aconitum et **Arsenicum**, 6ᵉ dilution.

Doses. — Six globules matin et soir, alternés (un jour l'un, un jour l'autre).

Si cela ne suffisait pas, donner :

Drosera, 6ᵉ dilution.

Doses. — Six globules matin et soir, en laissant un jour d'intervalle entre chaque jour de médication.

Si la toux sèche s'accompagne de diarrhée, on donnera :

Chamomilla, 6ᵉ dilution.

Doses. — Six globules, matin et soir, pendant quatre jours ; puis, après deux jours d'intervalle, reprendre le traitement jusqu'à cessation de la diarrhée, pour redonner *nux vomica*, comme il a été dit.

Si la toux est sèche et revient par fortes quintes, on administrera :

Pulsatilla et **Hyoscyamus**, 6ᵉ dilution.

Doses. — Six globules, matin et soir, alternés (un jour l'une, un jour l'autre).

Si la toux est invétérée, on donnera :

Ipeca et **Bryonia**, 6ᵉ dilution.

Doses. — Comme *Pulsatilla* et *Hyoscyamus*.

Si elle résiste à ces deux médicaments, donner de la même manière :

Ammonium muriaticum et **Cuprum**, 6e dilution.

Doses. — Huit globules tous les soirs, en les alternant.

Enfin, si la toux est fatigante et opiniâtre :

Sulfur, 6e dilution.

Doses. — Sept globules tous les matins.

Chez le porc. — SYMPTÔMES. — Quintes de toux s'accompagnant souvent d'un écoulement muqueux par le nez et la bouche, avec rougeur des naseaux.

TRAITEMENT. — Le remède qui guérit, pour ainsi dire, toujours cette affection est :

Nitrum, 6e dilution.

Dose. — Cinq globules, matin et soir, pendant deux jours.

Ne pas négliger cette maladie qui peut faire mourir le porc d'épuisement, surtout s'il est exposé au froid ou à l'humidité.

CERVEAU (RHUME DE). Voyez **Coryza**.

CHANCRES AUX PARTIES GÉNITALES.

Maladie qui attaque les chevaux.

TRAITEMENT. — Leur tenir d'abord la queue retroussée, pour en prévenir le frottement sur les parties malades; laver les ulcérations avec de l'eau de son, et administrer :

Mercurius vivus, 6e dilution.

Doses. — Cinq ou six globules matin et soir, pendant trois jours, puis laisser un jour d'intervalle, et donner :

Sulfur, 6e dilution.

Doses. — Cinq globules, matin et soir, pendant deux jours.

Laisser ensuite deux jours d'intervalle et donner :

Mercurius vivus, 6e dilution.

Doses. — Comme il a été dit plus haut. Continuer ce traitement jusqu'à guérison.

Si les ulcérations prenaient un aspect noirâtre et gangreneux, on administrerait :

Arsenicum, 6e dilution.

Doses. — Cinq globules, matin et soir, jusqu'à meilleur aspect des plaies.

S'il se développait des fies ou condylomes autour de l'anus ou des parties génitales, on ferait prendre :

Tuya, 6e dilution.

Doses. — Cinq globules, matin et soir, jusqu'à effet voulu.

CHARBON A LA LANGUE.

Symptômes. — Petite vessie blanche, ensuite rouge, puis noire, se manifestant tantôt dessus, tantôt dessous la langue, et augmentant très-rapidement en grosseur. Point de symptômes extérieurs que l'infection de la langue, qui bientôt n'offre plus qu'une vaste plaie cancéreuse, et amène souvent la mort en vingt-quatre heures, bien que l'animal fasse toutes ses fonctions ordinaires, jusqu'à ce que la langue tombe en putrescence.

Cette maladie contagieuse, qui règne parfois épidémiquement, attaque l'âne, le mulet, le cheval et le bœuf.

Traitement. — On donnera contre cette grave affection :

Arsenicum et **Anthracin**, 3e dilution.

Doses. — Cinq globules de quart d'heure en quart d'heure, jusqu'à diminution des symptômes inquiétants.

Puis, lorsque l'animal va mieux :

Sulfur, 6ᵉ dilution.

Doses. — Cinq globules matin et soir, pendant trois jours.

CHATS (MALADIE DES).

SYMPTÔMES. —Tristesse, abattement; air craintif; perte d'appétit et de soif; toux et éternument; efforts pour vomir presque continuels; recherche de la solitude; tournoiements et sauts à l'aventure. Peu après, fièvre violente; affaiblissement, paralysie de tout le train postérieur, qui fait tomber l'animal de côté et d'autre; diarrhée, perte des sens et mort.

TRAITEMENT. — Un seul médicament, *veratrum*, suffit le plus souvent à conjurer les effets du mal.

Veratrum album, 6ᵉ dilution.

Doses. — Cinq globules, matin et soir, et même trois fois par jour, si le cas est pressant.

Les symptômes alarmants étant disparus, on donnera :

Calcarea et **Sulfur**, 6ᵉ dilution.

Doses. — Cinq globules, matin et soir, alternés pendant quatre jours.

Si la paralysie postérieure persistait, on donnerait :

Rhus toxicodendron et **Nux vomica**, 6ᵉ dilution.

Doses. — Cinq globules tous les matins, pendant six jours, en les alternant.

Si la diarrhée persistait, on ferait prendre :

Arsenicum, 6ᵉ dilution.

Doses. — Cinq globules tous les soirs.

Si, au bout de trois jours, il n'y avait nulle amélioration dans les selles, on prescrirait :

Mercurius vivus, 6ᵉ dilution.

Doses. — Cinq globules tous les matins.

Si les vomissements persistaient isolément, on donnera :

Ipeca, 6e dilution.

Doses. — Cinq globules tous les soirs, jusqu'à effet.

Si *ipeca* ne suffisait pas, donner :

Tartarus emeticus, 6e dilution.

Doses. — Cinq globules tous les matins, jusqu'à cessation des nausées.

CHUTE DE L'ANUS OU DU RECTUM.

CAUSES. — Cette affection, surtout particulière aux chiens et aux jeunes porcs, peut être spontanée ; mais elle est causée, le plus souvent, par une constipation ou une diarrhée prolongée.

TRAITEMENT. — Laver d'abord l'anus avec de l'eau fraîche ; huiler l'intestin et le faire rentrer ; puis, s'il survient quelques symptômes d'inflammation, administrer :

Belladona et **Mercurius vivus,** 6e dilution.

Doses. — Cinq globules matin et soir, alternés.

Si l'anus prend une teinte noire et qu'il ressorte à la suite de violentes épreintes, on donnera :

Arsenicum album, 6e dilution.

Dose. — Cinq globules, matin et soir, jusqu'à meilleure teinte.

Si le rectum est excorié, le laver avec de *l'eau arniquée*, puis donner :

Arnica, 6e dilution.

Doses. — Cinq globules matin et soir, pendant un ou deux jours.

Si l'accident provient d'efforts de défécation à cause d'une constipation, on donnera :

Magnesia muriatica, 6e dilution.

Doses. — Trois globules d'heure en heure, pendant une demi-journée.

S'il y a diarrhée, on donnera :

Alumina ou **Argilla**, 6ᵉ dilution.

Doses. — Cinq globules, matin et soir.

Si *alumina* ne suffit pas, on donnera :

Arsenicum, 6ᵉ dilution.

Doses. — Les mêmes qu'*alumina*.

CHUTE DE LA MATRICE.

SYNONYMIE. — Chute du vagin, renversement de l'utérus, prolapsus, descente.

TRAITEMENT. —Nettoyer d'abord l'utérus avec de l'eau douce ou du lait tiède, et après s'être huilé les doigts, la faire rentrer doucement et avec précaution. On pourrait, pour ne pas léser la matrice, mettre un gant en peau douce, mouillé dans du lait doux.

Si la chute de la matrice est la suite d'une parturition difficile ou d'une lésion produite par une traction forcée sur l'arrière-faix; s'il y a fièvre et inflammation, on prescrira :

Arnica et **Aconitum**, 6ᵉ dilution.

Doses. — Quatre globules de demi-heure en demi-heure, ou d'heure en heure, selon la gravité du cas. Alternés (une fois de l'un, une fois de l'autre).

Si l'accident s'est déclaré après l'expulsion du produit, ou à la suite d'un violent effort, donner :

Platina et **Sepia**, 6ᵉ dilution.

Doses. — Alternés (une fois de l'un, une fois de l'autre), aux mêmes doses qu'*arnica* et *aconitum*.

Si la matrice se renversait peu avant la parturition,

pendant que l'animal est couché, et qu'elle rentrât subitement lorsqu'il se lève, on donnerait :

China, 6e dilution.

Doses. — Cinq globules de demi-heure en demi-heure.

Et si cela ne suffisait pas, administrer alors :

Pulsatilla, 6e dilution.

Doses. — Les mêmes.

Si la chute de la matrice est survenue à la suite de fausses douleurs, on fera prendre :

Pulsatilla, 6e dilution.

Doses.—Cinq globules, d'heure en heure, jusqu'à effet.

Si la chute est la suite de l'ingestion de boissons ou aliments alcooliques, ou s'il y a constipation, on fera prendre :

Nux vomica, 6e dilution.

Dose. — Cinq globules d'heure en heure, jusqu'à effet voulu.

On a également recommandé contre la chute de l'utérus :

Belladona, Mercurius solubilis, Cannabis et **Ferrum metallicum**, 6e dilution.

Doses. — Mêmes que *nux*.

CHUTE DE L'OVAIRE.

Chez les volatiles et les oiseaux. — TRAITEMENT. — Si la chute de l'ovaire se produisait chez les poules, dindons et autres oiseaux domestiques, on leur administrerait dans un peu de pain à chanter humecté :

Mercurius vivus, 6e dilution.

Doses. — Sept globules (ne répéter cette dose que deux jours après, s'il en est besoin).

CHUTE DES POILS. Voyez **Alopécie**.

CLAUDICATION.

Synonymie. — Boiterie.

Chez le cheval. — Traitement. — Si la claudication provient d'une chute, d'un coup ou contusion, on administrera :

Arnica, 6ᵉ dilution.

Doses. — Cinq globules matin et soir, pendant trois jours.

Si la claudication provenait d'un écart ou d'une extension des ligaments d'une des articulations, on administrerait :

Rhus toxicodendron, 6ᵉ dilution.

Doses. — Cinq globules matin et soir, pendant trois jours.

Si *rhus* ne remplissait pas l'effet voulu, on donnerait :

Ledum palustre, 6ᵉ dilution.

Doses. — Cinq globules matin et soir, pendant trois jours.

Si, outre la claudication, il y avait fièvre et forte inflammation, il faudrait débuter par :

Aconitum, 6ᵉ dilution.

Doses. — Cinq globules matin et soir, pendant deux jours, puis donner ensuite le médicament voulu.

Chez la brebis. — Causes. — Dès qu'une brebis boite tout à coup, examinez le pied après l'avoir lavé ; cette boiterie peut provenir : 1° d'un corps pointu engagé dans l'onglon ; 2° de l'introduction d'une pierre ou d'un fragment de bois entre les deux onglons.

Traitement. — Dans le premier cas, arrachez le corps qui a pénétré dans l'onglon et lavez la plaie cinq ou six fois par jour, avec l'*eau arniquée.*

Dans le second cas, enlevez le corps placé entre l'intervalle des deux onglons.

Pour les autres causes de claudication, voyez *Fourchet*, *Luxation* et *Onglons*.

Chez le chien. — Si la claudication provient d'une plaie ou d'une blessure, ce dont il faut s'assurer, on emploie l'*eau arniquée*.

Si la blessure était profonde et qu'elle ait pénétré jusqu'à l'os, on donnerait :

Symphytum, 6ᵉ dilution.

Doses. — Quatre globules matin et soir, pendant deux jours.

Si la claudication provient d'une distension des ligaments, on donnera :

Rhus toxicodendron, 6ᵉ dilution.

Doses. — Quatre globules tous les matins pendant quatre jours.

Si le membre s'atrophiait, on donnerait :

Calcarea carbonica, 6ᵉ dilution, et **Sulfur**, 6ᵉ dilution.

Doses. — Quatre globules tous les matins. Alternés (un jour l'un, un jour l'autre).

Chez le bœuf. — Selon les causes, même traitement que pour les autres animaux.

Mais si la claudication provenait d'une maladie des os (ramollissement), on donnerait :

Belladona et **Mercurius vivus**, 6ᵉ dilution.

Doses. — Huit globules alternés, l'un le matin, l'autre le soir, jusqu'à cessation des symptômes.

CLAVEAU OU CLAVELÉE.

SYNONYMIE. — Clavelade, picote, rougeole, petite vérole.

Cette maladie, propre à l'espèce ovine et porcine, est des plus meurtrières.

Clavelée bénigne. — Elle présente quatre périodes distinctes, savoir : *période d'invasion ; période d'éruption ; période de suppuration* et *période de dessiccation.*

SYMPTÔMES. — 1re *période.* — Tristesse, perte d'appétit, abattement, fièvre et lenteur de la marche ; l'animal porte la tête basse, presque entre les jambes. Ces symptômes augmentent graduellement d'intensité jusqu'au quatrième jour, durée ordinaire de la première période.

2e *période.* — Frissons fébriles, tremblement, oreilles et nez très-chauds ; rougeur des yeux et de la muqueuse buccale, tristesse, boitement des pieds de derrière ; perte de l'appétit et de la rumination avec grande soif ; chaleur générale, respiration courte ; écoulement par le nez d'un mucus clair et transparent ; éruption sur divers points du corps, surtout au pourtour de la bouche et à la face interne des pieds de devant, de petites taches rouges, surmontées d'une petite vésicule blanchâtre : les parties du corps envahies par l'éruption se tuméfient graduellement (surtout la tête), et parfois les animaux ne peuvent ouvrir ni les yeux ni la bouche.

Ces boutons, du volume d'une lentille ou d'un pois, renferment un liquide clair et transparent, qui bientôt devient épais, jaunâtre et purulent. Cette période dure de douze à treize jours, à partir de l'invasion.

3e *période.* — Diminution de la fièvre ; desséchement des boutons qui s'affaissent et se transforment en des croûtes qui se détachent et laissent une cicatrice.

L'appétit revient peu à peu, et la guérison s'opère.

Cette période peut durer de sept à neuf jours.

Clavelée maligne. — Elle devient presque toujours épidémique et meurtrière, et les périodes ne sont jamais aussi bien déterminées.

Symptômes. — Fièvre, tête très-enflée ; yeux chassieux et fermés, respiration difficile ; écoulement par le nez d'un liquide visqueux, fétide et d'odeur infecte ; bouche ouverte, de laquelle s'échappe une bave écumeuse ; grincement des dents ; sueur et excréments d'une odeur insupportable ; les pustules cachées sous la laine sont dures, livides, brunâtres ou noirâtres, et entourées d'un rebord blanc ou bleuâtre ; elles sont plates, affaissées, forment des plaques confluentes qui sécrètent un ichor âcre et rongeant, formant des ulcères excessivement malins qui, souvent, détruisent les yeux, les oreilles et les lèvres.

L'animal est couvert de croûtes dégoûtantes, ses émanations sont infectes, et la mort survient du dixième au vingtième jour.

Traitement. — Visiter le troupeau tous les deux jours ; séparer les bêtes malades de celles qui ne le sont pas ; les conduire aux champs quand le temps est beau ; les tenir dans une écurie chaude et bien séchée quand le temps est mauvais, et ne leur donner que d'excellent fourrage.

Ces précautions suffisent ordinairement, mais si la clavelée prenait un caractère malin, on donnerait :

Rhus toxicodendron et **Arsenicum,** 6e dilution.

Doses. — Dix globules matin et soir. Alternés (un jour l'un, un jour l'autre).

Ce traitement détruit la malignité de l'épidémie, et

la rend à peine meurtrière ; en donnant ce traitement comme prophylactique aux animaux non infectés, ils ne contractent, en cas d'épidémie meurtrière, que la clavelée bénigne.

Mais de tous les traitements, celui qu'on appelle *isopathique* est, je crois, le meilleur ; je veux parler de l'inoculation ; par ce procédé, sur cent brebis clavelisées, il en succombe à peine une.

CLOU DE RUE.

Causes. — Affection causée par un clou, un test, une épine, ou tout autre corps qui a pénétré dans la sole du pied du cheval, et y est resté engagé. Par suite de ce, la partie s'enflamme et passe à suppuration, ce qui fait boiter considérablement l'animal.

Il est souvent difficile de reconnaître la cause de cet accident, vu qu'il arrive très-souvent que la corne se resserre sur le corps étranger, de manière à le dérober complétement à la vue.

Traitement. — On comprendra que la première chose à faire est d'enlever le corps qui a pénétré dans la sole ; on dilatera la plaie et on y fera des fomentations avec l'*eau arniquée*, tout en donnant à l'animal :

Arnica, 6e dilution.

Doses. — Quatre globules, soir et matin, pendant deux jours.

S'il y avait vive inflammation, on donnerait :

Aconitum, 6e dilution.

Doses. — Cinq globules matin et soir, pendant deux jours.

Si *aconitum* ne suffit pas, on donnera :

Squilla, 6e dilution.

Doses. — Mêmes qu'*aconitum :* on peut même alterner ces deux médicaments (tous les deux jours l'un, tous les deux jours l'autre).

S'il y avait de vives douleurs, on prescrirait :

Acidum phosphoricum et **Arsenicum**, 6ᵉ dilution.

Doses. — Quatre globules matin et soir. Alternés (un jour l'un, un jour l'autre).

Si la plaie devient ulcéreuse, on fera prendre :

Calcarea carbonica et **Sulfur**, 6e dilution, alternés (un jour l'un, un jour l'autre).

Doses. — Cinq globules matin et soir, pendant six jours.

Puis on donnera pendant six autres jours :

Squilla et **Arsenicum**, 6ᵉ dilution.

Doses. — Les mêmes, alternés comme *calcarea* et *sulfur.*

COEUR (BATTEMENT DU). Voyez **Battements.**

COLIQUES.

Cette maladie, commune chez le cheval, devient toujours dangereuse en raison de sa rapidité.

SYMPTÔMES. — Refus de fourrage (l'animal s'éloigne de la mangeoire), battement ou grattement de la terre avec les pieds de devant; le cheval lève ceux de derrière vers le ventre, regarde souvent ses flancs du côté douloureux et ouvre la bouche; tête basse, remuement de la queue; pieds la plupart du temps rassemblés; l'animal se jette à terre, se roule, ou se met sur le dos, serre ses jambes contre le corps, puis, au bout d'un instant, se relève; il y a plaintes, gémissements, et souvent une sueur abondante recouvre tout le corps.

D'autres fois, un flanc ou le ventre tout entier est
gonflé, avec impossibilité d'uriner et de fienter ; naseaux largement dilatés ; respiration bruyante, accélérée,
avec regards anxieux et annonçant une grande souf-
france ; grincements de dents ; le cheval mord sa mangeoire, se secoue, devient furieux, et meurt le plus souvent au milieu d'une sueur froide, en quelques heures ;
il est rare qu'il lutte plusieurs jours. Ordinairement, il y
a quelques moments de relâche pendant lesquels l'animal essaye de manger ; mais à ce calme de peu de durée,
ne tardent pas à succéder des douleurs atroces qui vont
sans cesse en augmentant.

TRAITEMENT. — Le premier médicament à administrer, et qui souvent suffira à lui seul, surtout dans la colique par refroidissement, est :

Aconitum, 6e dilution.

Doses. — Cinq globules de quart d'heure en quart
d'heure.

Si au bout de trois doses le mal ne cède point, on donnera :

Arsenicum album, 6e dilution.

Doses. — Cinq globules de demi-heure en demi-heure.

Arsenicum convient surtout dans la colique venteuse ;
dans celle qui provient d'un trouble digestif, d'un excès
d'alimentation, d'une mauvaise qualité de fourrage (ou
d'eau bue trop froide). On pourrait même alterner ce
médicament avec *aconitum* (une fois de l'un, une fois de
l'autre).

Si, la colique ayant cessé, il reste de la constipation,
on donnera :

Nux vomica, 6e dilution.

Doses. — Cinq globules matin et soir.

Si *nux* ne suffit pas, on donnera :

Opium.

Et si ce dernier échouait :

Plumbum metallicum, 6e dilution.

Doses. — Les mêmes que *nux*.

S'il y a rétention d'urine, on donnera :

Cantharis, 6e dilution.

Et dans les cas rebelles :

Hyoscyamus, 6e dilution.

Doses. — Cinq globules répétés trois fois dans la journée.

Si la colique est accompagnée d'un grand ballonnement du ventre, et surtout si la maladie est survenue à la suite de fourbure, on donnera :

Chamomilla, 6e dilution.

Doses. — Cinq globules trois fois par jour.

Si la colique est causée par du fourrage vert, ou des aliments venteux, on donnera :

Colchicum, 6e dilution.

Doses. — Cinq globules de demi-heure en demi-heure.

Contre la colique spasmodique causée par un refroidissement, on donnera :

Chamomilla et **Aconitum**, 6e dilution.

Doses. — Cinq globules de demi-heure en demi-heure, alternés (une fois de l'un, une fois de l'autre).

Dans la colique causée par surcharge de l'estomac, avec déjections fétides et froid aux jambes de devant, on administrera :

Pulsatilla, 6e dilution.

Doses. — Cinq globules de demi-heure en demi-heure.

Si la colique provient d'une inflammation abdominale et si le cheval regarde souvent ses flancs , on donnera :

Rhus toxicodendron, 6ᵉ dilution.

Doses. — Cinq globules de demi-heure en demi-heure.

Il faut empêcher que dans les accès, le cheval ne se jette à terre, crainte d'accidents ; pour cela, on le fait marcher au pas, et chaque fois qu'il veut se coucher, on lui administre quelques coups de fouet par derrière.

COLIQUE PAR REFROIDISSEMENT.

Symptômes. — Elle ne diffère de la colique venteuse que parce que le ventre de l'animal est peu ou point tuméfié ; que les accès se traduisent par des paroxysmes de spasmes au lieu d'être continus ; le cheval tressaille souvent, puis se couche, reste sans mouvement, se roule, se relève brusquement ; essaye d'uriner ou de fienter sans pouvoir y parvenir. Tout à coup le calme s'établit, les douleurs cessent ; mais au bout d'un quart d'heure, elles reparaissent plus vives, et le cheval succombe promptement, si on ne lui porte secours.

Traitement. — Donner :

Aconitum, 6ᵉ dilution.

Doses. — Cinq globules toutes les dix minutes.

Ce médicament suffit à lui seul, et il est rare qu'on soit obligé de le faire suivre d'une dose d'*arsenicum*.

S'il reste de la difficulté pour uriner, on donnera :

Cantharis, 6ᵉ dilution.

Doses. — Cinq globules matin et soir.

Et si elles restent sans effet, donner :

Hyoscyamus, 6ᵉ dilution.

Doses. — Cinq globules trois fois par jour.

Si la constipation persiste, donner :

Nux vomica, 6e dilution.

Doses. — Cinq globules matin et soir, et si cela ne suffit pas, administrer :

Opium, 6e dilution.

Doses. — Cinq globules trois fois par jour.

En cas de non-réussite, donner :

Plumbum, 6e dilution,

De la même manière qu'*opium*.

Colocynthis et **Lycopodium**, 6e dilution.

peuvent aussi être utiles en pareil cas de constipation.

Doses. — On les alterne à la dose de quatre globules trois fois par jour.

COLIQUES VENTEUSES.

Maladie excessivement fréquente chez le cheval, et l'une de celles qui, par la rapidité de sa marche et le traitement vicieux des vétérinaires allopathes, font périr le plus de ces animaux.

Causes. — Surcharge de l'estomac, ou mauvaise nourriture (celle qui est mouillée surtout).

Symptômes. — Le cheval ne mange plus, gratte du pied, ouvre la bouche, regarde souvent ses flancs et y porte les pieds de derrière ; il bat de la queue, se jette à terre, se roule, rapproche ses jambes du corps, se redresse ; puis recommence les mêmes mouvements. La miction de l'urine et des matières se fait encore, mais bientôt elle cesse malgré tous ses efforts. Alors le ventre du cheval se ballonne, son œil est largement ouvert ainsi que ses naseaux, sa respiration est accélérée, et son regard fixe exprime une vive douleur ; très-souvent, une sueur froide l'inonde en entier. Quand il y a quelquefois des intervalles de calme, l'animal cherche à manger ; mais les douleurs reprennent avec une double intensité ; les pieds et le corps se refroidissent de plus en plus ; une sueur froide se déclare, et l'animal meurt avec tous les symptômes de la fureur, au bout de douze à trente-six heures, et quelquefois en quatre ou cinq heures.

TRAITEMENT. — Le remède principal est :

Aconitum, 6ᵉ dilution.

Doses. — Cinq globules, répétés deux fois en une demi-heure ; il suffit souvent pour dissiper toute la maladie, surtout si elle provient d'un refroidissement. Après ces deux doses d'*aconitum*, on donnera :

Arsenicum album, 6ᵉ dilution.

Doses. — Cinq globules, donnés une seule fois.

Ce médicament suffit à enlever, comme par magie, le reste des symptômes du mal.

Contre la constipation qui pourrait rester, on donnera :

Nux vomica, 6ᵉ dilution, et **Opium,** 6ᵉ dilution.

Doses. — Cinq globules, trois fois par jour, alternés (un jour l'un, un jour l'autre).

En cas d'insuccès, donner :

Plumbum, 6ᵉ dilution.

Doses. — Cinq globules trois fois par jour.

Dans la colique venteuse produite par le fourrage vert, on donnera le médicament suivant, qui a toujours réussi :

Colchicum autumnale, 6ᵉ dilution.

Doses. — Cinq globules, de quart d'heure en quart d'heure.

Dans les coliques venteuses, avec secousses chez l'animal d'arrière en avant, on donnera :

Calcarea acetica, 6ᵉ dilution.

Doses. — Cinq globules, de demi-heure en demi-heure.

Si la colique venteuse a été causée par le tirage d'un trop lourd fardeau par un vent violent, ou à la suite d'une course rapide, on donnera :

Chamomilla, 6ᵉ dilution.

Doses. — Cinq globules, de quart en quart d'heure.

Mais si le cheval avait le regard en feu et l'œil farouche, il faudrait donner avant :

Belladona, 6ᵉ dilution.

Doses. — Cinq globules :

Puis, un quart d'heure ou une demi-heure après, donner :

Chamomilla.

Doses. — Comme il est dit plus haut.

S'il y avait rétention d'urine, on donnerait :

Cantharis ou **Hyoscyamus**, 6ᵉ dilution.

Doses. — Comme il a été dit déjà à l'article *Coliques.*

COLIQUES PAR CONSTIPATION.

Symptômes. — Ceux communs aux diverses espèces de coliques.

Assez souvent, ballonnement du ventre ; efforts réitérés de l'animal, souvent impuissants, pour se débarrasser des matières fécales ; regards inquiets du cheval.

Traitement. — Donner :

Aconitum, 6ᵉ dilution.

Doses. — Cinq globules, tous les quarts d'heure, jusqu'à concurrence de dix à quinze globules.

Puis :

Arsenicum, 6ᵉ dilution.

Doses. — Cinq globules, de demi-heure en demi-heure, jusqu'à prise de dix globules.

Si, au bout de quelque temps, nulle déjection ne paraissait, on donnerait :

Nux vomica, 6e dilution.

Doses. — Cinq globules, trois fois par jour, surtout si les crottins étaient petits, durs et serrés.

S'ils sont noirâtres et comme brûlés, avec couleur noire de la langue, et le cheval restant étendu à terre, comme s'il était mort, administrer :

Opium, 6e dilution.

Doses. — Cinq globules, trois fois par jour.

Dans les cas très-opiniâtres, lorsque le rectum est vide, que l'animal est tranquille, les coliques légères et revenant à des intervalles assez éloignés, on donnera :

Plumbum, 6e dilution.

Doses. — Les mêmes.

Lorsqu'étant en repos, le cheval se tient couché sur le côté gauche :

Lycopodium, 6e dilution.

Doses. — Toujours mêmes doses que plus haut.

Quand, après être resté quelque temps tranquille, le cheval se lève tout à coup en toussant, et est repris de coliques :

Ammonium muriaticum, 6e dilution.

Doses. — Cinq globules, d'heure en heure.

Si les accès de colique sont très-violents et prolongés, et qu'on soupçonnât une inaction du tube intestinal, (surtout du rectum) :

Alumina, 3e ou 6e dilution.

Doses. — Cinq globules, de quart d'heure en quart d'heure.

Quand, en gémissant, l'animal fait d'inutiles et puissants efforts pour fienter.

Magnesia muriatica, 6ᵉ dilution.

Doses. — Cinq globules d'heure en heure :

Si une sueur froide se déclare pendant les accès :

Veratrum album, 6ᵉ dilution.

Doses. — Cinq globules, d'heure en heure.

S'il survient une paralysie des membres postérieurs :

Squilla, 6ᵉ dilution.

Doses. — Cinq globules, d'heure en heure.

Quand la constipation alterne avec la diarrhée :

Antimonium crudum, 6ᵉ dilution.

Doses. — Cinq globules, trois fois par jour.

Il arrive dans ce cas que quelquefois on obtient un soulagement sûr et prompt avec :

Bryonia, 6ᵉ dilution.

Doses. — Huit globules, toutes les deux heures.

COLIQUES VERMINEUSES.

CAUSES. — Une accumulation de vers dans les intestins produit parfois des symptômes qui ont beaucoup d'analogie avec les accès de coliques ordinaires, ainsi : Le cheval se bat les flancs de sa queue, lève les pieds de derrière vers le ventre, se jette à terre, se roule, se relève et mange ensuite.

L'animal atteint d'affections vermineuses remue souvent la queue à droite et à gauche; il cherche à se frotter le train de derrière et surtout la base de la queue aux objets environnants; il se frotte très-souvent la lèvre supérieure, lèche les murailles et a de fréquents borborygmes. Sa fiente, d'abord liquide, est presque toujours très-fétide. Mais la présence constatée des vers dans l'intestin ou les matières, est le seul signe de leur existence chez l'animal.

TRAITEMENT. — Donner d'abord :

Aconitum, 6e dilution.

Doses. — Cinq globules trois fois par jour, pendant deux jours.

Donner ensuite contre le *ténia :*

Kousso, teinture-mère, 6 gouttes.

Eau................ 6 cuillerées.

Doses. — Une cuillerée, matin et soir, pendant trois jours, et continuer ainsi pendant un mois.

On administre également, contre le *ténia :*

Granatum et **Stannum**, 6e dilution.

Alternés (un jour l'un, un jour l'autre).

Doses. — Cinq globules, matin et soir.

Contre les lombrics :

Mercurius solubilis et **Absinthium**, 6e dilution.

Doses. — Cinq globules, matin et soir, alternés (un jour l'un, un jour l'autre).

Ignatia et **Marum verum**, 6e dilution.

Doses. — Cinq globules, matin et soir, contre les ascarides.

Valeriana officinalis, 6e dilution.

Doses. — Cinq globules, matin et soir, contre les œstres.

Comme l'existence des vers provient toujours d'une prédisposition morbide, il faudra, une fois la colique dissipée, donner toutes les semaines :

Sulfur, 6e dilution.

Doses. — Huit globules.

COLLIER (BLESSURES OU LÉSIONS PRODUITES PAR LE). Voyez **Contusions.**

CONDYLOMES AU PÉNIS.

Chez les chiens. — TRAITEMENT. — On donnera :

Tuya occidentalis, 6e dilution.

Doses. — Quatre globules, matin et soir, jusqu'à effet.

En cas d'insuccès, donner de la même manière :

Condylomin penis canum, 6e dilution. (Médicament isopathique.)

On peut employer aussi avec succès :

Nitri acidum, 6e dilution.

Doses. — Quatre globules, matin et soir.

Staphis, 6e dilution.

Doses. — Donné de même.

CONGESTION DU SANG.

Traitement. — Les principaux médicaments à employer, sont : *Aconitum, Belladona, Nux vomica,* 6e dilution.

Si l'animal présente un pouls vite, dur, bouche chaude, yeux rouges, donner :

Aconitum, 3e ou 6e dilution.

Doses. — Cinq globules, de demi-heure en demi-heure.

Si les yeux sont enflammés, hagards, ou furieux, pupilles largement dilatées, donner :

Belladona, 6e dilution.

Doses. — Cinq globules, de demi-heure en demi-heure.

Si l'état précédent se complique de constipation opiniâtre ou habituelle, donner :

Nux vomica, 6e dilution.

Doses. — De même manière que les précédents.

Si la congestion provenait d'insolation (exposition à un soleil ardent), on donnera :

Rhus toxicodendron, 6e dilution.

Doses. — Mêmes que *nux vomica.*

CONSOMPTION. Voyez **Atrophie.**

Chez les oiseaux de volière. — Symptômes. — Plumage gonflé ou hérissé; l'oiseau reste perché les pieds cachés sous son ventre, ou il s'accroupit à terre et reste immobile; perte d'appétit, soif et maigreur toujours de plus en plus prononcées.

Traitement. — On donnera :

Cannabis, 6e dilution.

Doses. — Trois globules, matin et soir, jusqu'à effet voulu.

CONSTIPATION.

Chez le cheval. — Symptômes. —Crottins bruns ou noirs, évacués avec de grandes difficultés; quelquefois selles nulles, ou n'arrivant que tous les trois ou quatre jours; ventre troussé de manière à apercevoir les fausses côtes; l'animal se bat souvent les flancs.

Cette affection est quelquefois symptomatique d'une autre maladie; mais elle peut être aussi tout à fait indépendante.

Traitement. — Si la constipation est sans spasmes, sans coliques, elle dépend ordinairement de fourrages trop secs, surtout si l'animal n'a pas la quantité d'eau nécessaire pour étancher sa soif; dans ce cas, on prescrira, surtout si les crottins sont rares, petits, durs, ou coiffés :

Nux vomica, 6e dilution.

Doses. — Cinq globules, matin et soir, jusqu'à effet satisfaisant.

Si *nux vomica* ne suffisait pas, donner :

Hyoscyamus, 6e dilution.

Doses. — Les mêmes.

S'il y a des coliques, voyez *Coliques par constipation.*

Si la constipation alterne avec la diarrhée, on administrera de la même manière :

Pulsatilla, 6ᵉ dilution.

Doses. — Les mêmes que *nux.*

S'il y avait en même temps répugnance pour les aliments, on donnerait :

Antimonium crudum, 6ᵉ dilution.

Doses. — Administré comme les précédents.

Si la constipation tient à un trouble de la digestion, on administrera :

Arsenicum, 6ᵉ dilution.

Doses. — Cinq globules, matin et soir, jusqu'à effet.

Les effets salutaires de ce médicament sont alors, dans ce cas, pour ainsi dire instantanés.

Si le canal intestinal paraît vide, ou s'il y a évacuation d'une petite quantité de matières fécales peu dures, on donnera :

Plumbum metallicum, 6ᵉ dilution.

Doses. — Cinq globules, matin et soir. (Ce médicament ne manque alors jamais son effet.)

Si la constipation est causée par l'inaction du tube intestinal, ce qui se reconnaît à la couleur brun foncé ou noir des petits crottins, on prescrira :

Opium et **Argilla** ou **Alumina**, 6ᵉ dilution.

Doses. — Cinq globules, matin et soir, jusqu'à effet vculu, en les alternant ; l'un le matin, l'autre le soir.

Au début de la constipation, on peut donner pour combattre l'état inflammatoire, deux doses de :

Aconitum, 6ᵉ dilution.

Doses. — Cinq globules à trois heures d'intervalle.

Chez le bœuf, la vache et la brebis. — TRAITEMENT. — Le même que chez le cheval.

Si, chez la race bovine, la constipation existe sans soif, on donnera :

China et **Bryonia**, 6ᵉ dilution.

Doses. — Cinq globules, alternés (l'un le matin, l'autre le soir), jusqu'à effet satisfaisant.

Chez le chien. — TRAITEMENT.

Nux vomica, 6ᵉ dilution.

Doses. — Cinq globules, matin et soir, jusqu'à effet.

Chez les oies. — TRAITEMENT.

Nux vomica, 6ᵉ dilution.

Doses. — Trois globules, le matin ou le soir, dans de la mie de pain, pendant trois jours de suite.

Chez le porc. — TRAITEMENT :

Nux vomica et **Opium**, 6ᵉ dilution.

Doses. — Six globules, matin et soir. Alternés (l'une le matin, l'autre le soir).

CONTAGION.

Transmission d'une maladie d'un individu à un autre, au moyen du contact. Ce contact est distingué en immédiat ou médiat : on le dit immédiat lorsque le corps d'un animal sain touche, par quelques-uns de ses points, le corps d'un animal infecté ; on l'appelle médiat, lorsque l'animal sain est seulement mis en rapport avec des objets qui ont servi à des animaux atteints de maladies contagieuses.

TRAITEMENT. — Considérées sous le rapport thérapeutique, les maladies contagieuses présentent deux indications : prévenir ou borner leur propagation, et traiter les animaux qui en sont atteints. Les moyens de remplir

la première seront exposés au mot *Épizootie* : quant à
la seconde, il faut d'abord faire justice de tous les pré-
tendus spécifiques, de toutes les recettes, de tous les
secrets ; il faut reconnaître quelle est la maladie contagieuse, et lui appliquer le traitement qui lui convient.

CONTUSIONS. Voyez **Blessures**.

CONVALESCENCE.

Retour de l'état de maladie à celui de santé. La convalescence commence à l'époque où les symptômes qui
caractérisent la maladie ont disparu, et finit à celle où
l'exercice libre et régulier des fonctions qui constituent
la santé est pleinement rétabli ; mais il est toujours très-
difficile de déterminer le commencement de cette tran-
sition. La durée de la convalescence, généralement
moins longue dans les animaux que dans l'homme, varie
à raison du sexe, de l'âge, de la saison et des pays. En
général, elle est plus longue chez les femelles, les mâles châtrés, les animaux âgés, dans l'automne et dans
l'hiver, dans les pays bas et humides, que chez les jeunes animaux, pendant le printemps et l'été, dans les
pays secs et élevés. Elle varie encore suivant la nature,
l'intensité et la durée de la maladie, suivant aussi l'état
dans lequel elle laisse le malade, suivant l'espèce des
individus, et dure d'autant moins que ceux-ci appar-
tiennent à une espèce plus forte et plus robuste, et
vice versâ. Il ne faut pas toujours, dans la convalescence,
se borner à chercher les moyens de rendre des forces
au sujet ; souvent cet état dépend encore chez lui de ce
qu'il reste, dans un ou plusieurs organes internes, un

certain degré de surexcitation, qui entretient l'asthénie des organes extérieurs.

CORNAGE. Voyez **Catarrhe.**

CORNES (FONGUS AUX). Voyez **Fongus.**

CORPS ÉTRANGERS DANS LE SABOT. Voyez **Clou.** —

DANS L'ŒSOPHAGE. Voyez **Œsophage.**

CORYZA.

SYNONYMIE : Rhume de cerveau.

Chez le chien. — SYMPTÔMES. — Cette affection n'atteint que les chiens d'appartement ; elle s'accompagne ordinairement de toux et d'écoulement de mucosités par les narines, avec perte d'appétit.

TRAITEMENT. — On donnera :

Nux vomica et **Mercurius vivus,** 6e dilution.

Doses. —Cinq globules, matin et soir, alternés (un jour l'un, un jour l'autre), jusqu'à effet.

Chez la brebis. — SYMPTÔMES. — Éternuments fréquents, yeux troubles, larmoyants, mucus obstruant les naseaux et forçant l'animal à ouvrir la bouche ; cette matière, si elle prend un caractère de malignité, peut amener la mort.

TRAITEMENT. — Soustraire d'abord les animaux atteints au froid et à l'humidité ; leur éviter le refroidissement, puis donner :

Aconitum et **Chamomilla,** 6e dilution.

Doses. — Huit globules, alternés (l'un le matin, l'autre le soir), pendant trois jours de suite.

Donner ensuite :

Belladona et **Mercurius vivus,** 6e dilution.

Doses. — Les mêmes et de la même manière que *aconitum* et *chamomilla.*

Séparer les animaux atteints de ceux qui ne le sont pas, car ce coryza est contagieux.

COU (INFLAMMATION DU). Voyez **Inflammation.**

COUP DE SANG. Voyez **Apoplexie.**

COUP DE VENT. Voyez **Pousse.**

COURBATURE.

SYMPTÔMES. — Extrémités roides ; pouls lent, faible, et parfois accéléré ; fièvre, oreilles froides ; flancs agités et inappétence ; le cheval marche tout d'une pièce, le jeu des articulations étant impossible, et quelquefois il est réduit à l'immobilité la plus complète ; diarrhée ou constipation.

TRAITEMENT. — Les médicaments à employer sont dans l'ordre suivant : *Aconitum, dulcamara, rhus toxicodendron, nux vomica* et *opium ;* tous à la 6e dilution.

On commencera par administrer :

Aconitum, 6e dilution.

Doses. — Cinq globules le matin, et cinq le soir.

Si, le lendemain, il ne va pas mieux, donner :

Dulcamara, 6e dilution.

Doses. — Cinq globules, matin et soir.

Lorsque la courbature a été produite par une extension forcée des muscles et tendons, après avoir administré *aconitum,* comme il a été dit, on donnera le lendemain :

Rhus toxicodendron, 6e dilution.

Doses. — Cinq globules, matin et soir, pendant deux ou trois jours.

Si l'animal mange avec lenteur, si ses mouvements

sont roides, difficiles, et surtout s'il y a constipation, on donnera :

Nux vomica, 6e dilution.

Doses. — Cinq globules matin et soir, pendant deux jours.

Si *nux* ne produisait pas l'effet voulu, on administrerait :

Opium, 6e dilution.

Doses. — Six globules, matin et soir, pendant deux jours (si cela est nécessaire).

COURBE.

Symptômes. — Tumeur osseuse de forme allongée, plus large dans le bas que dans le haut, ayant la forme d'une poire coupée en deux et son siége à la surface interne de l'articulation du jarret. Si cette tumeur est négligée, la douleur et l'inflammation augmentent peu à peu ; il se forme ensuite une tumeur dure, froide et indolente qui, croissant sans cesse, finit par envahir l'articulation entière ; alors la claudication est continuelle, et graduellement, les mouvements de l'articulation finissent par devenir impossibles.

Traitement. — Au début, et surtout si elle provient d'un coup, d'une contusion, on donnera :

Arnica et **Rhus toxicodendron,** 6e dilution.

Doses. — Cinq globules, matin et soir, alternés (un jour l'un, un jour l'autre), pendant cinq à six jours.

Pour plus de détails, voyez *Éparvin.*

COURONNE (ATTEINTE A LA). Voyez **Atteinte.** — (FISTULE A LA). Voyez **Fistule.**

COURONNÉ.

Se dit d'un cheval dont le genou est excorié, cicatrisé ou privé de poils, ce qui suppose que l'animal tombe et s'abat.

Causes. — Les chevaux arqués manquent de solidité dans les membres antérieurs, et sont par conséquent sujets à s'abattre et à se couronner. On doit toujours, en pareil cas, se défier de la bonté des membres de l'animal, à moins que l'on ne soit bien positivement sûr que cette tare ne lui est arrivée que par accident. Quelques chevaux se couronnent en se frottant contre l'auge ou la muraille, ce qui n'est alors qu'une mauvaise habitude, et non un vice important, comme la faiblesse des membres, qui donne si souvent lieu aux chutes sur les genoux. Quoi qu'il en soit, le cheval n'en est pas moins déshonoré et déprécié.

Traitement. — Quand le cheval s'est abattu récemment, et qu'il en est résulté une plaie à la face antérieure du genou, on parvient souvent à la guérir, sans laisser de cicatrice difforme, en appliquant aussitôt l'onguent vésicatoire, le poil préalablement coupé le plus près possible de la peau. On couvre avec des étoupes hachées, qu'on renouvelle si la plaie est très-étendue et s'il survient une forte suppuration. Seulement il faut avoir l'attention d'attacher le cheval, la croupe tournée vers la mangeoire, pour qu'il ne se blesse pas davantage en se frappant le genou, pendant l'action du vésicatoire.

CRACHEMENT DE SANG. Voyez **Hémoptysie**.

CRAMPE.

Symptômes. — Contraction involontaire, presque toujours subite, passagère et douloureuse, des muscles des membres, et surtout des membres postérieurs.

TRAITEMENT. — Je recommande comme presque spécifiques :

Cuprum metallicum et **veratrum**, 6ᵉ dilution.

Dose. — Quatre globules le soir (un jour l'un, un jour l'autre).

CRAPAUD.

SYMPTÔMES. — Déformation de la fourchette, végétations cornées et charnues, avec suintement d'une sérosité fétide et ichoreuse, s'écoulant à travers les lames désunies de la fourchette ; plus tard, claudication.

TRAITEMENT. — On donnera :

Spiritus sulfuratus, 6ᵉ dilution.

Doses. — Cinq globules, matin et soir, pendant cinq à six jours.

Si ce médicament n'agissait pas dans le sens de la guérison, on donnerait :

Acidum phosphoricum, 6ᵉ dilution.

Doses. — Les mêmes et de la même manière que *spiritus sulfuratus*.

Tenir le cheval dans un endroit sec et surveiller la propreté du pied.

CRAPAUDINE. Voyez **Atteinte.**

CRAQUEMENT DES ARTICULATIONS.

C'est un symptôme qui peut exister sans maladie aucune.

TRAITEMENT. — On donnera :

Ledum palustre, 6ᵉ dilution.

Doses. — Cinq globules, matin et soir, pendant trois ou quatre jours.

On préconise aussi :

Cocculus, **Petroleum** et **Ammonium carbonicum**, 6e dilution.

Doses. — Les mêmes que *ledum*.

CREVASSES.

Chez le bœuf. — Si les crevasses proviennent, surtout chez les bœufs d'attelage, d'une marche pénible dans les terres marécageuses, on se contentera de les bassiner deux ou trois fois par jour avec de l'*eau arniquée*, pendant une journée, et le lendemain, avec le mélange suivant :

Arsenicum, teinture mère, 20 gouttes,

qu'on mettra dans la quantité de deux verres d'eau :

Après avoir bien remué ce mélange, on s'en servira alternativement avec l'*eau arniquée* (un jour de l'un, un jour de l'autre) pour laver les crevasses comme il a été dit.

Si les crevasses sont suintantes, on fera prendre :

Spiritus sulfuratus, 3e dilution.

Doses. — Dix globules, matin et soir, pendant trois jours.

Si la peau des crevasses est sèche, indurée, et se détache par grandes plaques au-dessous desquelles se reforment continuellement de nouvelles crevasses, on donnera :

Sepia, 6e dilution.

Doses. — Huit globules, matin et soir, pendant cinq ou six jours de suite.

Si les crevasses s'aggravaient au point que les parties

6.

molles se détachassent par lambeaux, on donnerait :

Mercurius vivus, 6e dilution.

Doses. — Huit globules, matin et soir, jusqu'à amélioration marquée dans l'état.

Contre les simples indurations de la peau, on donnera d'abord :

Chamomilla, 6e dilution.

Doses. — Huit globules, matin et soir, pendant trois jours, et si cela ne suffit pas, on prescrira :

Conium maculatum, 6e dilution.

Doses. — Administrées de même que *chamomilla.*

Si les parties indurées se contractent et forment des plis ou rides, on donnera :

Acidum phosphoricum, 6e dilution.

Doses. — Huit globules matin et soir, jusqu'à effet.
Voyez *Rudesse de la peau.*

CROUP. Voyez **Angine.**

CROUPION (MALADIE DU).

Chez les poules. — CAUSES. — Cette affection est causée, le plus souvent, par la malpropreté et l'air infect du poulailler.

SYMPTÔMES. — Constipation, démarche lente, air triste avec tête pendante, plumes hérissées et queue traînante.

La poule ne songe plus à gratter le sol, et une tumeur se forme ensuite autour du croupion.

TRAITEMENT. — On donnera :

Belladona et **Hepar sulfuris,** 6e dilution.

Doses. — Alternés (un jour de l'une, un jour de l'autre), à la dose de trois globules, roulés dans un peu de mie de pain, pour les continuer jusqu'à résorption, ou ouverture de la tumeur, dont on aura soin, dans le dernier cas, de bien faire sortir le pus par de douces pressions.

La laver ensuite avec un peu d'eau douce, et donner aux poules atteintes, une nourriture rafraîchissante.

Avoir également soin d'assainir le poulailler; c'est la première condition à remplir.

CROUTES. Voyez **Exanthèmes.**

CROUTES DE LAIT.

Chez les veaux. — SYMPTÔMES. — Éruption de pustules blanches autour de la bouche, du nez, des yeux et des oreilles des jeunes veaux, et presque jamais au cou ni dans les autres parties du corps.

Ces pustules, peu après leur apparition, commencent par suinter, se dessèchent ensuite, et se transforment en croûtes farineuses, qui, si elles se prolongent, font tomber tout le poil, et l'animal semble recouvert d'un enduit d'un blanc bleuâtre. Les croûtes qui se détachent, sont sans cesse remplacées par de nouvelles, qui occasionnent un prurit plus ou moins violent. Enfin, l'animal s'affaiblit de plus en plus, et finit par succomber.

L'étable, qui a renfermé des sujets attaqués de cette maladie, en reste infectée pour plusieurs années.

TRAITEMENT. — On donnera :

Dulcamara, 6ᵉ dilution.

Doses. — Quatre globules, matin et soir, donnés tous les deux jours seulement, jusqu'à chute des petites plaques blanchâtres. Si, ce qui est rare, *dulcamara* ne suffisait pas, on administrera :

Dulcamara et **Helleborus** (ou **Veratrum**), 6ᵉ dilution.

Doses. — Alternés, tous les quatre jours l'un, tous les quatre jours l'autre, jusqu'à effet satisfaisant.

Nul cas ne résiste à ce traitement.

Cependant il faudra, malgré la disparition de l'éruption, donner :

Sulfur, 6ᵉ dilution.

Doses. — Quatre globules tous les matins, pendant quatre jours de suite, pour détruire le principe herpétique.

Si l'animal atteint reste maigre, quoique mangeant beaucoup, on lui fera prendre :

Iodium, 6ᵉ dilution.

Doses. — Six globules le matin; cette seule dose suffit ordinairement.

S'il y avait perte d'appétit, on donnerait :

Pulsatilla, 6ᵉ dilution.

Doses. — Six globules le matin, donnés en une fois (ne pas répéter cette dose).

CUISSE (EFFORT DE). Voyez **Effort**.

CYSTITE.

Chez le cheval. — SYMPTÔMES. — Ils ont une grande analogie avec ceux de la colique venteuse, mais ce qui les en distingue facilement, c'est que le ventre n'est point enflé, que l'animal fait de fréquents et inutiles efforts pour uriner; qu'il marche les jambes de derrière beaucoup plus écartées que d'habitude, et que tout mouvement lui occasionne de la douleur.

TRAITEMENT. — On donnera :

Aconitum, 6ᵉ dilution.

Doses. — Cinq globules toutes les heures, pendant trois heures de suite.

S'il y a du mieux, mais que point d'urine n'ait été rendue encore, on donnera :

Cantharis, 6ᵉ dilution.

Doses. — Cinq globules de deux heures en deux heures, jusqu'à ce que le cheval urine.

Si, au bout de trois doses de *cantharis*, la sécrétion urinaire ne se produisait pas (cela est rare), on donnerait :

Hyoscyamus, 6ᵉ dilution.

Doses. — Même manière que *cantharis*.

Chez le bœuf. — CAUSES. — Elle est rare chez les bêtes bovines et ne doit son existence, le plus souvent, qu'à des coups sur la région lombaire, ou à un refroidissement.

SYMPTÔMES. — L'animal se tient presque continuellement le dos voûté; lorsqu'on appuie sur les reins, il témoigne de la douleur, et gémit en cherchant à se soustraire à cette pression; il y a raideur dans la démarche, et en étant debout, l'animal s'appuie tantôt sur un côté du corps, tantôt sur l'autre. Il y a de fréquentes envies d'uriner sans résultat, ou bien, le bœuf ne rend que quelques gouttes d'urine d'un rouge foncé. Ses déjections sont rares, dures, et leur sortie est très-douloureuse; il y a perte d'appétit et absence de rumination avec grande soif; anxiété et yeux saillants.

TRAITEMENT. — Le même que celui du cheval.

Si la cystite avait pour cause un coup reçu sur la région lombaire, le médicament à opposer serait :

Arnica, 6ᵉ dilution.

Doses. — Huit globules, matin et soir, pendant deux jours.

CYSTOSPASMES.

Chez les races bovine et chevaline. — SYNONYMIE. — Spasmes de la vessie.

TRAITEMENT. — Le médicament principal est :

Hyoscyamus niger, 6ᵉ dilution.

Doses. — Dix globules de quatre en quatre heures, pour le bœuf et la vache; et quatre globules pour le cheval, de quatre en quatre heures également.

Ce médicament fait cesser les spasmes, et rétablit la sécrétion urinaire.

DARTRES.

Chez le cheval. — SYMPTÔMES. — Les dartres chez le cheval ne se rencontrent le plus ordinairement que sous la forme sèche, et sont toujours l'indice et le résultat d'une affection psorique. On les reconnaîtra à l'aspect de nombreux petits boutons rougeâtres se développant le plus souvent sur une surface circulaire, et qui, au bout d'un certain temps, se transforment en une poussière farineuse.

Ces dartres sont toujours accompagnées d'un prurit violent, qui oblige l'animal à se frotter continuellement.

TRAITEMENT. — Contre les dartres sèches et pruriteuses, donner :

Rhus toxicodendron, 6ᵉ dilution.

Doses. — Quatre globules, matin et soir, tous les trois jours seulement, pendant quinze jours.

Si au bout de ce temps, l'éruption ne disparaissait point, on donnerait alors :

Dulcamara et **Sulfur,** 6ᵉ dilution.

Doses. — Alternés, tous les trois jours l'un, tous les trois jours l'autre, jusqu'à effet.

On obtient aussi de bons résultats avec

Rhus toxicodendron et **Ledum palustre,** 6ᵉ dilution.

Doses. — Alternés de la même manière que *dulcamara* et *sulfur.*

Contre les dartres furfuracées, on administrera :

Sepia et **Phosphorus,** 6ᵉ dilution.

Doses. — Alternés tous les trois jours l'un, tous les trois jours l'autre, à la dose de quatre globules, matin et soir.

Contre les dartres humides, on fera prendre :

Graphites et **Mercurius,** 6ᵉ dilution.

Doses. — Alternés, tous les trois jours l'un, tous les trois jours l'autre, à la dose de quatre globules, matin et soir, jusqu'à effet.

Contre les dartres croûteuses (recouvertes d'une croûte épaisse, brunâtre ou jaunâtre), on administrera :

Petroleum, 6ᵉ dilution, et **Hydrocotyle asiatica,** 3ᵉ dilution.

Doses. — Alternés tous les deux jours l'un, tous les deux jours l'autre, à la dose de quatre globules, matin et soir.

DÉCUBITUS.

DÉFINITION. — Affection qui consiste en un décollement et même en la destruction de la peau par l'effet d'une compression prolongée.

CAUSES. — Coucher du cheval sur un sol trop dur, et par conséquent, pression des hanches et des épaules sur la terre ou le pavé.

TRAITEMENT. — Donner l'*eau arniquée* en lotions à l'extérieur.

Surveiller en même temps la litière qui doit être rendue plus douce.

DÉFAUT D'APPÉTIT, DE SOIF. Voyez **Anorexie**.

DÉGOUT. Voyez **Anorexie**.

DÉHANCHURE.

TRAITEMENT. — Si l'accident provient de l'extension ou de la foulure de l'articulation de la hanche, on fera prendre :

Arnica, 3e ou 6e dilution.

Doses. — Cinq globules, matin et soir, pendant trois jours.

Si au bout de ce temps, il n'y avait pas d'amélioration, on donnerait :

Rhus toxicodendron, 6e dilution.

Doses. — Cinq globules, matin et soir, pendant trois autres jours.

Si l'affection a une cause rhumatismale, on fera prendre :

Aconitum, 6e dilution.

Doses. — Cinq globules, matin et soir, pendant trois ou quatre jours.

S'il y a raideur du membre et tension forcée dans les mouvements, on donnera :

Nux vomica, 6e dilution.

Doses. — De la même manière et aux mêmes doses qu'*aconitum*.

Si la déhanchure provient d'un effort de traction, on fera prendre :

Rhus toxicodendron, 6e dilution.

Doses. — Comme il a été dit plus haut.

DÉMANGEAISON.

C*auses*. — Elle a pour cause un vice morbide interne.

S*ymptômes*. — Les animaux qui en sont atteints se frottent continuellement contre les corps durs; leur poil est le plus souvent très-sec, et il se forme une éruption de petits boutons sous la peau.

T*raitement*. — On donnera :

Sulfur et **Dulcamara**, 6e dilution.

Doses. — Alternés (un jour l'un, un jour l'autre) à la dose de cinq globules matin et soir, pendant une semaine.

Si au bout de ce temps, une amélioration se fait sentir, on continuera ces deux médicaments; mais si nulle amélioration ne se produit, on donnera :

Rhus toxicodendron et **Ledum palustre**, 6e dilution.

Doses. — Alternés de la même manière que *sulfur* et *dulcamara*.

Contre l'éruption pruriteuse de petits boutons rougeâtres, confluents ou non confluents; surtout si l'éruption est survenue à la suite d'une tympanite, on emploiera :

Arsenicum, 6e dilution.

Si cette éruption se produit chez des animaux qui suent rarement, on donnera :

Acidum muriaticum, 6e dilution.

Doses. — Cinq globules, matin et soir, pendant trois ou quatre jours.

Si le prurit était occasionné par un refroidissement, avec frisson fébrile et gonflement des articulations, on ferait prendre :

Bryonia, 6e dilution.

Doses. — Cinq globules, matin et soir, pendant trois ou quatre jours.

Et s'il y avait une espèce de paralysie du train de derrière, on l'alternerait avec :

Aconitum, 6e dilution.

Doses. — Un jour de l'une, un jour de l'autre.

Chez les animaux qui suent très-facilement, on donnera :

Kali carbonicum, 6e dilution.

Doses. — Cinq globules, matin et soir, pendant trois ou quatre jours. (Ce traitement s'applique également aux autres animaux.)

Si le prurit dépend d'un *exanthème latent* ou répercuté, on fera prendre :

Sulfur et **Staphys**, 6e dilution.

Doses. — Alternés ; à la dose de sept globules, trois fois par jour, jusqu'à effet.

Chez le cheval. — TRAITEMENT.

Sulfur, 12e dilution.

Doses. — Cinq globules, tous les matins, jusqu'à effet.

S'il se développe une éruption, voyez : *Exanthème.*

Si l'animal se fait des écorchures à la peau en se grattant, donner :

Scabiesinum equorum, 6e dilution.

Doses. — Cinq globules, tous les deux jours, jusqu'à guérison.

DENTS (ÉBRANLEMENT DES,.

SYMPTÔMES. — L'animal écume considérablement, mange lentement, et mâche avec peine.

TRAITEMENT. — On donnera :

Carbo vegetabilis, 6e dilution.

Doses. — Cinq globules, matin et soir, pendant trois jours.

Ce médicament suffit presque toujours pour remédier à ce symptôme commun chez les bêtes à cornes.

S'il y a salivation abondante, on alternera

Carbo vegetabilis et **Mercurius solubilis**, 6e dilution.

Doses. — Cinq globules matin et soir (un jour l'un, un jour l'autre).

Si l'animal éprouve de la douleur lorsqu'on lui touche les gencives, on donnera :

Staphys agria, 6e dilution.

Doses. — Cinq globules, matin et soir, pendant trois jours, suivis ensuite d'une dose de :

Sulfur, 6e dilution.

Doses. — Quatre globules, donnés en une seule fois, et qu'on ne répétera pas.

Si l'animal, outre les symptômes précédents, avait les yeux rouges et le regard fixe, on lui donnerait :

Belladona, 6e dilution.

Doses. — Cinq globules matin et soir, pendant un ou deux jours seulement.

DESCENTE INGUINALE. Voyez **Hernie**.

DESCENTE DE L'UTÉRUS OU DU VAGIN. Voyez **Chute**.

DÉVOIEMENT. Voyez **Diarrhée**.

DIABÈTES.

Cette maladie, assez rare chez les animaux, se remarque parfois chez les bêtes à laine (surtout les agneaux) et atteint souvent des troupeaux entiers.

SYMPTÔMES. — L'animal rend presque à chaque instant, une urine incolore (claire comme de l'eau); il marche les jambes de derrière très-écartées, et accuse de la sensibilité dans la région lombaire. Il y a suppression de la rumination, perte d'appétit, soif, puis peu après, faiblesse, amaigrissement, douleur en urinant, et quelquefois pissement de sang.

La mort survient ordinairement au bout de quelques semaines ou d'un ou deux mois.

CAUSES. — Exposition prolongée des troupeaux par un mauvais temps; étables malsaines; usage de jeunes pousses de sapin et de chêne, etc.

TRAITEMENT. — On donnera :

Lycopodium et **Mercurius vivus,** 6e dilution.

Doses. — Alternés (un jour l'un, un jour l'autre), à la dose de dix globules matin et soir, pendant quatre jours.

Si ces deux médicaments n'amènent nulle amélioration, on donnera :

Acidum phosphoricum, 3e dilution.

Doses. — Dix globules, matin et soir, pendant trois jours.

Si cela ne suffisait pas, on ferait prendre :

Pulsatilla et **Carbo vegetabilis,** 6e dilution.

Doses. — Un jour l'un, un jour l'autre, à la dose de dix globules matin et soir, pendant trois jours.

On donnera encore avec utilité :

Belladona, 6e dilution.

Prise à la dose de huit globules matin et soir.

Il est bien entendu que dès qu'un, ou plusieurs des médicaments ci-dessus cités feront du bien, on en continuera l'usage à l'exclusion de tout autre.

Il va sans dire aussi, qu'il faut avant tout traitement, détruire ou écarter la cause du mal dès qu'on la connaît.

Chez le chien. — SYMPTÔMES. — Sortie involontaire de l'urine qui s'échappe continuellement goutte à goutte, sans que l'animal prenne la posture accoutumée.

TRAITEMENT. — On donnera :

Belladona, 6ᵉ dilution.

Doses. — Cinq globules matin et soir, pendant deux jours ; puis, après un jour de repos ou de cessation du remède, donner :

Ferrum metallicum, 6ᵉ dilution.

Doses. — Les mêmes, et pendant le même nombre de jours que *belladona*.

Si cela ne suffisait pas, on donnerait :

Pulsatilla, 6ᵉ dilution.

Doses. — Cinq globules matin et soir, pendant trois jours.

DIARRHÉE.

Chez la race ovine. — PRONOSTIC. — Cette affection est très-dangereuse chez les agneaux, sur lesquels elle sévit épidémiquement.

CAUSES. — Les aliments avariés, l'usage du fourrage vert mouillé, et chez les agneaux, la mauvaise qualité du lait des mères, sont les causes les plus habituelles de la diarrhée.

SYMPTÔMES. — Répugnance pour le manger ; yeux caves, paupières gorgées, mucosités abondantes dans la bouche ; déjections liquides et fréquentes.

Elle est souvent le principal symptôme d'un état morbide causé par les douves, la pourriture, etc. ; dans ce cas, il est inutile de dire que c'est contre l'affection principale qu'on doit agir.

TRAITEMENT. — On donnera :

Ipeca, 6ᵉ dilution.

Doses. — Dix globules matin et soir, pendant trois jours.

Si au bout de ce temps nulle amélioration ne s'est produite, on donnera :

Arsenicum album, 6ᵉ dilution.

Doses. — Huit globules matin et soir, pendant trois jours. Si *arsenicum* n'amène pas la guérison, on donnera après un jour de repos :

Mercurius vivus, 6ᵉ dilution.

Doses. — Huit globules matin et soir, pendant deux jours.

On peut donner aussi :

Rheum, 6ᵉ dilution.

Doses. — Comme *mercurius vivus*.

Si en même temps que la diarrhée, il y a répugnance pour le fourrage, on fera prendre :

Antimonium crudum, 6ᵉ dilution.

Doses. — Huit globules matin et soir, pendant deux ou trois jours.

Lorsqu'elle dépend chez les agneaux de la mauvaise qualité du lait, on donnera à la mère :

Sulfur, 6ᵉ dilution.

Doses. — Huit globules matin et soir, pendant deux jours ; et aux agneaux :

Pulsatilla, 6ᵉ dilution.

Doses. — Six globules matin et soir, jusqu'à effet.

Chez la race bovine. — SYMPTÔMES. — Diarrhée aiguë ; fortes coliques ; grande agitation ; soif vive ; excréments liquides, verts et fétides, mêlés de fourrage non digéré ; maigreur et dépérissement.

Diarrhée chronique ; selles liquides sans douleurs.

TRAITEMENT. — On donnera :

Aconitum, 6ᵉ dilution.

Doses. — Huit globules, trois fois par jour, pendant un jour seulement.

Donner ensuite :

Ipeca et **Arsenicum**, 6ᵉ dilution.

Doses. — Comme il a été dit au traitement de la race ovine, et, si *arsenicum* ne produit point l'effet désiré, donner :

Pulsatilla, 6ᵉ dilution.

Doses. — Huit globules, matin et soir, pendant deux ou trois jours.

Si la diarrhée alterne avec la constipation, ou s'il y a dégoût pour les aliments, donner :

Antimonium crudum, 6ᵉ dilution.

Doses. — Comme il a été dit pour les agneaux.

S'il y a diarrhée sans douleur, on donnera :

Ferrum metallicum ou **Rheum**, 6ᵉ dilution.

Doses. — Huit globules, matin et soir, pendant trois jours.

Si les selles liquides sont mêlées de mucosités sanguinolentes, on donnera :

Asarum europæum, 6ᵉ dilution.

Doses. — Huit globules matin et soir.

Contre la diarrhée chronique, on prescrira :

China et **Sulfur**, 6ᵉ dilution.

Doses. — Huit globules matin et soir, alternés (un jour l'un, un jour l'autre).

Si cela ne suffit pas, on fera prendre :

Phosphorus et **Veratrum**, 6ᵉ dilution.

Doses. — Les mêmes, et de la même manière que *china* et *sulfur*.

On peut encore administrer :

Arsenicum, 6ᵉ dilution et **Chamomilla**, 6ᵉ dilution.

Doses. — Huit globules matin et soir, un jour l'un, un jour l'autre, pendant trois ou quatre jours.

Si la diarrhée survient chez les veaux, les principaux médicaments à donner sont :

Sulfur, 6e dilution.

Doses. — Huit globules matin et soir, pendant deux jours.

Puis, après un jour de repos, donner :

Arsenicum, 6e dilution.

Doses. — Huit globules, matin et soir, pendant deux jours également.

Chez le chien. — Si la diarrhée provient d'avoir mangé trop de graisse, de lait aigre, de fruits, etc., on donnera :

Arsenicum, 6e dilution.

Doses. — Six globules, matin et soir, pendant deux ou trois jours.

Si la diarrhée provient d'un refroidissement, donner :

Chamomilla, 6e dilution.

Doses. — De la même manière et aux mêmes doses qu'*arsenicum*.

Si la diarrhée est légère et sans douleur, se contenter de tenir l'animal chaudement.

Chez le porc. — Symptômes. — Vives tranchées qui forcent l'animal à se rouler à terre et se plaindre, avec déjections copieuses, liquides et fétides, ou violents efforts pendant lesquels l'animal ne rend que très-peu de matières ou de mucus sanguinolent, ou même de sang pur. (Voyez *Dyssenterie*.)

Quelquefois, flux de ventre sans douleurs, dans lequel les aliments sont rendus non digérés.

TRAITEMENT. — Si la diarrhée provient de refroidissement, donner :

Aconitum.

Doses. — Six globules, trois fois par jour, pendant deux jours.

Si la diarrhée s'accompagne de coliques, faire prendre:

Arsenicum album, 6e dilution.

Doses. — Six globules, trois fois par jour, et si au bout de deux jours le mal ne cède pas, remplacer *arsenicum* par :

Ipeca, 3e ou 6e dilution.

Doses. — On administrera de la même manière qu'*arsenicum*.

Si la diarrhée provient d'un trouble dans les voies digestives, donner :

Arsenicum et **Pulsatilla**, 6e dilution.

Doses. — Un jour l'un, un jour l'autre, à la dose de six globules trois fois par jour.

Si ces deux médicaments ne suffisaient pas, on les remplacerait par :

Mercurius vivus, 6e dilution.

Doses. — Cinq globules trois fois par jour.

Si l'appétit ne revenait pas ensuite, donner de la même manière et aux mêmes doses :

Antimonium crudum, 6e dilution.

Contre la diarrhée chronique et sans douleur, donner :

Rheum, 6e dilution.

Doses. — Cinq globules, trois fois par jour.

Si ce médicament ne suffit pas, administrer :

Ferrum metallicum, 6e dilution.

Doses. — De la même manière que *rheum*.

La diarrhée qui accompagne une maladie chronique, doit être traitée selon les symptômes de la maladie elle-même.

Chez les poules. — Causes. — Cette maladie est presque toujours produite par une alimentation trop mouillée ou trop aqueuse.

Traitement. — On donnera :

Arsenicum, 6e dilution.

Doses. — Trois globules enroulés dans un peu de mie de pain, suffisent en les répétant deux ou trois jours de suite, pour guérir cette maladie.

Si *arsenicum* ne suffit pas pour guérir cette affection, on donnera après :

Chamomilla, 6e dilution.

Doses. — De la même manière et pendant le même nombre de jours.

Administrer en même temps une alimentation sèche aux poules malades.

DIFFICULTÉ D'URINER. Voyez **Dysurie**.

DISTENSION DE L'ÉPAULE. Voyez **Épaule**. — DES TENDONS. — Voyez **Tendons.**

DOUVE OU FASCIOLE HÉPATIQUE.

Affection particulière, attaquant les bêtes à cornes, les moutons, et se propageant héréditairement.

Symptômes. — Air triste, tête basse ; perte d'appétit ; yeux à demi fermés et larmoyants, avec conjonctive infiltrée et cornée opaque jaunâtre. Le nez, la muqueuse de la bouche, les gencives et la langue, sont pâles et fétides : les dents vacillent ; les excréments sont en globules assez volumineux, mais blancs et infects. La respiration devient courte ; la fièvre augmente de violence ; l'animal maigrit et ressent une grande sensibilité à la région hépatique ; son ventre se ballonne ; ses extrémités se refroidissent, et la mort arrive par épuisement.

TRAITEMENT. — On donnera :

Graphites et **Lycopodium**, 6ᵉ dilution.

Doses. — Dix globules matin et soir, alternés (un jour l'un, un jour l'autre), pendant six jours de suite.

Si la respiration s'embarrasse et qu'il y ait une hydropisie de poitrine à redouter, on donnera :

Melampodinm, 6ᵉ dilution.

Doses. — Dix globules matin et soir, pendant trois jours.

Si les excréments sont blancs et fétides, on administrera :

Mercurius solubilis, 6ᵉ dilution.

Doses. — Dix globules matin et soir, pendant deux ou trois jours.

Si la région du foie est douloureuse au toucher, donner :

Magnesia muriatica, 6ᵉ dilution.

Doses. — Les mêmes que *mercurius*.

Si la fièvre devient intense, donner :

Aconitum et **Bryonia**, 6ᵉ dilution.

Doses. — Dix globules matin et soir, un jour l'un, un jour l'autre.

Si cela ne suffisait pas, on donnerait :

Natrum muriaticum et **Carbo vegetabilis**, 6ᵉ dilution.

Doses. — Un jour l'un, un jour l'autre, aux mêmes doses qu'*aconitum* et *bryonia*.

DURETÉ DE L'OUIE. Voyez **Ouïe.**

DYSSENTERIE.

Cette maladie, à laquelle les bêtes à cornes, les moutons et les chiens sont surtout sujets, n'est qu'une diarrhée portée à son summum d'intensité, et dans laquelle les déjections sont constamment teintes de sang; l'animal peut même ne rendre que du sang mêlé de mucosités.

Traitement. — Appliquer le traitement décrit à l'article *Diarrhée* (voyez ce mot).

S'il y avait violentes épreintes avec perte de sang, besoin continuel d'aller sans rien faire, on ferait prendre :

Ipeca, 3ᵉ ou 6ᵉ dilution, et **Petroleum**, 3ᵉ ou 6ᵉ dilution.

Doses. — Dix globules, matin et soir, alternés (un jour l'un, un jour l'autre), pendant six jours.

Si au bout de ce temps nulle amélioration ne se déclarait (ce qui est rare), on donnerait :

Mercurius corrosivus, 6ᵉ dilution.

Doses. — Sept globules, matin et soir, pendant trois jours.

S'il y avait prolapsus du rectum (chute du fondement et qu'il fût très-enflammé, on donnerait :

Aconitum, 6ᵉ dilution.

Doses. — Sept globules, trois fois par jour, pendant un jour.

Le lendemain on recommencerait le traitement susdit.

Chez les brebis ou moutons. — Traitement.

Aconitum et **Arsenicum**, 6ᵉ dilution.

Doses. — Dix globules matin et soir, alternés (un jour l'un, un jour l'autre), pendant trois jours.

Si la diarrhée, sous l'influence de ces médicaments, revient à l'état de simple diarrhée, on donnera :

Chamomilla, 6ᵉ dilution.

Doses. — Dix globules, matin et soir, pendant trois jours, et si ce médicament ne suffit pas, on administrera :

Rheum, 6ᵉ dilution.

Doses. — Mêmes doses et de la même manière que *chamomilla*.

DYSURIE.

DÉFINITION. — Difficulté d'uriner.

TRAITEMENT. — Trois médicaments combattent avec avantage cette affection, lorsqu'elle est spasmodique ou inflammatoire. On donnera d'abord :

Aconitum, 6ᵉ dilution.

Doses. — Six globules trois fois par jour.

Puis on continuera l'emploi de ce médicament.

Si la dysurie tient à un état spasmodique du col de la vessie, on fera prendre :

Hyoscyamus niger, 6ᵉ dilution.

Doses. — Six globules matin et soir seulement, pendant deux jours.

Si la dysurie provenait d'un coup reçu dans la région vésicale ou d'une plaie de l'urètre, donner :

Arnica, 6ᵉ dilution.

Doses. — Six globules trois fois par jour, pendant deux ou trois jours, avec injection d'*eau arniquée* poussée avec précaution dans le canal, au moyen d'une petite seringue d'os ou d'étain pur.

Si l'affection provient d'un défaut de sécrétion du rein, on administrera :

Nitrum, 6ᵉ dilution.

Doses. — Six globules trois fois par jour. (Voyez *Cystite*.)

EAUX AUX JAMBES.

Maladie chronique, qui a son siége dans la partie inférieure des jambes (surtout celles de derrière), et qui atteint parfois le tronc.

Symptômes. — Léger engorgement du paturon, du boulet et de la couronne, avec vive douleur, qui oblige l'animal à lever la jambe très-haut. Les poils se hérissent depuis le pli du paturon jusqu'au tiers environ du canon. L'endroit tuméfié paraît un peu chaud au toucher, cause à l'animal une démangeaison des plus incommodes et lui fait ressentir, au moindre choc, une forte douleur.

Lorsque l'enflure s'est étendue, il s'écoule de la partie atteinte de petites gouttelettes d'un liquide clair comme de l'eau, qui peu à peu devient trouble, corrode la peau, et fait tomber les poils.

Souvent il se développe sur la tumeur des excroissances brunes ou bleuâtres, appelées *grappes*, qui, au moindre contact, laissent échapper du sang et exhalent une sécrétion infecte.

Traitement. — On donnera :

Tuya occidentalis, 6ᵉ dilution.

Doses. — Six globules, trois fois par jour, jusqu'à amélioration.

Puis, n'en donner alors que deux fois par jour, jusqu'à guérison.

En même temps, bassiner les *grappes* et la partie malade, avec la teinture de *tuya* préparée ainsi :

> **Tuya,** teinture mère,   20 gouttes.
> **Eau,**   un grand verre.

Bien mélanger, et s'en servir comme il a été dit, en lotions matin et soir.

Si la couronne est très-gonflée, les poils hérissés comme des épines, il faut donner les remèdes suivants :

Arsenicum et **Mercurius solubilis**, 6ᵉ dilution.

Doses. — Six globules alternés entre eux (un jour l'un, un jour l'autre), trois fois par jour.

Puis, si une grande amélioration se produit, donner *tuya* seul, comme il a été dit.

Si les deux médicaments susdits ne produisent pas l'effet voulu, donner alors :

Arsenicum et **Secale cornutum**, 6ᵉ dilution.

Doses. — Alternés comme les précédents, puis ensuite *tuya*, quand l'amélioration est obtenue.

Si ni l'un ni l'autre ne donnent de résultats, faire prendre :

Silicea et **Sulfur**, 6ᵉ dilution.

Doses. — Alternés comme ceux plus haut.

Puis, dès que l'amélioration ne marchera plus, donner :

Lachesis et **Tuya**, 6ᵉ dilution.

Doses. — Six globules matin et soir, un jour l'un, un jour l'autre.

ÉBRANLEMENT DES DENTS. Voyez **Dents**.

ÉCAILLES. Voyez **Exanthèmes**.

ÉCART. Voyez **Effort de l'épaule.**

ECCHYMOSES.

Traitement. — On donnera :

Arnica, 6ᵉ dilution.

Doses. — Six globules matin et soir, et bassiner les ecchymoses avec l'*eau arniquée* deux fois par jour.

ÉCHAUBOULURES.

Maladie exanthématique, qui atteint surtout les jeunes chevaux au printemps, à la suite d'un travail forcé ou de l'abus du foin et de la paille, quand elle ne dépend pas d'une psore interne.

SYMPTÔMES. — Boutons rouges, survenant en grand nombre sur tous les points du corps, et desquels s'échappe un liquide qui, en se coagulant, agglutine les poils et forme des croûtes.

TRAITEMENT. — On donnera :

Dulcamara et **Sulfur**, 6ᵉ dilution.

Doses. — Six globules matin et soir, un jour l'un, un jour l'autre, pendant trois jours.

Puis donner ensuite :

Arsenicum, 6ᵉ dilution.

Doses. — Six globules matin et soir, pendant trois autres jours.

Si ce traitement fait du bien, le continuer.

S'il ne produit que peu d'effet et qu'il y ait de vives démangeaisons, on fera prendre :

Ledum palustre et **Rhus toxicodendron**, 6ᵉ dilution.

Doses. — Six globules, matin et soir, un jour l'un, un jour l'autre.

ÉCHINOPHTHALMIE. Voyez **Ophthalmie**.

ÉCORCHURE AU GENOU.

TRAITEMENT. — Dans les cas simples, bassiner la plaie avec l'*eau arniquée* deux ou trois fois par jour.

Si l'écorchure est considérable, appliquer à demeure un linge imbibé d'*eau arniquée* et donner :

Arnica, 6ᵉ dilution.

Doses. — Six globules, matin et soir.

Si le genou est gravement endommagé, donner :

Arnica et **Symphytum**, 6ᵉ dilution.

Doses. — Six globules, matin et soir, jusqu'à effet ; un jour l'un, un jour l'autre.

Si des chairs baveuses ou luxuriantes se développent à la surface de la plaie, on fera prendre :

Chamomilla, 6e dilution.

Doses. — Cinq globules trois fois par jour.

Et si au bout de quelques jours nulle amélioration ne se produisait, on donnerait :

Sepia et **Arsenicum**, 6e dilution.

Doses. — Six globules matin et soir, un jour l'un, un jour l'autre, pendant une semaine.

Si, par manque de soins ou par suite de traitements intempestifs, la plaie se transformait en abcès, on suivrait le traitement indiqué dans ce cas. (Voyez *Abcès*.)

ÉCORNEMENT. Voyez **Fracture des cornes chez le bœuf.**

ÉCOULEMENT SPONTANÉ DU LAIT. Voyez **Lait.**

EFFORT DU BOULET. Voyez **Entorse.**

EFFORT DE CUISSE.

CAUSES. — Distension forcée des ligaments, produite le plus souvent par l'effet d'une glissade, d'un trop fort tirage, d'un faux pas, ou d'un rhumatisme.

SYMPTÔMES. — L'animal atteint, ne peut ni trotter ni galoper ; il fauche ou traîne la jambe en marchant, en tâchant d'épargner autant que possible le membre malade. Si la distension a été légère, le cheval mis au pas ne boite presque pas ; il ne ressent de la douleur qu'autant qu'on force son allure. Mais si la distension a été grande, l'animal souffre même pendant le repos, boite en marchant au pas, traîne sa jambe, et quand il trotte, sa croupe décrit une espèce de balancement.

On reconnaîtra l'effort de cuisse, de l'*éparvin*, en ce

que, dans ce dernier, *la claudication diminue peu à peu par la marche ;* cependant, on peut le confondre avec quelques cas de rhumatisme.

TRAITEMENT. — Si l'effort de cuisse provient de lésion, contusion ou distension forcée, on donnera :

Arnica, 6ᵉ dilution.

Doses. — Cinq ou six globules matin et soir.

Et en même temps, on fera sur la partie des lotions d'*eau arniquée*. Au bout de trois ou quatre jours de ce traitement, on fera prendre :

Ledum palustre, 6ᵉ dilution.

Doses. — Cinq ou six globules, matin et soir, pendant trois jours.

Si le mouvement augmente la claudication, on administrera :

Drosera, 6ᵉ dilution.

Doses. — Les mêmes, et données de la même manière que *Ledum.*

Si l'effort provient d'une traction trop considérable, il faudra donner :

Rhus toxicodendron, 6ᵉ dilution.

Doses. — Cinq globules, matin et soir, pendant trois ou quatre jours.

Si la lésion a intéressé les os, on fera prendre :

Symphytum, 6ᵉ dilution.

Doses. — Cinq globules matin et soir, pendant cinq jours.

Et on lotionnera la partie avec vingt gouttes de *teinture mère* de ce médicament, mises dans deux verres d'eau fraîche.

Si la claudication doit naissance à un rhumatisme, on donnera :

Aconitum et **Bryonia**, 6ᵉ dilution.

Doses. — Cinq globules, matin et soir, pendant six jours, un jour l'un, un jour l'autre ; puis, si cela ne suffisait pas, donner :

Mercurius vivus et **Chamomilla** (ou **Ignatia**), 6ᵉ dilution.

Doses. — Alternés entre eux, comme *aconitum* et *bryonia*.

Si par hasard cette médication ne suffisait pas pour guérir complétement, on ferait prendre :

Colocynthis, 6ᵉ dilution.

Doses. — Cinq globules, matin et soir, pendant trois jours.

Éviter toute fatigue à l'animal.

EFFORT INGUINAL. Voyez **Hernie.**
EFFORT DE REINS.

Chez le cheval et le bœuf. — CAUSES. — Il dépend le plus souvent d'un saut, d'une glissade, et est difficile à guérir.

SYMPTÔMES. — Le cheval atteint d'effort de reins ne peut reculer et s'effraie quand on l'arrête brusquement ; sa croupe fléchit quand il marche, et vacille quand on le force à trotter.

Parfois, il a les jambes de derrière raides, reste couché, et alors, s'il veut se lever, il ne peut que se placer sur son derrière pour retomber quelques instants après. Il peut à peine faire quelques pas sans traîner les jambes de derrière, et sa croupe vacille pendant la marche. A part une tumeur chaude et douloureuse au toucher, occupant parfois la région lombaire, on ne remarque aucun signe de maladie, et le cheval conserve un excellent appétit.

TRAITEMENT. — Si l'effort provient d'une violence externe, on donnera :

Rhus toxicodendron, 6e dilution.

Doses. — Cinq globules matin et soir, et on emploiera en lotions à l'extérieur :

Symphytum, teinture mère.

Doses. — Vingt gouttes dans deux verres d'eau.

Si l'effort est de nature rhumatismale, on suivra le traitement prescrit à l'article *Effort de cuisse* causé par un rhumatisme.

S'il tient à une psore interne, donner :

Sulfur, 6e dilution.

Doses. — Cinq globules matin et soir, pendant sept jours.

Si l'animal est peu disposé à galoper, par suite de faiblesse des reins, on lui administrera :

Ipeca, 6e dilution.

Doses. — Cinq globules, matin et soir, pendant trois jours.

Puis on laissera deux jours d'intervalle pour donner ensuite :

Cocculus et **Pulsatilla,** 6e dilution.

Doses. — Un jour l'une, un jour l'autre, à la dose de cinq globules, matin et soir, pendant huit jours.

Si la maladie attaque un cheval adulte, on donnera :

Phosphorus et **Nux vomica,** 6e dilution.

Doses. — Cinq globules matin et soir, pendant six jours, un jour l'un, un jour l'autre.

Puis ensuite :

Arnica, 6e dilution.

Doses. — Cinq globules matin et soir, pendant trois jours.

On obtient souvent un heureux résultat avec :

Nux vomica et **Sulfur**, 6ᵉ dilution.

Doses. — Un jour l'une, un jour l'autre, à la dose de cinq globules matin et soir.

Chez les veaux. — TRAITEMENT. — On donnera :

Nux vomica et **Pulsatilla**, 6ᵉ dilution.

Doses. — Cinq globules matin et soir, un jour l'une, un jour l'autre, pendant six jours, et répéter ces doses s'il en est besoin.

EFFORT D'ÉPAULE.

Chez le bœuf. — CAUSES. — Cette lésion s'observe souvent chez le bœuf de trait ; elle a pour causes de trop grands efforts, des glissades, des faux pas, une violence extérieure ou un rhumatisme.

SYMPTÔMES. — L'animal traîne le membre atteint en fauchant et avec peine ; il ne peut le lever assez haut, lorsqu'il s'agit de franchir une légère élévation, et dans la station, il le porte presque toujours en avant, afin d'éviter d'y porter le poids du corps ; l'articulation est chaude et douloureuse au toucher.

TRAITEMENT. — Si la lésion provient d'un faux pas, glissade ou tirage forcé, on donnera :

Rhus toxicodendron, 6ᵉ dilution.

Doses. — Dix globules matin et soir, pendant trois ou quatre jours.

Si l'affection provient d'une cause violente externe, donner :

Arnica, 6ᵉ dilution.

Doses. — Dix globules matin et soir, avec lotions d'eau *arniquée* pendant quelques jours.

Si les parties osseuses sont atteintes, donner :

Symphytum, 6e dilution.

Doses. — Dix globules matin et soir, avec lotions externes *d'eau de teinture* de ce même médicament. (Voyez *Effort de cuisse.*)

S'il y a grande inflammation ou que le mal soit survenu à la suite d'un refroidissement, il faudra donner :

Aconitum et **Bryonia**, 6e dilution.

Doses. — Dix globules matin et soir, un jour l'un, un jour l'autre, pendant trois ou quatre jours.

Si l'effort est causé par un rhumatisme, le remède spécifique est :

Ferrum muriaticum, 3e dilution.

Doses. — Dix globules matin et soir, pendant quatre jours.

Le repos le plus complet de l'animal est nécessaire pendant le traitement.

EFFORT DE HANCHE.

Chez le bœuf. — CAUSES. — La maladie peut être causée par un brusque refroidissement, des coups sur les lombes, des efforts de tirage, glissades, etc.

SYMPTÔMES. — L'animal mange bien, mais boite du train de derrière et traîne en fauchant, de ses membres postérieurs qu'il tient très-écartés au repos. Si le mal augmente, il ne peut ni marcher ni rester debout et tombe à terre, sans qu'il lui soit possible de se relever; dans quelques cas, on remarque une tuméfaction chaude et douloureuse à la région des lombes.

TRAITEMENT. — S'il provient de coups, glissades, donner :

Arnica, 6e dilution.

Doses. — Dix globules matin et soir, pendant quatre jours, et *eau arniquée* en lotions.

S'il y a lésion osseuse, donner :

Symphytum, 6e dilution.

Doses. — De la même manière qu'*arnica*, et employer l'eau additionnée de teinture mère de *symphytum*, à l'extérieur.

Si l'affection provient de tractions forcées, on donnera :

Rhus toxicodendron, 6e dilution.

Doses. — Dix globules matin et soir, pendant cinq à six jours.

S'il y a tumeur inflammatoire, donner :

Aconitum et **Bryonia**, 6e dilution.

Doses. — Dix globules matin et soir, un jour l'un, un jour l'autre, pendant six jours. On peut donner après cela :

Cocculus, 6e dilution.

Doses. — Dix globules, matin et soir, pendant trois jours, si *aconitum* et *bryonia* ne suffisaient pas.

Chez les veaux. — TRAITEMENT. — On donnera :

Nux vomica, 6e dilution.

Doses. — Dix globules tous les matins, pendant trois jours.

Ce remède est spécifique.

ENCASTELURE.

SYMPTÔMES. — Difformité qui survient dans le sabot du cheval, resserrement des deux quartiers, avec rétrécissement de la fourchette, qui, resserrée sur elle-même, est dure, enfoncée, et par suite, comprime les parties molles, d'où résulte une douleur plus ou moins vive, et la claudication.

CAUSES. — Cette affection dépend le plus souvent d'une corne trop sèche et d'une mauvaise ferrure.

TRAITEMENT. — On aura soin d'abord, d'adopter une manière de ferrer plus conforme et plus appropriée ; de parer convenablement le pied, puis, cela fait, on donnera :

Sulfur et **Sepia**, 6ᵉ dilution.

Doses. — Cinq globules matin et soir, alternés, un jour l'un, un jour l'autre, pendant neuf jours.

On laissera ensuite trois jours d'intervalle, et si cela ne va pas mieux, on redonnera le même traitement.

S'il n'y a pas d'amélioration produite, si légère qu'elle puisse être, on fera prendre :

Rhus toxicodendron et **Squilla maritima**, 6ᵉ dilution.

Doses. — Cinq globules matin et soir, un jour l'un, un jour l'autre, pendant neuf jours.

ENCÉPHALITE.

Chez le cheval. — Elle ne se présente guère que chez les chevaux entiers, attaquant de préférence ceux ardents, nourris à profusion et peu exercés.

CAUSES. — Un refroidissement subit ayant chaud, la fatigue pendant la chaleur, l'action des rayons solaires sur le crâne ; une écurie chaude et mal aérée, la sortie des dernières molaires, et l'abstinence de l'acte vénérien.

SYMPTÔMES. — Grand abattement pendant un ou deux jours, puis le troisième jour, yeux rouges, brillants, et saillants hors de l'orbite. Le cheval jette des regards furieux autour de lui, et est en proie à une agitation extrême. Lorsque la maladie est déclarée, il se dresse sur ses jambes de derrière, et frappe des pieds de devant les objets à sa portée; il mord tout ce qui l'entoure, et même son propre corps. La respiration est violente; les naseaux sont largement dilatés; l'animal se couvre d'une sueur abondante, brise tous ses liens, court de tous côtés, se précipitant sur tout ce qu'il rencontre, se jetant à terre, se relevant sans faire attention aux plaies qu'il peut se faire; mâchant sans cesse, mais refusant de manger et de boire.

A l'accès décrit ci-dessus, succède une rémission pendant laquelle l'animal reste tranquille, les jambes écartées, poussant sa poitrine en avant, et reposant sa tête sur la mangeoire. C'est alors qu'il faut profiter de ce moment pour le maîtriser et lui administrer les secours voulus; car, après quelques accès, il est ou perdu, ou frappé d'immobilité complète.

PRONOSTIC. — L'encéphalite aiguë se termine presque toujours au second jour par une attaque d'apoplexie, lorsqu'on ne se hâte pas de la combattre.

TRAITEMENT. — Donner au début :

Aconitum et **Belladona**, 6ᵉ dilution.

Doses. — Cinq globules de vingt en vingt minutes, en les alternant (une fois de l'un, une fois de l'autre) pendant deux heures.

Puis donner ensuite :

Veratrum album, 6ᵉ dilution.

Doses. — Cinq globules de demi-heure en demi-heure, pendant une heure et demie :

Puis redonner :

Aconitum et **Belladona.**

Doses. — Comme plus haut, et continuer ainsi, jusqu'à cessation du délire.

Si le paroxysme était suivi d'un état de rémission offrant un repos semblable à celui de la mort, et surtout, si la langue était noire, les déjections alvines rares, d'un brun foncé, ou bien, noirâtres; dans ce cas, on administrerait :

Opium, 3e ou 6e .dilution.

Doses. — Cinq globules de vingt en vingt minutes, et même de quart d'heure en quart d'heure.

Chez le bœuf. — TRAITEMENT. — On donnera :

Aconitum et **Belladona.**

Doses. — Dix globules alternés toutes les vingt minutes, pendant deux heures (une fois de l'un, une fois de l'autre).

Si au bout de quelques doses de ces deux médicaments, le calme ne se produisait pas, on les suspendrait et on donnerait :

Hyoscyamus niger, 6e dilution.

Doses. — Dix globules de demi-heure en demi-heure, pendant deux heures.

S'il survient subitement du calme, de la stupeur, de la somnolence; ou si la maladie a été provoquée par une exposition au soleil, il faudra faire prendre de suite :

Opium, 3e ou 6e dilution.

Doses. — Huit globules de quart d'heure en quart d'heure.

Si l'animal se dresse et se jette contre la muraille, le médicament spécifique dans ce cas est :

Veratrum album, 6e dilution.

Doses. — Dix globules de demi-heure en demi-heure, pendant deux jours.

Chez la brebis. — SYMPTÔMES. — L'animal ne mange plus, porte les oreilles et la tête basses (cette dernière est chaude au toucher), et marche en vacillant, sans savoir où il va. Ses yeux sont étincelants, rouges, et font saillie au dehors, l'air qu'il expire est chaud; sa respiration courte et précipitée s'accompagne d'un violent battement de flancs; il reste couché la tête étendue sur le sol, et meurt au milieu des convulsions et des symptômes apoplectiques.

TRAITEMENT. — Celui décrit pour le bœuf.

Chez le porc. — SYMPTÔMES. — Délire furieux; yeux rouges, scintillants, avec regard farouche; groin sec et chaud; bave gluante, découlant de la gueule. Le porc gratte la terre des pieds de devant, fouille le sol, court comme un fou de tous côtés, se jette sur les murailles comme s'il était aveugle, et de temps en temps, tombe en avant.

TRAITEMENT. — On donnera :

Aconitum et **Belladona**, 6ᵉ dilution.

Doses. — Cinq globules de dix en dix minutes, pendant deux heures, alternés (une fois de l'un, une fois de l'autre).

Si tout n'est pas parfaitement dans l'ordre après ce traitement, donner :

Hyoscyamus, 6ᵉ dilution.

Doses. — Cinq globules de demi-heure en demi-heure.

Administrer ensuite :

Sulfur, 6ᵉ dilution.

Doses. — Cinq globules trois fois par jour, pendant deux jours, comme traitement consécutif.

Chez la chèvre ou le bouc. — CAUSES. — A peu de chose près, les mêmes que celles décrites pour le cheval.

SYMPTÔMES. — Indifférence pour les aliments et les boissons; stupidité, tristesse; l'animal, debout ou couché, laisse pendre sa tête jusqu'à terre, et erre en chancelant, sans savoir où il se dirige; la tête, les oreilles et les cornes sont chaudes; les yeux, saillants, brillants et fixes.

TRAITEMENT. — Celui décrit pour le bœuf, *aconitum* et *belladona* par lesquels on commencera le traitement en les alternant, ne se donneront qu'à la dose de six globules toutes les heures d'abord; puis ensuite toutes les deux heures.

Ces deux médicaments s'administreront pendant un jour; après quoi, si l'effet voulu (le calme) ne se produisait pas, on donnerait :

Hyoscyamus, 6e dilution.

Doses. — Six globules répétés à deux heures de distance l'un de l'autre, jusqu'à effet.

Si l'animal devenait furieux, on ferait prendre :

Veratrum album, 6e dilution.

Doses. — Six globules d'heure en heure, jusqu'à effet.

Si la maladie se lie chez un bouc à la non-satisfaction de l'acte de la copulation, il faudra après l'usage d'*aconitum* et *belladona*, lui donner :

Cantharis, 6e dilution.

Doses. — Cinq globules matin et soir, pendant un jour; ou bien.

Nux vomica ou **Opium**, 6e dilution.

Doses. — Mêmes doses que *cantharis*, pendant un ou deux jours de suite.

ENCHEVÊTRURE.

Ce mot signifie prise dans le licol, et sert à désigner l'excoriation ou la plaie transversale plus ou moins profonde que le cheval se fait de cette manière au pli du paturon, ou même plus haut, avec sa longe dans laquelle il se prend l'un des membres postérieurs et se trouve souvent embarrassé, sans pouvoir de lui-même dégager l'extrémité ainsi prise. Il en résulte un frottement qui rend la blessure plus ou moins grave, suivant la durée et la force de la meurtrissure, et suivant la grosseur et la nature de la longe. *Arnica*, est dans ce cas un spécifique (voyez *Blessures*).

ENCHIFRÈNEMENT. Voyez **Coryza, Morfondure**.

ENCLOUURE.

Causes. — Un clou de fer, qui a dévié ou pénétré trop profondément dans la sole, est la cause de cette lésion.

Symptômes. — Le cheval atteint d'enclouure boite, porte le pied malade en avant, ou l'élève souvent, et tressaille quand on frappe légèrement sur le clou qui cause le mal.

Traitement. — Retirer le clou, laver la plaie à l'eau fraîche, faire trois ou quatre lotions par jour *d'eau arniquée* sur la plaie, et ne replacer le clou qu'au bout de huit à dix jours.

Si ce dernier est resté plusieurs jours en place par oubli, la paroi du pied devient chaude, et la claudication plus prononcée.

8.

Il faut, dans ce cas, retirer de suite le clou et s'il ne sort que du sang, on y instille de l'*eau arniquée*. Mais si la formation du pus existe déjà, ou si une place plus molle que le reste se fait remarquer au-dessus de la couronne, il faut dilater la plaie, y verser de l'*eau arniquée* et donner :

Aconitum, 6e dilution.

Doses. — Cinq à six globules matin et soir, pendant quelques jours.

Il faut dans tous les cas, examiner si le clou retiré ne s'est pas brisé, ou n'a pas laissé de pailles de fer dans la plaie, car il faudrait les extraire, et y verser après, de l'*eau arniquée*.

Si l'inflammation est vive, on fera prendre :

Aconitum et **Squilla**, 6e dilution.

Doses. — Six globules matin et soir, pendant trois ou quatre jours (un jour l'un, un jour l'autre).

Si la douleur est très-forte, donner :

Arsenicum et **Phosphori acidum**, 6e dilution.

Doses. — Six globules matin et soir, pendant quelques jours, un jour l'un, un jour l'autre.

S'il s'est produit un abcès, on donnera :

Sulfur et **Squilla**, 6e dilution.

Doses. — Mêmes doses et de la même manière, qu'*arsenicum* et *phosphori acidum*.

ENDURCISSEMENT DE LA PEAU.

CAUSES. — Cet endurcissement se lie presque toujours à une affection interne; cependant, il survient également ment après l'excision ou la destruction d'excroissances fongueuses par des cathérétiques, ou chez des animaux ayant marché souvent et longtemps sur des terres marécageuses.

Traitement. — Dans le cas de simple induration, on prescrira :

Chamomilla, 6e dilution.

Doses. — Six globules matin et soir, pendant quatre jours :

Puis, après deux jours d'abstension de médicaments, donner :

Conium et **Mercurius solubilis**, 6e dilution.

Doses. — (Un jour l'un, un jour l'autre), à la dose de six globules matin et soir, pendant six jours.

Si les parties indurées se rétractent sous forme de plis, on fera prendre :

Acidum phosphoricum, 6e dilution.

Doses. — Cinq globules matin et soir, pendant quatre à cinq jours.

Contre l'induration causée par la marche dans les chemins mauvais ou marécageux, on prescrira :

Arnica, 6e dilution.

Doses. — Cinq globules matin et soir, pendant six jours :

Puis, après trois jours de repos ou d'intervalle, donner :

Arsenicum et **Rhus toxicodendron**, 6e dilution.

Doses. — Cinq globules matin et soir, pendant huit jours, un jour l'un, un jour l'autre.

S'il existe des crevasses qui suintent, on prescrira d'abord :

Spiritus sulfuratus, 6e dilution.

Doses. — Cinq globules matin et soir, jusqu'à disparition des crevasses.

Si la peau indurée se détache par quelques plaques ou écailles, on fera prendre :

Sepia, 6e dilution.

Doses. — Cinq globules matin et soir, pendant cinq jours.

ENFLURE DE LA CUISSE.

Chez le bœuf. — TRAITEMENT. — Si l'enflure est produite par une contusion, on donnera :

Arnica et **Conium**, 6e dilution.

Doses. — Dix globules matin et soir, alternés ; un jour l'un, un jour l'autre. On fera en même temps des lotions d'*eau arniquée* sur la contusion ; le tout, jusqu'à guérison.

Si l'enflure est chaude, tendue, on administrera :

Bryonia, 6e dilution.

Doses. — Dix globules matin et soir, pendant six jours.

Si l'enflure offre de l'empâtement, on fera prendre :

China et **Arsenicum**, 6e dilution.

Doses. — Dix globules matin et soir, pendant quatre jours : un jour l'un, un jour l'autre.

Puis, après avoir laissé un intervalle de deux jours, on donnera :

Sulfur, 6e dilution.

Doses. — Dix globules matin et soir, pendant deux jours. Attendre ensuite quatre à cinq jours, et continuer ce même traitement, si le mal n'a pas cédé.

ENFLURE DU GENOU.

Chez le cheval. — TRAITEMENT. — Si l'enflure est indolente, faire prendre :

Sulfur et **Pulsatilla**, 6e dilution.

Doses. — Cinq globules alternés matin et soir, pendant quatre ou cinq jours, ce qui suffit pour la détruire.

Si l'enflure s'accompagne de douleurs, on donnera :

China, 6e dilution.

Doses. — Six globules matin et soir, pendant une semaine.

Si l'enflure a eu pour cause un choc, une contusion ; si le membre reste plié et que seulement, le bout du pied de l'animal touche le sol, comme s'il y avait raccourcissement, si en outre, l'articulation est chaude, gonflée, douloureuse, et que le mal ne soit pas ancien, on administrera les remèdes suivants :

Arnica, 6e dilution.

Doses. — Cinq globules matin et soir, pendant trois jours, avec lotions d'*eau arniquée* sur la partie malade.

Au bout des trois jours, on laissera un jour d'intervalle ou de repos, et on fera prendre :

Capsicum et **Ledum palustre**, 6e dilution.

Doses. — Cinq globules matin et soir, pendant six jours, un jour l'un, un jour l'autre.

Laisser ensuite trois jours d'intervalle, et continuer le même traitement, s'il est nécessaire de le faire.

Si le mal est ancien, il faudra donner de préférence le traitement suivant :

Silicea, 6e dilution.

Doses. — Six globules matin et soir, pendant trois jours ; laisser ensuite deux jours d'intervalle ou de repos, puis donner :

Lycopodium et **Sulfur**, 6e dilution.

Doses. — Six globules, matin et soir, un jour l'un, un jour l'autre, pendant six jours.

Laisser ensuite quatre jours d'intervalle, et reprendre

le même traitement jusqu'à guérison. Voyez aussi *Éponge*.

ENFLURE DES JAMBES.

Chez le cheval et le bœuf. — TRAITEMENT. — Si la tumeur ou l'enflure réside principalement auprès du boulet, cela indique un commencement d'*eaux aux jambes;* dans ce cas, on donnera :

Tuya, 6ᵉ dilution.

Doses. — Six globules matin et soir, jusqu'à cessation de l'enflure.

Si le sabot (ou l'onglon chez le bœuf) est chaud, on administrera :

Squilla, 6ᵉ dilution.

Doses. — Six globules matin et soir, pendant trois jours.

Si la sole est douloureuse, donner :

Arsenicum, 6ᵉ dilution.

Doses. — Cinq globules matin et soir, pendant quatre jours.

S'il y a eu lésion externe, employer :

Arnica, 6ᵉ dilution.

Doses. — Cinq globules matin et soir, pendant quatre jours, avec lotions d'*eau arniquée*.

Si *arnica* ne suffit pas, le remplacer par :

Conium, 6ᵉ dilution.

Doses. — De la même manière.

Si, par suite de la lésion externe, l'os a été atteint, donner :

Symphytum, 6ᵉ dilution.

Doses. — Six globules matin et soir, qu'il faudra administrer pendant six jours.

Si l'enflure ou tumeur est chaude et tendre au toucher, donner :

Bryonia, 6e dilution.

Doses. — Cinq globules matin et soir, pendant quatre jours.

Si la tumeur disparait par le mouvement (ou la marche) et reparaît pendant le repos, il faudra administrer les médicaments suivants :

Arsenicum et **Rhus toxicodendron**, 6e dilution.

Doses. — Cinq globules matin et soir, pendant une semaine, un jour l'un, un jour l'autre.

Si l'enflure survient avec rigidité du membre par suite d'enclouure, on fera prendre :

Mercurius vivus, 6e dilution.

Doses. — Cinq globules matin et soir, pendant quatre jours ; puis, après deux jours de repos ou d'intervalle, donner :

Arsenicum, 6e dilution.

Doses. — Même dose, et pendant le même nombre de jours que *mercurius.*

Si l'enflure provenait d'un refroidissement, il faudrait donner :

Dulcamara, 6e dilution.

Doses. — Six globules matin et soir, pendant quatre jours.

Si elle est œdémateuse, on administrera, savoir :

Bryonia, 6e dilution.

Doses. — Cinq globules matin et soir, pendant trois jours ;

Puis, laisser trois jours d'intervalle, pour donner ensuite:

China et **Sulfur**, 6e dilution.

Doses. — Cinq globules matin et soir, pendant huit jours ; un jour l'un, un jour l'autre.

Si l'œdème succède à une grande fatigue, on donnera :

Indigo et **China,** 6ᵉ dilution.

Doses.—Cinq globules matin et soir, pendant six jours ; un jour l'un, un jour l'autre, puis, après deux jours d'intervalle, on fera prendre :

Sulfur et **Tuya,** 6ᵉ dilution.

Doses. — Alternés de la même manière et aux mêmes doses que les précédents.

S'il y avait raideur, ou tension dans les articulations, on donnerait :

Bryonia, 6ᵉ dilution.

Doses. — Six globules matin et soir, pendant quatre ours.

On administrera comme traitement consécutif :

Sulfur et **Opium,** 6ᵉ dilution.

Doses. — Cinq globules matin et soir, pendant huit jours ; un jour l'un, un jour l'autre, principalement quand les quatre jambes seront engorgées à la fois.

ENFLURE DES LÈVRES. Voyez **Lèvres.**

ENFLURE DE LA TÊTE.

Chez le bœuf. — CAUSES. — Cette enflure est, chez le bœuf, la suite d'un refroidissement ou celle d'une prédisposition maladive interne, ou la suite d'une trop grande pression occasionnée par le joug.

TRAITEMENT. — Si elle est occasionnée par le joug, on donnera :

Arnica, 6ᵉ dilution.

Doses. — Dix globules matin et soir, et faire des lotions d'*eau arniquée* à l'extérieur, jusqu'à guérison.

Dans les autres cas, donner :

Aurum foliatum et **Belladona,** 6e dilution.

Doses. — Dix globules matin et soir, pendant six jours, un jour l'un, un jour l'autre ; puis, après quatre jours d'intervalle, redonner ce même traitement, si la guérison n'est pas achevée.

Mais si la tumeur ou enflure est dure, lardacée, on emploiera :

Baryta carbonica, 6e dilution.

Doses. — Dix globules matin et soir, pendant quatre jours ; puis, après deux jours de repos ou d'intervalle, redonner ce médicament, de la même manière, si cela est nécessaire.

ENGRAVÉE.

Chez le porc. — Symptômes. — Inflammation surtout des pattes de devant qui se développe chez les porcs, à la suite d'une longue marche sur un chemin dur ou pierreux : elle acquiert souvent une telle intensité, que l'animal, complétement roide, ne peut plus mouvoir ses membres. Quand l'inflammation se localise aux parties charnues du pied, l'onglon est alors chaud, très-sensible au toucher ; la couronne se tuméfie et la marche est excessivement douloureuse. Si l'affection continue, l'ongle se détache, et l'animal, ne pouvant plus se lever, périt assez souvent.

Traitement. — Donner au début :

Arnica, 6e dilution.

Doses. — Six globules matin et soir, avec lotions d'*eau arniquée* trois fois par jour ; continuer ainsi pendant quatre jours.

Si le mal résiste, donner, en place d'*arnica* :

Rhus toxicodendron, 6e dilution.

Doses. — De la même manière qu'*arnica*, et continuer les lotions d'*eau arniquée*.

Si la douleur se fait sentir de préférence à la sole, donner :

Arsenicum album, 6e dilution.

Doses. — Cinq globules matin et soir, pendant trois jours.

Si le mal fait, ou a fait des progrès, donner :

Arsenicum et **Acidum sulfuricum**, 6e dilution.

Doses. — Cinq globules matin et soir, pendant six jours ; un jour l'un, un jour l'autre, puis, laisser trois jours d'intervalle, et donner :

Conium maculatum, 6e dilution.

Doses. — Six globules matin et soir, pendant trois jours.

Laisser ensuite quatre jours d'intervalle et faire prendre : *arsenicum* et *acidum sulfuricum*, comme il est dit plus haut, pour continuer ainsi le traitement jusqu'à guérison.

ENTÉRITE.

Chez le bœuf. — L'entérite, qui se complique le plus souvent de gastrite, est une maladie dangereuse, qui presque toujours est mortelle, et éclate ordinairement sans prodromes.

CAUSES. — Les refroidissements, l'excès de nourriture, (surtout le fourrage sec) ; les aliments de mauvaise qualité, les coups sur le ventre, etc., etc.

SYMPTÔMES. — Grand abattement et vive anxiété : perte totale d'appétit, soif ardente ; respiration profonde, avec gémissements ; l'animal tremble, gratte des pieds de devant, frappe de ceux de derrière, courbe le dos, regarde son ventre, et se couche à chaque instant pour se relever aussitôt. Il y a grincement de dents, constipation ou excrétion de crottins ronds, durs et rares. Les yeux sont saillants, brillants et rouges ; les oreilles froides, ainsi que les cornes et les pieds ; le ventre est légèrement tuméfié et douloureux au toucher ; le pouls fréquent et à peine sensible, bien que le cœur batte avec force ; une sueur froide inonde l'animal. Enfin, du calme paraît se produire ; l'animal trépigne et remue la queue, signes qui annoncent le développement de la gangrène, et la mort arrive au bout de peu de temps, la maladie ne durant que de deux à cinq jours.

Traitement. — Donner :

Aconitum, 6e dilution.

Doses. — Dix globules de dix en dix minutes, jusqu'à disparition des symptômes les plus saillants de l'inflammation.

Si, au bout de quelques heures (deux ou trois heures), l'amélioration ne marche plus, ou s'il reste des douleurs, on donnera :

Arsenicum, 6e dilution.

Doses. — Dix globules de demi-heure en demi-heure (*arsenicum* convient surtout quand la maladie a pour cause l'ingestion de boissons froides, le fourrage de mauvaise qualité ou le trouble de la digestion).

Si *aconitum* et *arsenicum* ne produisent pas l'effet qu'on en attend, il faudra administrer :

Carbo vegetabilis et **Rhus toxicodendron**, 6e dilution.

Doses. — Alternés de quart d'heure en quart d'heure (une fois de l'un, une fois de l'autre), à la dose de dix globules chaque fois.

Chez la brebis. — CAUSES. — Usage de plantes vénéneuses ; fourrages ayant été vasés ou moisis ; eau froide bue, le corps étant en sueur; coups sur le ventre, etc.

SYMPTÔMES. — Coliques violentes et continues; chaleur intense de tout le corps, avec soif inextinguible ; battement continuel des flancs et constipation. L'animal essaye souvent de se coucher, mais se relève de suite en gémissant, et se livre à des mouvements irréguliers de toute espèce; ses oreilles se refroidissent ainsi que son nez et ses pieds; un tremblement convulsif s'empare de l'animal, et la mort arrive au milieu d'un grand battement de flancs, et d'un mouvement continuel de la queue.

TRAITEMENT. — On donnera :

Aconitum, 6e dilution.

Doses. — Douze globules de dix en dix minutes, jusqu'à grande amélioration.

Mais si, au bout d'une heure et demie, l'emploi d'*aconitum* n'a point déterminé la guérison complète, il faudra donner :

Arsenicum, 6e dilution.

Doses. — Les mêmes, et de la même manière qu'*aconitum*, jusqu'à un mieux tout à fait certain.

Chez les volailles et autres oiseaux de volière. — CAUSES. — Une nourriture trop abondante et trop nourrissante. Elle est commune chez les oiseaux de volière, surtout chez les serins.

SYMPTÔMES. — Le bas-ventre est rouge, dur, ballonné ; l'animal mange beaucoup et boit souvent ; chez bon nombre, les plumes se hérissent.

TRAITEMENT. — Pour les volatiles de basse-cour, donnez :

Aconitum, 6e dilution.

Doses. — Quatre globules le matin, dans du pain à chanter blanc; quatre globules dans l'après-midi, et autant le soir. Cela suffit ordinairement.

Pour les oiseaux de volière:

Aconitum, 6e dilution, 4 ou 5 globules.
Eau fraîche. 2 cuillerées à bouche.

Faites dissoudre, et faites-leur en prendre neuf gouttes par jour en trois fois; savoir: *trois* gouttes le matin, *trois* gouttes dans l'après-midi, et *trois* gouttes le soir.

Chez le cheval. — SYMPTÔMES. — Cette maladie présente tous les symptômes des diverses espèces de coliques. Il y a, en outre, une soif ardente, vive et insatiable; refus de manger; pouls dur et précipité; battement violent et vive agitation des flancs; yeux rouges et saillants; extrémités tantôt chaudes et tantôt froides; bouche toujours brûlante; l'animal se tient le dos voûté, regarde fréquemment son ventre, et se montre très-sensible au moindre attouchement; il trépigne des pieds de devant, se frappe le ventre de ceux de derrière, se roule à terre et se relève d'un air égaré; à la fin, il change souvent de pied et bat de la queue: les oreilles et les pieds deviennent froids (symptôme de mauvais augure qui fait connaître que l'inflammation a dégénéré en gangrène), et la mort ne tarde pas à arriver.

TRAITEMENT. — Le principal médicament, celui qui amène en général la guérison en une demi-heure, est *aconitum*, qu'on administrera ainsi:

Aconitum. 6e dilution.

Doses. — Cinq globules de quart d'heure en quart

d'heure jusqu'à parfaite guérison, ou, du moins, jusqu'à grande amélioration.

Si ce médicament n'avait pas fait disparaître tous les symptômes du mal, on donnerait au bout de deux à trois heures :

Arsenicum, 6e dilution.

Doses. — Cinq globules de trois en trois heures jusqu'à effet. (Ce médicament convient surtout, quand la cause du mal a été produite pour avoir bu froid étant en sueur, ou par écart de régime.)

Si (ce qui est rare) *aconitum* et *arsenicum* n'amenaient nul changement, ou qu'il y eût relâchement de tous les membres avec prostration extrême, on donnerait :

Rhus toxicodendron et **Arnica**, 6e dilution.

Doses. — Cinq globules de quart d'heure en quart d'heure (une fois de l'un, une fois de l'autre), jusqu'à mieux sensible.

Si, après la guérison, il restait de la constipation, on ferait prendre :

Nux vomica, 6e dilution.

Doses. — Cinq globules matin et soir, pendant un ou deux jours.

Si *nux* ne suffisait pas, on donnerait :

Opium, 6e dilution.

Doses. — De la même manière.

S'il restait une rétention d'urine, on administrerait :

Cantharis, 6e dilution.

Doses. — Cinq globules matin et soir, pendant un ou deux jours ;

Ou bien :

Hyoscyamus, 6e dilution.

Doses. — Cinq globules matin et soir, dans les cas qui résisteraient à *cantharis.*

ENTORSE.

L'entorse est la luxation du boulet, déterminée le plu ordinairement par un faux pas.

SYMPTÔMES. — L'entorse se manifeste souvent par l'enflure et une forte chaleur, ainsi que par une claudication plus ou moins prononcée, selon que le sol est plus ou moins inégal.

TRAITEMENT. — Si le mal est récent, donner :

Arnica, 6ᵉ dilution.

Doses. — Six globules trois fois par jour pendant deux jours, et faire des lotions sur l'endroit douloureux avec l'eau arniquée.

Si le mal remonte à plusieurs jours, ou si la douleur est très-vive, on prescrira :

Rhus toxicodendron et **Ruta graveolens**, 6ᵉ dilution.

Doses. — Six globules matin et soir, un jour l'un, un jour l'autre, pendant une semaine. Ces deux médicaments sont, si l'on peut s'exprimer ainsi, le spécifique de cette lésion.

Si le mal est très-ancien, on prescrira :

Sulfur, 6ᵉ dilution.

Doses. — Six globules matin et soir, pendant deux jours, puis on laissera deux ou trois jours d'intervalle, et on donnera :

Rhus et **Ruta**, 6ᵉ dilution.

Doses. — Six globules matin et soir, un jour l'un, un jour l'autre, pendant quatre jours.

On laissera ensuite huit jours d'intervalle, et on redonnera :

Sulfure, comme il a été dit.

Puis, après l'intervalle prescrit, redonner :

Rhus et **Ruta**, 6ᵉ, pour continuer ainsi jusqu'à guérison.

Il est bien entendu qu'on ne fatiguera pas de travail l'animal en traitement.

ÉPARVIN.

Chez le cheval. — Élévation inégale et pointue, située au côté interne d'une des articulations tibio-tarsiennes du membre postérieur.

CAUSES. — De trop grands efforts chez les jeunes chevaux, un refroidissement, une prédisposition, peuvent être la cause de cette affection, qui est héréditaire.

SYMPTÔMES. — Saillie plus ou moins grosse, provenant d'une exsudation inflammatoire, ayant acquis une consistance osseuse. Elle est située au côté interne et supérieur du canon du membre postérieur, au-dessous de l'articulation, et se reconnaît par comparaison avec le membre non atteint, lorsque sa saillie est peu considérable. On la reconnaît aussi par une claudication du cheval (quoique tous ne la présentent pas), qui a de particulier, *qu'elle diminue à mesure que le cheval fatigue*, en sorte qu'au bout d'un trot soutenu et continu, la claudication a complétement disparu. Mais si on laisse reposer un peu le cheval, et qu'on le fasse trotter de nouveau, la boiterie reparaît immédiatement.

On distingue trois espèces ou variétés d'éparvin, qui sont :

1° L'*éparvin de bœuf.* Tumeur ronde et molle, occupant tout le côté interne de l'articulation, finissant par devenir très-dure, et privant l'articulation de sa mobilité, ce qui fait boiter le cheval.

2° L'*éparvin osseux.* Tumeur osseuse héréditaire, se formant habituellement au côté supérieur et interne de l'os du canon, et parfois aussi, au côté interne de l'articulation du jarret ; elle cause souvent un mode particulier de claudication chez le cheval. (Voyez *courbe* et *jarde.*)

3° L'*éparvin sec.* Infirmité tenant moins de l'articulation du jarret que des muscles de la partie postérieure du membre, dont la forme n'est point altérée.

Quand le mal n'est pas très-grand, on le distingue en ce que, lorsque le cheval commence à marcher, il lève la jambe très-haut, puis la repose convulsivement ; c'est ce qu'on appelle *harper* ou *trousser ;* mais, une fois échauffé par la marche, ce symptôme cesse, ou s'aperçoit fort peu.

Si le mal a atteint son maximum d'intensité, le cheval *harpe* sans interruption aucune, mais boite excessivement rarement, à moins qu'il ne s'y joigne d'autres causes.

TRAITEMENT. — Si l'éparvin a été causé par des *contusions,* donner :

Arnica, 6e dilution.

Doses. — Cinq globules matin et soir, pendant six jours, avec lotions d'*eau arniquée.*

Contre l'*éparvin sec,* on administrera :

Silicea et **Rhus toxicodendron,** 6e dilution.

Doses. — Six globules matin et soir, pendant douze jours ; un jour l'un, un jour l'autre.

Puis, après avoir laissé six jours d'intervalle, donner :

Silicea et **Mercurius,** 6e dilution.

Doses. — Six globules matin et soir, jusqu'à effet. Un jour l'un, un jour l'autre.

Contre l'*éparvin de bœuf ou osseux*, on donnera le traitement prescrit contre l'éparvin sec, et, si cela ne suffit pas, on prescrira :

Sulfur et **Rhus toxicodendron**, 6e dilution.

Doses. — Alternés comme *silicea* et *rhus*, donnés de la même manière.

Chez le bœuf. — CAUSES. — Tumeur humorale, molle dans son origine, mais devenant très-dure par la suite, et produite par la sécrétion d'une lymphe coagulable.

SYMPTÔMES. Elle occupe, chez le bœuf, presque toute la partie latérale interne du jarret.

Au début, le bœuf ne boite point, il ne le fait qu'au fur et à mesure que cette tumeur augmente de volume et durcit de plus en plus.

TRAITEMENT. — Le même que celui du cheval atteint d'éparvin.

Si, après le traitement, il restait chez le bœuf ou chez le cheval des nodosités d'éparvin, il faudrait donner :

Ledum, 6e dilution.

Doses. — Quatre globules matin et soir, pendant cinq jours encore, pour continuer ainsi jusqu'à effet.

Si, au bout d'un mois, cela n'est pas diminué ou parti, ne pas continuer davantage.

ÉPAULE (DISTENTION DES MUSCLES DE L').

Chez le cheval. — CAUSES. — Elle peut arriver à la suite de violents efforts de traction, d'un faux pas, d'une charge trop pesante, ou à la suite de charroi dans des terrains marécageux.

Symptômes. — Il en résulte. alors, une distension forcée des ligaments huméraux. qui leur fait perdre leur limite d'action, et force l'animal à traîner les deux jambes de devant, comme s'il lui était impossible de les faire avancer. En outre, les muscles de l'omoplate sont très-douloureux au toucher.

Traitement. — On donnera :

Rhus toxicodendron, 6e dilution.

Doses. — Cinq globules matin et soir, pendant deux ou trois jours, suffisent pour combattre cette affection.

Chez le bœuf. — Même traitement; seulement la dose de *rhus* sera portée à dix globules matin et soir, pendant trois ou quatre jours.

ÉPAULE (EFFORT D'). Voyez **Effort.**

ÉPAULURE.

Causes. — Elle peut provenir d'un coup ou contusion ; d'un effort, d'un saut, d'une glissade, ou d'un rhumatisme.

Elle occasionne presque toujours la claudication du membre antérieur qui en est atteint.

Traitement. — Si l'épaulure a pour cause le rhumatisme de cette partie, on donnera :

Ferrum metallicum, 6e dilution.

Doses. — Six globules matin et soir, pendant six jours, et, si cela ne suffit pas. donner :

Lachesis, 6e dilution.

Doses. — Les mêmes, et de la même manière.

Si elle provient d'un coup. d'un heurt, on administrera :

Arnica, 6e dilution.

Doses. — Six globules matin et soir. pendant trois

ou quatre jours, et, s'il y a de l'inflammation, on alternera :

Arnica et **Aconitum**, 6e dilution.

Doses. — Un jour l'un, un jour l'autre, aux mêmes doses que celles mentionnées plus haut.

Si l'épaulure provient d'un effort de tirage, glissement, saut, il faudra faire prendre :

Rhus toxicodendron, 6e dilution.

Doses. — Cinq globules, matin et soir, pendant une semaine.

Si l'épaulure est invétérée, on alternera :

Rhus et **Veratrum album**, 6e dilution.

Doses. — Cinq globules matin et soir, pendant une semaine ; un jour l'un, un jour l'autre, puis, après six jours de repos, recommencer le traitement.

S'il y avait lésion de l'os, donner :

Symphytum, 6e dilution.

Doses. — Six globules matin et soir, et faire des lotions avec la teinture mère du même médicament, étendue d'eau. (Elle se fera comme l'*eau arniquée*.)

Si l'épaulure a pour cause un refroidissement, on donnera :

Aconitum et **Dulcamara**, 6e dilution.

Doses. — Un jour l'un, un jour l'autre ; à la dose de six globules matin et soir, jusqu'à effet.

ÉPILEPSIE.

SYNONYMIE. — Mal caduc, mal sacré, haut mal.

Chez le cheval. — Cette maladie se rencontre rarement chez le cheval.

SYMPTÔMES. — L'animal est atteint de tremblement, se campe, chancelle, puis tombe tout à coup à terre, en proie aux convulsions, se roulant, se tordant, grinçant des dents, et poussant des gémissements ; son cou devient roide, sa crinière se hérisse, les yeux se distordent, roulent dans l'orbite, le pouls bat, mais la respiration est irrégulière et troublée.

La durée de l'accès peut varier de cinq minutes à plusieurs heures ; l'animal semble alors sortir d'un rêve, il se remet sur ses jambes, mange de bon appétit, et semble jouir d'une parfaite santé jusqu'à ce qu'un autre accès survienne. Enfin, les attaques se rapprochant graduellement, l'animal finit par tomber dans la stupidité, et n'être plus bon à rien.

Traitement. — Dans le cours de l'accès on donnera :

Aconitum, 6e dilution.

Doses. — Cinq globules de dix en dix minutes, pendant une demi-heure.

Puis après :

Stramonium, 6e dilution.

Doses. — Six globules donnés une seule fois. Puis à la fin de l'accès :

Belladona, 6e dilution.

Doses. — Six globules donnés comme *stramonium*.

Traitement préventif. — Donner :

Calcarea carbonica, 6e dilution.

Cinq globules matin et soir, pendant six jours.

Ce temps écoulé, laisser deux jours de repos ou d'intervalle, puis administrer :

Belladona, 6e dilution.

Doses. — Les mêmes, et même manière de donner que *calcarea*.

Attendre ensuite cinq jours, puis faire prendre :

Lachesis, 6e dilution.

Doses. — Cinq globules matin et soir, pendant trois jours.

Laisser ensuite quinze jours d'intervalle, et, si l'accès revient, recommencer le traitement ; s'il ne revient pas, on attendra.

Je recommande aussi, dans le cas qui nous occupe :

Rana bufo et **Salamandra,** 3e dilution.

Doses. — Tous les trois jours l'un, tous les trois jours l'autre, à la dose de six globules, matin et soir, pendant un mois.

Si la maladie avait une cause vermineuse, il faudrait administrer :

Cinna, 3e dilution.

Doses. — Huit globules matin et soir, pendant trois jours.

Chez le bœuf. — SYMPTÔMES. — Mêmes symptômes que chez le cheval, il faut ajouter :

Bave écumeuse, souvent mêlée de fourrage s'échappant de sa bouche ; beuglement, plaintes, ou, quelquefois, silence et repos ; frappement des pieds, serrement des mâchoires l'une contre l'autre.

L'accès dure généralement de trois quarts d'heure à une heure. Tout comme chez le cheval, l'accès une fois passé, le bœuf se lève, mange, et paraît en bonne santé. Le bœuf peut souvent se blesser en tombant, et même, périr sur le coup.

Cette maladie, très-rare chez le bœuf, est héréditaire.

TRAITEMENT. — Le même que pour le cheval.

Chez la brebis. — SYMPTÔMES. — Mêmes symptômes que chez le bœuf, auxquels se joint l'émission involontaire de la fiente et de l'urine.

Traitement. — Le même que celui du cheval.

Chez le porc. — Elle ne s'observe que chez les jeunes porcs et paraît tenir à l'usage de substances nuisibles (le poivre surtout).

Symptômes. — Le porc tombe tout à coup, éprouve des convulsions, jette ses pieds à droite, à gauche, grince des dents, tourne les yeux, bave, respire ou vite ou lentement, râle, et se mord la langue assez souvent.

Traitement. — On donnera :

Belladona et **Cinna,** 6ᵉ dilution.

Doses. — Cinq globules matin et soir, pendant quinze jours. Alternés; une fois de l'un, une fois de l'autre.

On peut aussi donner le traitement préventif indiqué pour le cheval.

Chez le chien. — Mêmes symptômes que ceux du porc, et même traitement que pour le cheval.

ÉPIZOOTIE.

Causes. — Les maladies épizootiques, dont on a tant de peine à borner les ravages, doivent souvent leur origine, avons-nous dit, à des causes générales à l'action desquelles un grand nombre d'animaux sont à la fois soumis, et qui, toutes, agissent comme des modifications de l'organisme. Ainsi l'air, la température atmosphérique, certaines localités, la malpropreté et l'air vicié des logements, la nature et la qualité des aliments, les voyages, les travaux, les calamités de tout genre, sont autant de causes qui, en certaines circonstances, peuvent avoir assez d'activité pour donner naissance à une maladie frappant la plupart ou la totalité des individus soumis à de telles influences.

TRAITEMENT. — Les moyens préservatifs méritent la plus grande et la plus sérieuse attention, puisque c'est par eux qu'on parvient à concentrer une épizootie dans les localités où elle prend naissance, à en borner les ravages dans ces mêmes localités, et à en prévenir la funeste propagation aux alentours et dans tout un pays.

En traitant chaque maladie épizootique, nous donnons le traitement préservatif qui lui convient, toutes les fois que nous avons pu le faire.

ÉPONGE.

Chez le cheval. — Tumeur plus ou moins volumineuse, mollasse, arrondie, qui survient au sommet du coude par l'effet d'une chute, d'un coup, d'un heurt, etc.; ou sous l'influence de causes internes.

SYMPTÔMES. — Peau chaude et douloureuse, à l'endroit où doit se développer l'éponge ; puis tumeur qui, peu à peu, devient froide, indolente, qui ne semble gêner en rien les mouvements du cheval.

TRAITEMENT. — Si l'éponge est récente, et surtout si elle a succédé à une lésion externe, on administrera :

Arnica, 6ᵉ dilution.

Doses. — Cinq globules matin et soir, pendant une huitaine de jours, avec lotions externes d'*eau arniquée*.

Si la tumeur est ancienne, on donnera :

Sulfur et **Chamomilla,** 6ᵉ dilution.

Doses. — Cinq globules matin et soir, pendant huit jours ; un jour l'un, un jour l'autre ; puis, après ce laps de temps, laisser quatre jours d'intervalle, et recommencer ce même traitement, pour le continuer ainsi pendant un mois.

Si la tumeur avait un commencement d'induration, il faudrait administrer :

Conium et **Ledum**, 6e dilution.

Doses. — Six globules matin et soir, pendant un mois, un jour l'un, un jour l'autre, en laissant toutes les semaines quatre jours d'intervalle avant de redonner de nouvelles doses de ces deux médicaments.

Si l'éponge est douloureuse et pruriteuse, ou, s'il y a claudication, il faudra faire prendre :

Iodium, 6e dilution.

Doses. — Six globules matin et soir, pendant trois jours, puis, laisser trois jours d'intervalle, et donner :

Rhus toxicodendron, 6e dilut ion.

Doses. — Les mêmes, et de la même manière qu'*iodium.*

Laisser ensuite trois jours d'intervalle, et administrer :

Pulsatilla et **Conium**, 6e dilution.

Doses. — Six globules matin et soir, pendant huit jours, un jour l'un, un jour l'autre.

Laisser ensuite six jours d'intervalle, et recommencer le traitement par *iodium*, pour le continuer de même, jusqu'à effet.

S'il y a suintement, on donnera :

Silicea et **Chamomilla**, 6e dilution.

Doses. — Six globules matin et soir, pendant huit jours, un jour l'un, un jour l'autre.

Si la tumeur ressemble à une loupe ou à un stéatome, donner :

Calcarea carbonica et **Baryta carbonica**, 6e dilution.

Doses. — Six globules matin et soir, un jour l'un, un

jour l'autre, pendant huit jours, pour, après quatre jours d'intervalle, continuer leur emploi.

Contre l'éponge très-ancienne, on administrera :

Sulfur et **Antimonium crudum**, 6e dilution.

Doses. — Six globules matin et soir, pendant huit jours, puis, après quatre jours d'intervalle, donner :

Sepia et **Petroleum**, 6e dilution.

Doses. — Les mêmes et de la même manière, et continuer ces quatre médicaments, en laissant quatre jours d'intervalle entre eux.

Chez le chien. — Tumeur sous-cutanée, de forme ronde ou ovalaire, peu dure et indolore, qui est mobile ou adhérente, et qui peut se développer sur toutes les parties du corps, tout en acquérant, parfois, un assez gros volume.

Causes. — Elle a le plus souvent pour cause, des violences extérieures, morsures, coups ou contusions.

Traitement. — On donnera :

Arnica, 6e dilution.

Doses. — Six globules matin et soir, pendant six jours, avec lotions externes d'*eau arniquée*.

Si ce traitement n'amène pas au bout de deux semaines la guérison, ou si, ayant produit du bien, l'amélioration ne veut plus avancer, on donnera alors :

Causticum, 6e dilution.

Doses. — Les mêmes, et de la même manière qu'*arnica*, en laissant trois jours d'intervalle, entre chaque semaine de la prise du remède.

Si l'éponge est survenue à la suite d'un refroidissement, on fera prendre :

Dulcamara, 6e dilution.

Doses. — Six globules matin et soir, pendant trois jours.

Puis, après trois jours d'intervalle, redonner ce même médicament, pour continuer ainsi pendant dix-huit jours.

Si elle provient d'un vice interne, on donnera :

Calcarea carbonica et **Sulfur**, 6ᵉ dilution.

Doses. — Un jour l'un, un jour l'autre, à la dose de de cinq globules matin et soir, pendant six jours ; puis, laisser trois jours d'intervalle, et redonner ces deux médicaments pour continuer ainsi, pendant deux mois.

ÉPOINTURE OU ÉREINTURE.

Chez le cheval. — Symptômes. — Poil en très-mauvais état, articulations roides et craquantes ; tumeur très-dure aux amygdales, avec écoulement de matière jaune par les narines, sans aucun signe de gourme ; marche ou trot s'effectuant par secousses tellement rudes et fatigantes, que le cheval ne peut être monté ; manque de solidité des jambes, avec oscillation des reins comme le roulis d'un navire.

Traitement. — Si l'épointure provient d'une lésion externe, donner :

Arnica, 6ᵉ dilution.

Doses. — Six globules trois par jour, pendant neuf jours, et faire des lotions d'*eau arniquée*.

Si l'épointure est développée par une cause interne, et que le siége soit localisé dans la colonne vertébrale, il faudra administrer le traitement suivant :

Sulfur et **Calcarea carbonica**, 6ᵉ dilution.

Doses. — Six globules matin et soir (un jour l'un, un jour l'autre), pendant dix-huit jours.

Laisser ensuite quatre jours d'intervalle, puis donner :

Nux vomica et **Cocculus**, 6e dilution.

Doses. — Cinq globules matin et soir, un jour l'un, un jour l'autre, également pendant dix-huit jours,

Donner ensuite :

Dulcamara, 6e dilution.

Doses. — Six globules matin et soir, pendant trois jours.

Laisser ensuite dix jours d'intervalle, et redonner :

Sulfur et **Calcarea carbonica**.

Doses. — Comme la première fois, puis, continuer le traitement comme il vient d'être dit, jusqu'à guérison.

Si l'épine dorsale est faible et sensible au contact, on donnera d'abord avant le traitement désigné pour l'épointure par cause interne :

Ipeca et **Cocculus**, 6e dilution.

Doses. — Cinq globules matin et soir, pendant douze jours, un jour l'un, un jour l'autre.

Puis, laisser six jours d'intervalle, et donner le traitement désigné plus haut.

Si, après la mise bas, l'animal ne pouvait se relever, on donnerait :

Phosphorus, 6e dilution.

Doses. — Cinq globules de trois en trois heures, jusqu'à effet.

Si le siége de l'affection occupait la hanche, et qu'il y eût menace d'atrophie des membres, on ferait prendre.

Colocynthis et **Zincum metallicum**, 6e dilution.

Doses. — Six globules matin et soir, pendant douze jours, un jour l'un, un jour l'autre.

S'il y a gonflement chaud, avec tension et douleur, on donnera :

Aconitum et **Bryonia**, 6e dilution.

Doses. — Cinq globules matin et soir, pendant quatre jours, un jour l'un, un jour l'autre.

Si la maladie provient d'un refroidissement, on donnera :

Dulcamara, 6e dilution.

Doses. — Six globules matin et soir, pendant trois jours; puis :

Bryonia et **Acidum nitri**, 6e dilution.

Doses. — Six globules, un jour l'un un jour l'autre, pendant six jours.

Si, par suite d'épointure, la démarche de l'animal est plutôt timide que languissante, on administrera :

Rhus toxicodendron, 6e dilution.

Doses. — Cinq globules matin et soir, pendant six jours.

Dans les cas invétérés, donner :

Sulfur et **Lycopodium**, 12e dilution.

Doses. — Cinq globules matin et soir, tous les trois jours seulement, un jour l'un, un jour l'autre.

Chez le Bœuf et la vache. — Même traitement.

ÉRUPTIONS. Voyez **Alopécie**, **Exanthèmes**.

ERYSIPÈLE.

Chez la Brebis. — SYMPTÔMES. — Cette affection, qui se rencontre quelquefois chez les brebis de très-belle race, est une enflure de la tête plus ou moins forte, avec un épanchement plus ou moins considérable de sérosité aqueuse.

Elle s'accompagne de fièvre et de chaleur, avec abattement, grande soif, et perte d'appétit.

TRAITEMENT. — Donner :

Aconitum et **Belladona**, 6ᵉ dilution.

Doses. — Dix globules matin et soir, jusqu'à guérison, un jour l'un, un jour l'autre.

ESPACE INTERDIGITÉ (INFLAMMATION DE L'). Voyez **Inflammation.**

ESQUINANCIE. Voyez **Angine.**

ESTOMAC (INFLAMMATION D'). Voyez **Gastrite.** — (SURCHARGE D'). Voyez **Indigestion.**

ESTRANGUILLON. Voyez **Angine.**

ÉTHISIE.

SYMPTOMES. — Maladie des lapins, caractérisée par la perte d'appétit; maigreur extrême; corps couvert d'une espèce de gâle très-abondante, puis, convulsions et mort.

TRAITEMENT. — Donner :

Arsenicum et **Sulfur**, 12ᵉ dilution.

Doses. — Cinq globules tous les matins, jusqu'à effet, un jour l'un, un jour l'autre.

Séparer les bêtes malades des saines, et entretenir une grande propreté dans les cabanes.

ÉTOURDISSEMENTS.

Chez le bœuf et le cheval. — TRAITEMENT. — Si l'animal a les oreilles chaudes, s'il mange et refuse de boire, s'il s'appuie contre la muraille, et si ses yeux sont légèrement enflammés, on prescrira :

Aconitum, 6ᵉ dilution.

Doses. — Cinq globules trois fois par jour, pendant un jour seulement; puis, attendre vingt-quatre heures, et redonner ce même médicament, s'il en est besoin.

Si le cheval tourne à droite, s'il a l'air tout endormi, tient sa tête penchée sous la mangeoire, on fera prendre :

Arnica, 6e dilution.

Doses. — Cinq globules matin et soir.

Si l'animal écume et chancelle en marchant, donner :

Belladona, 6e dilution.

Doses. — Cinq globules matin et soir, qu'on répétera le lendemain, s'il en est besoin.

Si le cheval a une grande fatigue, et défaille après le moindre travail, on prescrira :

China et **Cocculus**, 6e dilution.

Doses. — Cinq globules trois fois par jour, en les alternant (un jour l'un, un jour l'autre), jusqu'à effet.

S'il a les jambes très-roides, et incline toujours la tête à gauche, on fera prendre :

Conium, 6e dilution.

Doses. — Cinq globules matin et soir, pendant deux jours.

S'il y a perte totale d'appétit, avec crampes dans la mâchoire, on donnera :

Ipeca, 6e dilution.

Doses. — Cinq globules trois fois par jour, jusqu'à effet.

S'il y a perte d'appétit, avec pieds et jambes froids, on administrera :

Pulsatilla et **China**, 6e dilution.

Doses. — Cinq globules matin et soir (un jour l'un, un jour l'autre), pendant quatre jours.

S'il y a perte d'appétit, avec excréments difficiles ou enduits de mucosités, on donnera :

Nux vomica, 6e dilution.

Doses. — Cinq globules matin et soir, pendant deux jours.

Si cela ne suffit pas, donner.

Opium, 6e dilution.

Doses. — De la même manière que *nux*.

Si l'étourdissement va jusqu'à défaillir, donner :

Stramonium et **Cocculus**, 6e dilution.

Dose. — Cinq globules trois fois par jour pendant deux jours, en les alternant (un jour l'un, un jour l'autre).

Chez les moutons. — TRAITEMENT. —

Conium et **Pulsatilla**, 6e dilution.

Doses. — Dix globules matin et soir, un jour l'un, un jour l'autre, pendant deux à quatre jours ; puis, après un jour d'intervalle, donner :

Opium, 6e dilution.

Doses. — Dix globules matin et soir, pendant deux jours. Voyez **Tournis**.

EXANTHÈMES.

Maladie éruptive de formes très-variées, provenant d'un vice morbide interne, et qui ne peut guérir radicalement, qu'au moyen de médicaments *isopathiques* ou *antipsoriques*.

Cette affection se présente sous la forme de *bulles, vésicules, croûtes, écailles, taches, tubercules, pustules*, etc., qui, selon leur forme, couleur, contenu et lieu d'élection, lui ont valu un nom particulier.

TRAITEMENT. — La marche du traitement varie selon les diverses variétés bien caractérisées des maladies de la peau, qui peuvent survenir chez les animaux.

Contre les diverses variétés de dartres, on donnera :

Dulcamara et **Sulfur**, 6e dilution.

Doses. — Six globules matin et soir, en les alternant (un jour l'un, un jour l'autre), pendant seize jours ; puis ensuite, laisser une semaine d'intervalle et donner :

Hydrocotyle asiatica, 6e dilution.

Doses. — Six globules matin et soir, pendant huit jours.

Laisser ensuite une semaine d'intervalle, et recommencer le traitement pour le continuer ainsi jusqu'à guérison.

Si les dartres siégent aux articulations, on donnera le traitement mentionné ci-dessus, mais, après les six jours de repos qui suivent l'administration d'*hydrocotyle,* on fera prendre :

Clematis erecta.

Doses. — Six globules matin et soir. pendant cinq jours.

Puis, après quatre jours de repos, commencer par :

Dulcamara et Sulfur, 6e dilution, et continuer ce traitement jusqu'à effet.

Contre les éruptions miliaires à fond rouge, ou les éruptions semblables à des morsures de puce et isolées, avec violent prurit, on administrera :

Sulfur, 6e dilution.

Doses. — Cinq globules matin et soir, pendant une semaine.

Pour donner ensuite :

Rhus et **Ledum palustre**, 6e dilution.

Doses. — Six globules matin et soir, pendant huit jours, un jour l'un, un jour l'autre.

Laisser ensuite quatre jours de repos et continuer ce même traitement.

Si le prurit a surtout lieu la nuit, on administrera, après *rhus* et *ledum :*

Staphys agria, 6e dilution.

Doses. — Cinq globules matin et soir, pendant cinq jours, puis, après quatre jours de repos, on reprendra le traitement par *sulfur*, pour continuer de même.

Contre les dartres de forme ronde et isolées, on administrera :

Sepia et **Sulfur**, 6ᵉ dilution.

Doses. — Six globules matin et soir, pendant cinq jours, un jour l'un, un jour l'autre ;

Puis, laisser huit jours de repos, et continuer le même traitement.

Contre les dartres pruriteuses et saignantes, qui ont leur siége aux oreilles (surtout les chiens de chasse), on administrera :

Dulcamara et **Sulfur**, 6ᵉ dilution.

Doses. — Alternés comme *sepia* et *sulfur*, à la dose de cinq globules matin et soir, pendant huit jours ;

Puis, après quatre jours d'intervalle, on donnera :

Arsenicum album, 6ᵉ dilution.

Doses. — Cinq globules matin et soir, pendant quatre jours. Attendre ensuite une semaine, puis recommencer ce même traitement jusqu'à guérison.

Si l'éruption est caractérisée par des *bulles* ou *vésicules* remplies ou non de sérosité ou de pus, on donnera :

Dulcamara et **Sulfur**, 6ᵉ dilution.

Alternés comme il est dit quelques lignes plus haut ;

Puis, après trois jours de repos, on fera prendre :

Rhus toxicodendron, 6ᵉ dilution.

Doses. — Six globules matin et soir, pendant trois jours.

Attendre ensuite cinq jours, et recommencer le traitement jusqu'à effet.

Contre les dartres avec chute des poils ou avec croûtes ou plaques jaunâtres, on fera prendre :

Dulcamara et **Sulfur**, 6ᵉ dilution.

Doses. — Alternés, comme il a été dit, à la dose de cinq globules matin et soir, pendant six jours, puis, après avoir laissé quatre jours d'intervalle, on donnera :

Mercurius vivus et **Lycopodium**, 6ᵉ dilution.

Doses. — Cinq à six globules matin et soir, un jour l'un, un jour l'autre, pendant six jours.

Laisser ensuite cinq jours de repos et recommencer le traitement jusqu'à effet.

Contre les tubercules rouges et pruriteux, on administrera :

Mezereum, 6ᵉ dilution.

Doses. — Cinq globules matin et soir, pendant quatre jours, puis, laisser huit jours de repos, et continuer de même.

Si les dartres croûteuses surviennent à l'extrémité inférieure des membres, on fera prendre :

Dulcamara et **Sulfur**, 6ᵉ dilution.

Doses. — Alternés, comme il a été dit, à la dose de cinq globules matin et soir, pendant six jours ;

Puis, après quatre jours de repos, donner :

Pulsatilla et **Bryonia**, 6ᵉ dilution.

Doses. — Alternés de la même manière.

Attendre encore quatre jours, puis administrer :

Thuya, 6ᵉ dilution.

Doses. — Cinq globules matin et soir, pendant deux jours.

Laisser ensuite six jours de repos, et recommencer ce même traitement, s'il y a lieu de le faire.

Contre les dartres à croûtes jaunâtres et suintantes, qui se développent derrière les oreilles des animaux, on administrera :

Sulfur et **Graphites**, 6ᵉ dilution.

Doses. — Un jour l'un, un jour l'autre, à la dose de cinq globules matin et soir, pendant quatre jours ;

Puis, après avoir laissé quatre jours d'intervalle, on donnera :

Jacea, 3ᵉ dilution.

Doses. — Six globules matin et soir, pendant quatre jours.

Attendre ensuite une semaine, et recommencer ce même traitement jusqu'à guérison.

Contre les dartres miliaires pruriteuses et confluentes, groupées sur un fond rouge et disséminées çà et là aux endroits où la peau est la plus fine, soit sous le ventre, soit à la partie interne des membres, on administrera :

Sulfur et **Natrum muriaticum**, 6ᵉ dilution.

Doses. —Cinq globules matin et soir, pendant quatre jours, en les alternant (un jour l'un, un jour l'autre) ; puis, attendre ensuite trois jours, et continuer ce même traitement jusqu'à effet (Voyez *gale*).

Contre l'éruption urticaire (exanthème sous forme de plaques, semblables à des piqûres d'orties, qui s'accompagne quelquefois d'un peu de fièvre), on donnera :

Croton tiglium, 3ᵉ dilution.

Doses. —Six globules, une seule fois donnés, suffisent presque toujours, pour faire disparaître cette éruption.

EXCROISSANCES DE LA MATRICE EN FORME DE TU-MEURS MOLLES.

TRAITEMENT. — Cette affection, très-rare chez les animaux domestiques, a été guérie par :

Ferrum metallicum, 6ᵉ dilution.

Doses. — Six globules trois fois par jour, pendant quinze à vingt jours.

EXCROISSANCES FONGUEUSES.

TRAITEMENT. — Si les excroissances fongueuses sont causées par la pression du collier, on fera des lotions avec l'*eau arniquée* qui se prépare ainsi :

> **Arnica,** teinture-mère, 40 gouttes.
> **Eau filtrée,** 500 grammes.

Mêlez bien.

Contre le fongus du garot, on administrera :

Chamomilla, 6ᵉ dilution.

Doses. — Cinq globules matin et soir, jusqu'à effet.

Si les excroissances ont un aspect couleur de feu, on fera prendre :

Phosphorus, 6ᵉ dilution.

Doses. — Cinq globules matin et soir, pendant quatre jours.

Contre les excroissances du sabot, donner :

Sepia, 6ᵉ dilution.

Doses. — Cinq globules matin et soir, pendant deux jours (une seule dose suffit presque toujours).

Contre les fongosités survenues à la racine des cornes chez les bœufs ou vaches, par le frottement des liens ou chaînes, donner :

Tuya, 6ᵉ dilution.

10.

Doses. — Dix globules matin et soir, pendant deux ou trois jours.

EXOMPHALE. Voyez **Nombril (Gonflement du).**

EXOSTOSE.

Synonymie. — Inflammation, gonflement, ramollissement des os.

Causes. — Affections provenant le plus souvent d'un vice interne, et auxquelles les chevaux sont plus sujets que les bêtes à cornes.

Traitement. — Si l'exostose est ancienne ou opiniâtre, on administrera :

Ammonium carbonicum, 6e dilution.

Doses. — Cinq globules matin et soir, pendant deux mois, en laissant, tous les quatre jours, deux jours d'intervalle.

Contre l'exostose de la mâchoire inférieure, il faut donner :

Augustura, 6e dilution.

Doses. — Cinq globules matin et soir, en suivant les mêmes indications que pour *ammonium carbonicum*.

Contre l'exostose des os de la face, donner :

Aurum foliatum, 3e dilution.

Doses. — Six globules matin et soir, pendant un mois, en laissant, tous les quatre jours, deux jours d'intervalle.

Si l'exostose provient d'une contusion, donner :

Arnica et **Conium**, 6e dilution.

Doses. — Cinq globules matin et soir, pendant un mois, avec un intervalle de deux jours tous les quatre jours ; un jour l'un, un jour l'autre.

Contre le gonflement ou le ramollissement des os, donner :

Calcarea et **Sulfur**, 6e dilution.

Doses. — De la même manière et aux mêmes doses qu'*arnica* et *conium*.

S'il y a douleur au toucher dans l'exostose, donner :

Phosphori acidum, 6e dilution.

Doses.— Cinq globules matin et soir, pendant quatre à six jours.

Si cela ne suffit pas, remplacer ce remède par :

Rhus toxicodendron et **Mercurius**, 6e dilution.

Doses. — Un jour l'un, un jour l'autre, à la dose de cinq globules, matin et soir, pendant six jours.

Contre la carie des os des jambes, donner :

Assa fœtida et **Silicea**, 6e dilution.

Doses. — Un jour l'un, un jour l'autre, à la dose de cinq globules, matin et soir, pendant un mois, en laissant, tous les quatre jours, deux jours d'intervalle.

S'il se développe une forte chaleur dans la partie affectée, administrer :

Mezereum, 6e dilution.

Doses. — Cinq globules matin et soir, pendant deux jours.

Si les exostoses s'accompagnent de trajets fistuleux ou de solutions de continuité, donner :

Silicea, 6e dilution.

Doses. — Cinq globules matin et soir, pendant une semaine.

Puis, après trois jours d'intervalle, recommencer de même.

La *silice* est un puissant médicament contre la carie des os et les trajets fistuleux.

Contre les exostoses avec inflammation et menace de carie, donner :

Sulfur et **Mercurius**, 6e dilution.

Doses. — Un jour l'un, un jour l'autre, à la dose de cinq globules matin et soir, pendant un mois, en laissant, tous les quatre jours, deux ou trois jours d'intervalle. Voyez *Os*.

FAIM CANINE. Voyez **Boulimie.**
FAIM VALLE. Voyez **Amaigrissement.**
FARCIN.

SYNONYMIE. — Angioleucite.

CAUSES. — On lui suppose les mêmes causes que celles de la morve, car il est contagieux comme elle. Contrairement à la morve, qui attaque les muqueuses internes, le farcin se porte de préférence à la surface du corps.

SYMPTÔMES. — Boutons ronds, se développant à la partie interne des cuisses, puis de là, à d'autres parties du corps. Ces boutons, qui se relient ensemble, soit en forme de cordon ou de tumeur de forme allongée, sont d'abord petits, durs et indolents ; peu à peu ils grossissent, s'enflamment, puis, en s'ouvrant sous la forme d'un petit trou arrondi, laissent échapper un pus ichoreux, mélangé de lambeaux bruns qui sont un débris de tissu cellulaire ; l'animal souffre, dépérit, perd appetit ; son poil se pique ; les membranes muqueuses (surtout celles du nez), sont pâles, jaunâtres, et la mort arrive au bout de deux, trois, ou six mois, et même plutôt.

TRAITEMENT. — Donner :

Arsenicum et **Sulfur**, 6e dilution.

Doses. — Cinq globules matin et soir, un jour de l'un, un jour de l'autre, pendant six jours.

Laisser ensuite un jour d'intervalle.

Puis prescrire :

Dulcamara, 3e dilution.

Doses. — Cinq globules matin et soir, pendant trois jours.

Attendre ensuite deux jours, puis donner :

Hippozœninum, 3e dilution.

Doses. — Cinq globules matin et soir, pendant trois jours.

Attendre ensuite trois jours, puis recommencer le traitement par *arsenicum* et *sulfur*, pour le continuer comme on vient de faire, jusqu'à guérison.

Si le pus qui s'écoule des boutons est de mauvaise qualité, après avoir donné, au commencement du traitement, *arsenicum* et *sulfur*, on attendra un jour comme il est dit, et on donnera :

Assa fœtida, 3e dilution.

Doses. — Cinq globules trois fois par jour, pendant deux jours.

Puis attendre un jour, et donner :

Dulcamara, 6e dilution.

Doses. — Comme il est dit plus haut.

S'il y avait forte toux, on donnerait, après *hippozœni-num* :

Vinca major, 6e diution.

Doses. — Cinq globules trois fois par jour, pendant un jour ; puis, après trois jours d'attente, recommencer le traitement.

FASCIOLE HÉPATIQUE. Voyez **Douve**.

FATIGUE.

Traitement. — Si après de grandes fatigues, des

courses forcées, l'animal refuse l'avoine, mange à peine un peu de foin et s'éloigne du râtelier, on lui administrera :

Nux vomica, 6ᵉ dilution.

Doses.—Six globules matin et soir, pendant deux jours.

Ce même médicament convient également quand un cheval peu accoutumé à la fatigue a fait de grands efforts, s'endort debout sans manger. Si l'animal a travaillé ou couru au delà de l'heure habituelle de ses repas, et que les symptômes qu'il éprouve accusent la faim canine, il faudra lui donner :

Aconitum et **Veratrum album**, 6ᵉ dilution.

Doses. — Un jour l'un, un jour l'autre, à la dose de six globules matin et soir, pendant deux jours.

Si cela ne suffit pas, on lui donnera :

Cannabis, 6ᵉ dilution.

Doses. — Cinq globules matin et soir, pendant deux jours.

Si, à chaque mouvement, il pousse une plainte, on lui administrera :

Rhus toxicodendron, 6ᵉ dilution.

Doses. — Cinq globules matin et soir, pendant un jour seulement.

Si après une grande fatigue le cheval reste la tête pendante, avec l'air triste, un pouls lent et faible, ou si la fatigue a troublé la digestion, on lui fera prendre :

Opium, 6ᵉ dilution.

Doses. — Trois globules d'heure en heure, pendant trois heures, jusqu'à prise de neuf globules.

Si, au contraire, le pouls est dur, accéléré ; si le cheval est dans un état de surexcitation, il faudra lui donner :

Aconitum, 6ᵉ dilution.

Doses. — Cinq globules de suite, et cinq globules le soir de ce même jour, en laissant deux heures d'intervalle entre ces deux doses qu'on répétera s'il en est besoin.

Si, par suite de la fatigue, il survient une paralysie des jambes, on fera prendre :

Arnica, 6ᵉ dilution.

Doses. — Cinq globules trois fois par jour, jusqu'à effet.

Si elles sont enflées, donner :

Rhus toxicodendron, 6ᵉ dilution.

Doses. — Quatre globules trois fois par jour, jusqu'à guérison de l'enflure.

Si elles sont roides, administrer :

Arsenicum, 6ᵉ dilution.

Doses.— De la même manière que *Rhus toxicodendron*.

FAUX ÉCART.

Symptômes. — Claudication sur un terrain mou et doux, comme sur le pavé ; étant debout, le cheval ne s'appuie pas sur le membre de l'épaule malade, mais la porte en avant ou de côté et baisse le membre en marchant, au lieu de le lever. Le cheval ne peut franchir le plus faible obstacle sans butter, et il ne recule qu'à grande peine et en fauchant ; en outre, la région scapulaire est chaude et tuméfiée.

Traitement. — Il doit varier selon les causes qui ont pu occasionner l'accident. Ainsi, si le faux écart a été produit par un coup, une chute, on administrera :

Arnica, 6ᵉ dilution.

Doses. — Cinq globules matin et soir, et l'eau arni-

quée en lotions, trois fois par jour, sur le lieu de la douleur.

S'il y avait de l'inflammation, on ferait prendre :

Aconitum, 6ᵉ dilution.

Doses. — Six globules matin et soir, pendant un jour seulement, avant d'administrer *arnica*.

S'il y avait en même temps lésion du garot, on administrerait :

Symphytum, 6ᵉ dilution.

Doses. — Cinq globules matin et soir, pendant trois jours.

Si le mal est causé par un refroidissement, on donnera :

Aconitum, 6ᵉ dilution.

Doses. — Cinq globules matin et soir, pendant deux jours.

Puis, on fera prendre :

Rhus toxicodendron et **Ferrum muriaticum,** 6ᵉ dilution.

Doses. — Un jour l'un, un jour l'autre, à la dose de six globules matin et soir, jusqu'à effet.

Si la maladie est ancienne et par conséquent est passée à l'état chronique, on administrera :

Rhus toxicodendron et **Bryonia,** 6ᵉ dilution.

Doses. — Un jour l'un, un jour l'autre, à la dose de cinq globules matin et soir, pendant six jours.

Laisser ensuite trois jours d'intervalle, puis donner :

Sulfur, 6ᵉ dilution.

Doses. — Cinq globules matin et soir, pendant trois jours.

Attendre ensuite trois jours, pendant lesquels on ne donnera pas de remèdes ; puis faire prendre :

Causticum et **Zincum,** 6ᵉ dilution.

Doses. — Cinq globules, matin et soir, pendant six jours (un jour l'un, un jour l'autre).

Laisser ensuite six jours de repos ou d'intervalle, puis recommencer ce même traitement et le continuer ainsi jusqu'à guérison, en tenant l'animal dans un repos absolu.

FEU DE SAINT-ANTOINE.

Chez les porcs. — Symptômes. — Cette maladie, excessivement meurtrière, frappe avec tant de rapidité, que l'animal tombe mort sans symptômes précurseurs, ou qu'on le trouve péri sous son toit, l'ayant laissé bien portant la veille, mais ordinairement, elle est précédée des symptômes qui suivent :

L'animal cesse de manger, il devient inquiet, fouille de tous côtés ; bientôt apparaissent au cou, à la poitrine et au ventre des vergetures ou stries rouges, qui passent peu à peu à la couleur bleue (quelquefois la teinte bleue ne se produit qu'après la mort) ; chaleur à la tête ; respiration gênée ; développement au cou d'une tumeur inflammatoire s'étendant parfois à la tête, à la poitrine, au ventre, et ne passant jamais à la suppuration. Il arrive aussi que quelquefois il se développe sur la langue une vésicule ronde, de la grosseur d'un pois et de couleur blanche, qui noircit rapidement et entraîne la mort du porc. Avant que cette vésicule n'apparaisse, l'animal est abattu, il tient sa tête pendante, grince des dents, et reste étendu presque sans sentiment. Dans certains cas, il se produit à l'extérieur du cou un petit bubon au-dessus duquel les soies se hérissent et blanchissent. Si la maladie dure du deuxième au troisième jour, la queue, au lieu d'être enroulée, pend de toute sa longueur ; les soies se hérissent ; il y a constipation ou excréments secs, marronnés ou coiffés ; perte d'appétit et absence de soif; chaleur considérable du corps ; le porc reste toujours couché ou marche en trébuchant; vomissements d'aliment ou de masses jaunâtres; enflure de la peau avec éruption qui de rouge devient noire; respiration courte, bruyante; souvent petits ulcères gangréneux dans la gueule; enfin, convulsions et mort.

TRAITEMENT. — Le spécifique contre cette affection est :

Arsenicum, 6ᵉ dilution.

Doses. — Six à huit globules toutes les dix minutes, pendant deux heures de suite. Ce médicament en sauve *quatre-vingt-dix-neuf sur cent*. On l'administrera également comme *préservatif* aux autres porcs non atteints, à la dose de huit globules tous les matins, pendant neuf jours de suite. Il faut isoler des autres les animaux malades.

FIÈVRE FROIDE.

SYMPTÔMES. — Accablement, défaut d'appétit, tremblement de la peau et parfois aussi des membres; oreilles froides, hérissement du poil, sécheresse de la langue, battement des flancs avec respiration gênée ; pouls dur, accéléré ; émission peu abondante d'urine aqueuse, etc. Les accès n'ont rien de régulier ; ils débutent ordinairement peu de temps après que l'animal a bu, par un froid sensible auquel la chaleur succède ; cependant l'un ou l'autre de ces stades peut faire défaut.

TRAITEMENT. — Les deux principaux médicaments à administrer contre cette maladie sont :

Arsenicum album et China, 6ᵉ dilution.

Doses. — Quatre globules le matin, quatre globules à deux heures de l'après-midi, et quatre globules le soir, pour continuer ainsi pendant deux jours de suite (un jour l'un, un jour l'autre).

Si ces deux médicaments ne suffisaient pas à enlever complétement le mal, on donnerait :

Bryonia, 6e dilution.

Doses. — Trois doses de quatre globules chaque, dans la journée.

Si le frisson se déclare chez le cheval lorsqu'il passe d'une écurie chaude au grand air, on lui fera prendre :

Acidum nitri, 6e dilution.

Doses. — Cinq globules le matin et autant le soir.

Si plusieurs chevaux sont pris à la fois et d'une façon pour ainsi dire épizootique, d'un frisson fébrile après avoir mangé, il faudra leur faire prendre le remède qui suit :

Ipeca, 6e dilution.

Doses. — Quatre globules trois fois par jour, en laissant quatre heures de distance entre chaque dose, et cela, pendant deux jours.

Si le frisson se déclare après avoir bu, on donnera :

Arsenicum, 6e dilution.

Doses. — Les mêmes doses qu'*acidum nitri*.

FIÈVRE INFLAMMATOIRE.

Symptômes. — Fièvre plus ou moins vive qui accompagne presque toutes les inflammations, et dont les principaux symptômes sont l'accélération du pouls, une soif vive, l'urine rouge, en quantité plus ou moins grande, etc.

Traitement. — On donnera :

Aconitum, 6ᵉ dilution.

Doses. — Quatre globules trois fois par jour, en laissant entre chaque dose la distance d'une, ou de quatre heures, selon l'intensité de la maladie.

Si *aconitum* ne suffisait pas pour la combattre, on donnerait :

Mercurius vivus, 6ᵉ dilution.
de la même manière qu'*aconitum.*

Si la fièvre inflammatoire avait pour cause une lésion traumatique, ou si elle se développait à la suite d'une opération, il faudrait administrer :

Arnica, 6ᵉ dilution, et **Aconitum,** 6ᵉ dilution. Alternés.

Au reste, on comprendra que si la fièvre est causée par une affection interne ou externe, c'est cette affection qu'il faut combattre et non traiter isolément la fièvre qui n'est qu'un symptôme causé par ladite affection.

Chez le porc. — Symptômes. — Fièvre interne avec chaleur vive et grande soif ; soies hérissées, yeux chassieux ; respiration courte, difficile ; perte d'appétit, gueule et langue brûlantes ; souvent spasmes, convulsions du globe de l'œil, écume et grincement de dents.

Cette fièvre peut arriver à la truie après avoir mis bas.

Traitement.

Aconitum, 6ᵉ dilution.

Doses. — Quatre globules d'heure en heure, pendant trois heures :

Puis donner :

Pulsatilla et Belladona, 6ᵉ dilution.

Doses. — Une fois de l'une, une fois de l'autre, à la dose de quatre globules de deux en deux heures, pendant un jour.

FIÈVRE MUQUEUSE.

Symptômes. — Perte d'appétit, tête basse éloignée de la mangeoire ; flux de mucosités découlant du nez et des yeux ; conjonctive, membrane nasale et buccale pâle, presque décolorée ; langue couverte de mucosités d'un gris sale ; pouls mou, fréquent ; borborygmes avec émission de vents excessivement fétides ; excréments peu abondants, mélangés de mucosités blanchâtres gélatineuses ; envie, avec efforts fréquents et quelque fois inutiles, de fienter ; urine brune, muqueuse et filandreuse ; grande lassitude avec poil hérissé et maigreur excessive.

Traitement. — Donner :

Arsenicum album, 6e dilution.

Doses. — Cinq globules matin et soir, pendant deux jours.

Puis après un jour d'intervalle ou de repos, administrer :

Nux vomica, 6e dilution.

Doses. — Six globules tous les soirs pendant trois jours.

FIÈVRE NERVEUSE.

Chez le cheval. — Causes. — Cette affection procède toujours d'une fièvre inflammatoire catarrhale, ou de tout autre état fébrile. Elle dégénère aussi parfois en fièvre adynamique ou putride.

Symptômes. — Abattement, avec prostration totale des forces ; convulsions, grincement de dents. et insensibilité complète. Le plus ordinairement, les accès fébriles ont lieu le soir, et cette maladie cause de grands ravages lorsqu'elle règne épizootiquement, ce qui arrive encore fréquemment.

Traitement. — On donnera :

Bryonia, 6ᵉ dilution.

Doses. — Six globules le matin et six le soir, pendant deux jours, puis, après un jour d'intervalle, continuer s'il y a lieu de le faire.

Si *bryonia* ne suffisait pas, et s'il y avait toux fréquente et brève ; tension dans la poitrine, on administrerait :

Bryonia et **Rhus toxicodendron**, 6ᵉ dilution.

Doses. — Six globules matin et soir (un jour l'un, un jour l'autre). Alternés (on peut même donner six globules trois fois par jour).

Si ces deux médicaments n'amenaient pas au bout de deux jours une amélioration notable, on les remplacerait par :

Nux vomica et **Belladona**, 6ᵉ dilution.

Doses. — Alternés aux mêmes doses que *bryonia* et *rhus*.

S'il y avait somnolence invincible et continuelle, donner :

Belladona, 6ᵉ dilution.

Doses. — Six globules matin et soir, et si cela ne suffisait pas, donner :

Stramonium, 6ᵉ dilution.

Doses. — Les mêmes que *belladona*.

S'il y a grande faiblesse avec gémissements, bouche sèche, on donnera :

Acidum muriaticum, 6ᵉ dilution.

Doses. — Cinq globules trois fois par jour, pendant deux jours.

Si l'animal reste tranquille, sans connaissance, et qu'il y ait rétention d'urine, il faudra donner :

Arnica, 6ᵉ dilution.

Doses. — Cinq globules trois fois par jour.

S'il est atteint d'une diarrhée aqueuse, on lui fera prendre :

Arsenicum, 6e dilution.

Doses.—Cinq ou six globules matin et soir, jusqu'à effet.

Si les aliments sortent sans être digérés, on administrera :

China. 6e dilution.

Doses. — Six globules matin et soir, et si cela ne suffit pas, on donnera :

Arsenicum, 6e dilution.

Doses. — Les mêmes que *china.*

S'il y a grande agitation avec yeux étincelants et regards farouches, on fera prendre :

Hyoscyamus et **Belladona,** 6e dilution.

Doses. — Quatre globules de deux en deux heures (une fois de l'une, une fois de l'autre).

Si l'animal était étendu sans mouvement, avec pouls petit et intermittent, crottins durs ou constipation absolue, on donnerait :

Opium, 6e dilution.

Doses. — Six globules matin et soir, jusqu'à cessation de ces symptômes.

S'il y avait des convulsions partielles, il faudrait donner :

Stramonium, 6e dilution.

Doses. — Trois globules de deux en deux heures, jusqu'à cessation des crises ;

S'il y avait diarrhée ou constipation avec extrémités froides, on ferait prendre :

Veratrum, 6e dilution.

Doses. — Quatre globules toutes les quatre heures, pendant un jour seulement.

Chez le bœuf et la vache. — SYMPTÔMES.—Perte

de l'appétit et des forces ; tristesse ; langue, bouche et nez très-secs; convulsions dans les membres; chancellement et chute : l'animal reste sur la litière et refuse de boire.

De prime abord, les déjections sont sèches, mais peu après elles deviennent presque liquides, et les aliments sont rendus non digérés. Langue sale, avec salivation d'une odeur infecte, et mouvement fébrile le soir.

TRAITEMENT. — On donnera :

Bryonia, 6ᵉ dilution.

Doses. — Dix globules matin et soir, jusqu'à amendement des symptômes.

S'il y a grande faiblesse, gémissements et sécheresse de la bouche, donner :

Acidum muriaticum, **Bryonia**, 6ᵉ dilution.

Doses. — Alternés; un jour l'un, un jour l'autre, aux mêmes doses.

Si l'animal est étendu sans mouvement et sans connaissance, donner :

Arnica, 6ᵉ dilution.

Doses. — Sept globules, trois fois par jour, jusqu'à disparition de ces symptômes.

S'il se produit des convulsions partielles, avec agitation et regard farouche, donner :

Belladona et **Hyoscyamus**, 6ᵉ dilution.

Doses. — Six globules trois fois par jour, jusqu'à effet (un jour l'une, un jour l'autre).

Si les excréments sont diarrhéiques ou aqueux, administrer :

Arsenicum, 6ᵉ dilution.

Doses. — Dix globules matin et soir, jusqu'à changement.

S'il y a diarrhée avec extrémités froides, administrer :

Veratrum, 6ᵉ dilution.

Doses. — Dix globules matin et soir, pendant un ou deux jours.

S'il y a lientérie (aliments rendus non digérés), administrer :

China et **Sulfur**, 6ᵉ dilution.

Doses. — Dix globules, matin et soir (un jour l'une, un jour l'autre). Alternés.

S'il y a forte salivation, donner :

Helleborus niger, 6ᵉ dilution.

Doses. — Dix globules matin et soir.

Si cela ne suffit pas pour la faire cesser, donner de la même manière et aux mêmes doses :

Mercurius vivus, 6ᵉ dilution.

Si, une fois guéri, le bœuf reste faible, on lui fera prendre :

Veratrum, 6ᵉ dilution.

Doses. — Huit globules matin et soir, pendant deux jours.

Quel que soit le médicament réclamé par tel ou tel symptôme, il faut, tant que dure la fièvre, l'alterner toujours avec *bryonia* (un jour l'un, un jour l'autre).

Chez le chien. — Symptômes. — Prostration des forces, grande soif, agitation, perte d'appétit; battements du cœur à peine sensibles; tête chaude, yeux troubles, aboiements, hurlements, gémissements et convulsions; excréments et sueur d'une odeur fétide.

Causes. — Cette maladie dont l'issue est souvent funeste, a pour causes principales : un grand échauffement, des efforts considérables, la viande gâtée prise avec excès, ou la chair d'animaux morts de maladies pestilentielles, etc.

11.

Traitement. — On donnera :

Natrum muriaticum, 6ᵉ dilution.

Doses. — Sept globules administrés le matin, tous les deux jours seulement, pendant six jours.

Puis donner :

China, 6ᵉ dilution.

Doses. — Sept globules tous les matins, pendant trois jours de suite.

Dès le début, donner à l'animal une bonne couche de paille fraîche et de bonne eau à boire.

FIÈVRE DE PARTURITION.

Chez la vache. — Cette maladie excessivement grave survient surtout chez les vaches grasses, un ou plusieurs jours après la mise bas.

Causes. — Une parturition difficile, un mauvais régime, un refroidissement, etc.; elle s'accompagne le plus souvent de péritonite, d'entérite et de métrite.

Symptômes. — Perte d'appétit et absence de rumination; tristesse, tremblement, soif, agitation des membres postérieurs et chancellement; l'animal cherche à se coucher, mais il se relève aussitôt, à cause des douleurs du ventre et de la tuméfaction des parties génitales. Ensuite, paralysie du train de derrière, mugissements, plaintes, affaissement des mamelles, suppression du lait; oreilles, cornes et pieds froids; yeux fixes et regard farouche, tuméfaction du ventre et des mamelles avec chaleur; écoulement d'un ichor fétide par la vulve, à cause de l'arrière-faix qui, ordinairement, est resté dans la matrice; puis, mort.

Ces symptômes marchant avec rapidité, il faut agir de même.

Traitement. — On donnera :

Aconitum, 6e dilution.

Doses. — Huit globules de demi-heure en demi-heure, pendant trois heures de temps. (Ce remède amène un grand calme.)

Donner ensuite :

Pulsatilla et **Nux vomica**, 6e dilution.

Doses. — Huit globules toutes les heures, pendant huit heures (une fois de l'une, une fois de l'autre).

Si cela fait du bien, les continuer pendant le même temps.

Si le ventre est très-douloureux et enflé, donner :

Belladona, 6e dilution.

Doses. — Huit globules de deux heures en deux heures, jusqu'à effet :

Si le placenta est retenu dans la matrice, donner :

Belladona et **Pulsatilla**, 6e dilution.

Doses. — Huit globules de deux en deux heures (une fois de l'une, une fois de l'autre).

Si, l'animal allant mieux, la sécrétion du lait ne se faisait plus, il faudrait donner :

Chamomilla, 6e dilution.

Doses. — Huit globules de deux en deux heures, jusqu'à effet.

Contre la paralysie du train de derrière, on fera prendre :

Nux vomica, 6e dilution.

Doses. — Sept globules trois fois par jour.

Si, au bout de deux jours, elle ne cédait pas (ce qui est rare), donner :

Rhus toxicodendron, 6e dilution.

Doses. — De la même manière et aux mêmes doses que *nux*.

FIÈVRE PUTRIDE.

Chez le cheval. — Symptômes. — Au début, le poil de l'animal commence à se piquer ; frissons fébriles légers ; pouls petit, mou et accéléré ; violents battements de cœur ; plus tard, le cheval devient triste, abattu ; il y a perte d'appétit, tête basse, œil terne, chassieux et à demi fermé ; bouche chaude, pleine de salive et oreilles froides ; langue couverte d'un mucus jaunâtre ; respiration courte, accélérée et difficile ; haleine chaude, fétide ; matières molles et infectes. Le cheval gratte des pieds de devant, mais ne frappe jamais de ceux de derrière ; il se couche à chaque instant, pour bientôt ne plus se relever. Bientôt on voit sur diverses parties de son corps (surtout aux cuisses), des tumeurs renfermant un ichor jaunâtre ; dans certains cas, il y a tuméfaction considérable de la tête, avec écoulement par la bouche et le nez d'un liquide muqueux et infect de couleur jaunâtre. La prostration augmente de plus en plus, et la mort arrive lorsque les jambes enflent.

Traitement. — Cette maladie étant contagieuse, il faut d'abord isoler immédiatement l'animal dès que l'affection débute ; puis, on administrera :

Ipeca, 6e dilution.

Doses. — Six globules répétés trois fois par jour, en laissant trois jours de distance entre chaque dose.

Au bout de vingt-quatre heures d'usage de ce médicament, on le cessera pour donner :

Arsenicum, 6e dilution.

Doses. — Les mêmes, données de la même manière qu'*Ipeca*, pendant quarante-huit heures.

Si, au bout de ce temps, *arsenicum* ne produit pas une grande amélioration, ou si la maladie est déjà bien développée, on le remplacera par :

Natrum muriaticum, 6ᵉ dilution.

Doses. — Sept globules matin et soir, pendant quatre à cinq jours de suite, pour en continuer l'usage, si cela est nécessaire. Ce même médicament se donnera également aux chevaux sains, en temps d'épidémie, comme *préservatif*; on leur en donnera sept globules, tous les deux ou trois jours, tant que l'épidémie durera.

Si, malgré de l'amélioration, il restait une grande faiblesse, on donnerait :

China, 6ᵉ dilution.

Doses. — Six globules matin et soir, pendant trois jours.

Si les tumeurs suppurent, et sont lentes à disparaître, on fera prendre :

Tuya, 6ᵉ dilution.

Doses. — Six globules matin et soir, pendant trois jours.

Puis :

Sulfur, 6ᵉ dilution.

Doses. — Six globules matin et soir, pendant trois jours; ensuite, cesser *tuya*, et donner seul pendant un mois :

Sulfur.

Doses. — Cinq globules tous les jours.

FIÈVRE TUBERCULEUSE.

Symptômes. — L'animal tombe spontanément malade, et l'on voit apparaître sur son corps des tubercules de diverses grosseurs, à bords nettement dessinés, ressemblant à l'urticaire qui se développe chez l'homme. Il tremble, est triste, a les yeux larmoyants, la bouche chaude, la sécrétion salivaire très-abondante et ne mange pas ; plus tard, si la maladie dure pendant un certain temps, les tubercules disparaissent subitement, ou bien s'aplatissent, se dépriment, et se transforment en tumeurs œdémateuses, compliquées d'une énorme enflure des jambes.

TRAITEMENT. — Contre cette maladie, qui n'est pas sans danger, on donnera :

Aconitum, 6e dilution.

Doses. — Cinq globules d'heure en heure, pendant une demi-journée. Ce médicament diminue énormément le volume des tubercules, et fait disparaître les symptômes inflammatoires.

L'appétit étant revenu, on administrera alors à l'animal :

Rhus toxicodendron, 6e dilution.

Doses. — Six globules le matin, et autant le soir, pendant un jour seulement ; ces deux doses suffisent presque toujours pour détruire complétement la maladie.

Quand le mal est ancien, que les tubercules se sont affaissés, et surtout, si en même temps, il existe un œdème des jambes, le meilleur médicament à administrer est :

Arsenicum, 6e dilution.

Doses. — Cinq globules, matin et soir, tous les deux jours seulement, jusqu'à effet voulu.

Si l'on était assuré que la cause du mal provienne

d'un refroidissement, il faudrait donner de prime abord :

Dulcamara, 6e dilution.

Doses. — Six globules trois fois par jour, pendant un jour, puis reprendre le traitement ci-dessus dans le cas où *dulcamara* n'amènerait pas du mieux ; dans le cas contraire, on redonnerait *dulcamara*.

FISTULE (EN GÉNÉRAL).

SYMPTÔMES. — Ulcération s'enfonçant plus ou moins dans les tissus, s'y creusant des clapiers, et attaquant les muscles, les ligaments et même les os.

On distingue :

La *fistule à l'anus;* survenant quelquefois après l'opération de la queue à l'anglaise.

La *fistule à la couronne,* la *fistule scrotale;* survenant après la castration, quand l'épididyme n'a pas été enlevé complétement.

La *fistule dentaire;* siégeant à la racine d'une dent cariée, et aboutissant presque toujours au bord inférieur de la mâchoire du bas et presque jamais à celle du haut.

La *fistule au garrot* (voyez *Garrot*).

La *fistule salivaire;* prenant naissance à l'endroit où le canal passe sur le bord de la mâchoire, et donnant constamment issue à une grande quantité de salive limpide et claire.

La *fistule veineuse :* arrivant après une saignée mal faite.

TRAITEMENT. — On donnera :

Pulsatilla et **Silicea**, 6e dilution.

Doses. — Alternés entre eux (tous les six jours l'un,

tous les six jours l'autre) sont les deux principaux médicaments, contre toute espèce de fistule ou ulcère fistuleux. On les administrera dans les cas récents, à la dose de quatre globules, trois fois par jour, pour l'espèce chevaline, canine et porcine ; et à la dose de six globules, trois fois par jour, chez le bœuf, le mouton et la chèvre.

Dans les cas chroniques, la dose est pour les premières espèces d'animaux cités plus haut, de six globules matin et soir ; et pour les secondes, de dix globules, matin et soir, toujours donnés de six en six jours.

FISTULE A L'ANUS.

Chez le cheval. — On peut quelquefois confondre les fistules à l'anus, avec les abcès du rectum qui s'ouvrent dans l'intestin même ; mais, pour éviter ce faux diagnostic, il suffira de se rappeler que ces fistules excessivement rares chez le cheval, ne s'observent guère qu'à la suite d'opérations chirurgicales, surtout celle dite, *Queue à l'anglaise*, quand la première incision a été faite trop près de l'anus.

SYMPTÔMES. — On les divise en complètes et incomplètes ; les premières ont deux ouvertures : l'une dans le rectum, et l'autre au dehors. Les secondes n'en ont qu'une seule, se terminant en cul-de-sac dans l'épaisseur du tissu cellulaire qui entoure l'anus.

TRAITEMENT. — Celui décrit à l'article *Fistule* (*en général*).

FISTULE A LA COURONNE.

SYMPTOMES. — Tumeurs situées à la paroi interne de

la couronne, dont le centre donne écoulement à une matière sanieuse et fétide, sortant par un canal fistuleux de plusieurs centimètres de profondeur. L'animal boite dès qu'on lui fait prendre le trot, ne s'appuie que sur la pointe du sabot, et a les jambes plus ou moins enflées au-dessus de l'articulation du pied.

TRAITEMENT. — On donnera :

Lachesis, 6e dilution.

Doses. — Cinq globules, matin et soir, jusqu'à guérison.

C'est le médicament spécifique à employer contre cette affection opiniâtre, qui peut durer des années, si elle est mal soignée.

Les atteintes à la couronne se traiteront au moyen d'*eau arniquée* à l'extérieur, tout en empêchant, au moyen de linges, les corps étrangers de pénétrer dans la plaie.

FISTULE DE LA JUGULAIRE. Voyez **Jugulaire.**

FISTULE AU NEZ.

Chez le cheval. — CAUSES. — Cette affection, arrivant surtout chez les chevaux, reconnaît pour cause, une plaie qui s'étend jusqu'aux os ; cette ulcération a le plus ordinairement son siége aux parties latérales du nez.

TRAITEMENT. — Dès qu'une plaie se manifeste en cette partie, on doit la traiter promptement, au moyen de *arnica* ou *symphytum* (eau arniquée en lotions et injections); car, autrement, les os deviennent le siége d'une tumeur de volume variable, percée d'une étroite ouverture par laquelle s'écoule une sanie plus ou moins épaisse.

Pulsatilla, 6ᵉ dilution.

Doses. — Cinq globules matin et soir, pendant un jour.

Attendre ensuite cinq jours, puis donner :

Silicea, 6ᵉ dilution.

Doses. — Cinq globules matin et soir, pendant un jour.

Attendre ensuite cinq jours, et donner :

Pulsatilla, 6ᵉ dilution.

Doses. — Comme il vient d'être dit, pour continuer ainsi, jusqu'à guérison.

FISTULE SALIVAIRE.

Traitement. — On donnera :

Belladonn, 6ᵉ dilution.

Doses. — Six globules matin et soir. (Voyez *Abcès* et *Suppuration.*)

FLATUOSITÉS. Voyez **Coliques.**

FLUX IMMODÉRÉ DE L'URINE. Voyez **Diabète.**

FLUXION ACRIMONIEUSE

Chez les chiens. — Causes. — Elle provient d'un principe morbide interne, et amène des ulcérations de la peau, dans diverses parties du corps.

Symptômes. — Au début, plaques rouges, dépourvues de poils, laissant suinter une humeur corrosive, puis, se transformant en ulcères opiniâtres.

Traitement. — On donnera :

Arsenicum et Asa fœtida, 6ᵉ dilution.

Doses. — Six globules matin et soir, en l'alternant tous les six jours seulement. Ainsi, donner six globules, *arsenicum*, matin et soir, pendant un jour seulement;

puis, attendre six jours, et donner six globules *asa fœtida*, matin et soir, pendant un jour également ; puis, attendre six jours, et donner *arsenicum*, pour continuer de même jusqu'à guérison.

FLUXION LUNATIQUE OU PÉRIODIQUE DES YEUX. Voyez **Ophthalmie périodique.**

FLUXION DE POITRINE. Voyez **Pneumonie.**

FOIE (INFLAMMATION DU). Voyez **Hépatite.** — **FOIE POURRI.** Voyez **Pourriture.**

• **FONGUS.**

Chez le cheval. — Indurations de la peau ou du tissu cellulaire, qui surviennent particulièrement aux parties du corps exposées à une pression plus ou moins violente, produite par les harnais.

TRAITEMENT. — Si ces tumeurs se développent au garrot, on administrera :

Arsenicum et **Chamomilla**, 6ᵉ dilution.

Doses. — Cinq globules matin et soir, jusqu'à effet. Tous les deux jours l'un, tous les deux jours l'autre, et on les lotionnera deux fois par jour, avec *l'eau arniquée*.

Contre ces tumeurs, se développant tout autre part qu'au garrot, on fera prendre :

Arsenicum, 6ᵉ dilution.

Doses. — Cinq ou six globules matin et soir, pendant trois jours.

Puis, après quatre jours de repos ou d'intervalle, on redonnera encore cette même dose, pendant trois jours ; puis, après quatre jours de repos, continuer de même, tout en faisant également des lotions à *l'eau arniquée*.

Arsenicum convient surtout, lorsque les tumeurs menacent de prendre un mauvais caractère ; dans ce cas, au lieu de les arroser avec l'*eau arniquée*, on les lotionnera avec la teinture mère d'*arsenicum*, à la dose de deux gouttes par cuillerée d'eau.

Si ces tumeurs venaient à s'ouvrir, on les traiterait comme il est dit à l'article *Abcès* (voyez ce mot).

Contre les excroissances fongueuses du pied, on administrera :

Sepia, 6e dilution.

Doses. — Cinq globules tous les matins, pendant une semaine ; puis, après cinq jours de repos, redonner ce médicament à la dose de quatre globules matin et soir, pendant une semaine encore. Laisser ensuite six jours d'intervalle, et recommencer à donner *Sepia*, comme il vient d'être dit.

FONGUS AUX CORNES.

Chez le bœuf. — Tumeurs fongueuses que le frottement de la chaîne fait souvent naître à la base des cornes.

TRAITEMENT. — On donnera :

Tuya, 6e dilution.

Doses. — Huit globules matin et soir, pendant deux ou trois jours ;

Puis, attendre une semaine, et redonner une semblable dose ; pour, après six jours de repos, continuer le même traitement, jusqu'à effet.

Contre les fongosités d'*un rouge feu*, on fera prendre :

Phosphorus, 6e dilution.

Doses. — Les mêmes, et de la même manière que *Tuya*.

Contre les *tumeurs au garrot* et les *excroissances* survenant près des onglons, on suivra le même traitement que celui indiqué pour le cheval, dans ces diverses régions.

FONGUS AU GENOU.

Chez le cheval ou le bœuf. — CAUSES. — Cette affection est ou la suite d'une contusion, ou l'effet d'un principe morbide interne.

TRAITEMENT. — Si le fongus est l'effet d'une contusion, on donnera :

Arnica, 6e dilution.

Doses. — Une dose de quatre à six globules de six en six heures, pendant trois jours, et on fera des lotions d'*eau arniquée* (trois fois par jour.)

Si la tumeur est lardacée, donner :

Baryta carbonica, 6e dilution.

Doses. — Les mêmes doses qu'*arnica*.

Si le fongus dégénère pendant le traitement en une tumeur volumineuse, brûlante et tendue, on donnera :

Bryonia et **Chamomilla**, 6e dilution.

Doses. — Quatre globules, trois fois par jour (un jour l'une, un jour l'autre), jusqu'à disparition de la tumeur.

Si le fongus a l'aspect d'une tumeur enksytée, il faudra donner :

Calcarea carbonica, 6e dilution.

Doses. — Quatre globules de quatre en quatre heures, pendant un jour ; puis, attendre quatre jours, et recommencer le traitement.

S'il y a induration, on prescrira :

Conium et **Ledum**, 6e dilution.

Doses. — Six globules matin et soir (tous les deux jours l'un, tous les deux jours l'autre).

Si, sur un point quelconque, le fongus commence à suinter, on donnera :

Silicea, 6ᵉ dilution.

Doses. — Cinq globules matin et soir, tous les trois jours seulement.

Dès que le fongus aura disparu, on fera prendre :

Sulfur, 6ᵉ dilution.

Doses. — Quatre globules matin et soir, pendant deux jours, et on cessera tout traitement.

FORGER.

On désigne ainsi les atteintes que peut se donner un cheval, par suite du heurt de la pince des pieds de derrière contre les éponges des fers des pieds antérieurs, ce qui les expose à se déferrer et à se blesser.

TRAITEMENT. — Ces blessures n'exigent que l'application externe de l'*eau arniquée*, deux ou trois fois par jour, et il va sans dire, qu'on doit chercher à remédier à ce défaut du cheval, afin de ne pas avoir continuellement des récidives.

FORME.

SYMPTÔMES. — Tumeur de nature osseuse, siégeant à la couronne du pied, et pouvant même occuper les quatre pieds à la fois; cette affection entraîne presque toujours la claudication.

CAUSES. — Une extension forcée des ligaments articulaires, une luxation, ou un faux pas. Elle peut de même provenir d'un vice interne et être héréditaire.

Traitement. — Le moyen principal pour faire cesser la claudication est :

Rhus toxicodendron, 6ᵉ dilution.

Doses. — Six globules tous les matins, pendant une semaine environ.

Si, après son emploi, il reste encore de la tuméfaction, on donnera :

Iodium et **Calcarea,** 6ᵉ dilution.

Doses. — Quatre globules matin et soir, pendant quatre jours (un jour l'un, un jour l'autre).

Puis on laissera trois jours d'intervalle, et s'il y a du mieux, on continuera de même ; mais si nulle amélioration ne se prononce, on administrera aux mêmes doses, et de la même manière :

Arnica et **Lycopodium,** 6ᵉ dilution.

Puis, s'il est nécessaire, c'est-à-dire, si ces deux derniers médicaments ne produisent nul effet, donner :

Phosphorus et **Mercurius solubilis,** 6ᵉ dilution.

Doses. — Les mêmes et de la même manière que *Iodium* et *Calcarea.*

FOULURE.

Traitement. — Administrer :

Arnica, 6ᵉ dilution.

Doses. — Six globules matin et soir, pendant trois jours, avec lotions d'*eau arniquée* à l'extérieur.

Puis, laisser deux jours de repos, et donner :

Rhus toxicodendron, 6ᵉ dilution.

Doses. — De la même manière qu'*arnica.*

En même temps, on fera des lotions externes de *teinture mère de Rhus,* à la dose de deux gouttes de teinture par cuillerée d'eau. Revenir ensuite à *Arnica*, après deux jours d'intervalle, et continuer à alterner ainsi ces deux médicaments, jusqu'à guérison.

FOURBURE.

SYNONYMIE. — Fourbissure, fourbature.

Inflammation des muscles, tendons, ligaments articulaires, et même de l'extrémité des os et de la chair des pieds de devant (plus rarement de ceux du derrière).

CAUSES. — Les aliments échauffants et de difficile digestion, les refroidissements subits et les fatigues excessives.

SYMPTÔMES. — Fièvre plus ou moins vive ; tristesse ; perte d'appétit ; roideur dans les mouvements avec vives douleurs en levant les membres ; traînement difficile des pieds, ce qui fait que l'animal avance avec peine, et recule plus difficilement encore ; au repos, il rapproche ses quatre pieds les uns des autres, et ne quitte pas facilement cette attitude.

TRAITEMENT. — Le traitement de cette affection varie selon les causes ; on en reconnaît quatre, qui sont : 1° *la fourbure occasionnée par refroidissement brusque ;* 2° *la fourbure par excès de fatigue ;* 3° *la fourbure par excès de nourriture ;* 4° *la fourbure chronique.*

1° FOURBURE PAR REFROIDISSEMENT. — S'il y a paralysie avec symptômes inflammatoires, donner :

Aconitum, 6ᵉ dilution.

Doses. — Cinq globules trois fois par jour, en laissant quatre heures d'intervalle entre chaque dose ; ce médicament s'administrera pendant trois jours de suite.

S'il survient des symptômes fébriles (frissons), après que l'animal a bu froid, donner :

Arsenicum, 6e dilution.

Doses. — Cinq globules, trois fois par jour, pendant deux jours.

S'il y a eu refroidissement, à la suite de la sueur, avec paralysie des jambes, donner :

Bryonia, 6e dilution.

Doses. — Cinq globules trois fois par jour, pendant deux jours. (Ce médicament doit se donner immédiatement.)

S'il y a eu refroidissement à la suite d'un violent exercice, il faudra administrer :

Veratrum album, 6e dilution.

Doses. — Les mêmes et de la même manière que les précédents.

Si, indépendamment des autres symptômes, il y a tremblement du corps, et que les pieds se lèvent alternativement, il faudra faire prendre :

Staphisagria, 6e dilution.

Doses. — Six globules matin et soir, pendant deux ou trois jours.

S'il y a paralysie des genoux, donner :

Conium, 6e dilution.

Doses. — Les mêmes et de la même manière que *staphis.*

S'il y a de fortes douleurs dans les pieds, administrer :

Rhus toxicodendron, 6e dilution.

Doses. — Cinq globules matin et soir, pendant trois jours.

Si la sole est douloureuse, donner :

Arsenicum, 6e dilution.

Doses. — Quatre globules matin et soir, pendant deux ou trois jours.

Si le mal est ancien, administrer :

Aconitum et **Nux vomica**, 6e dilution.

Doses. — Six globules matin et soir, pendant quatre jours (un jour l'un, un jour l'autre).

Laisser ensuite trois jours de repos, puis donner :

Petroleum et **Tuya**, 6e dilution.

Doses. — Les mêmes et de la même manière qu'*aconitum et nux*.

Puis, après trois jours de repos, redonner *aconitum et nux*, pour continuer ainsi, jusqu'à effet.

2° Fourbure par excès de fatigue. — Si l'animal s'arrête brusquement, respire profondément à plusieurs reprises ; s'il a l'haleine chaude et le pouls accéléré, il faudra lui donner :

Aconitum, 6e dilution.

Doses. — Six globules trois fois par jour, de quatre en quatre heures.

Si le pouls est faible, s'il a la tête basse et les jambes écartées, donner :

Opium, 6e dilution.

Doses. — De la même manière qu'*aconitum*.

Si *opium* ne réussit pas, donner :

Coffea cruda, 6e dilution.

Doses.— Cinq globules de deux en deux heures.

Si les jambes sont roides, avec inflammation de la chair des pieds, donner :

Arnica, 6e dilution.

Doses. — Cinq globules de quatre en quatre heures.

Si les pieds sont douloureux, administrer :

Rhus toxicodendron, 6ᵉ dilution.

Doses. — Six globules matin et soir, pendant deux ou trois jours.

Si le ventre est troussé et si l'animal refuse de manger, ou s'il a une toux sèche, on lui fera prendre :

Nux vomica, 6ᵉ dilution.

Doses. — Six globules matin et soir, pendant un ou deux jours.

Si les pieds sont froids, administrer :

China, 6ᵉ dilution.

Doses. — Cinq globules trois fois par jour, jusqu'à effet.

S'il y a une forte fièvre par suite d'une violente inflammation des pieds ; donner :

Aconitum, 6ᵉ dilution.

Doses. — Quatre globules d'heure en heure, pendant une demi-journée.

Puis, donner :

Rhus toxicodendron, 6ᵉ dilution.

Doses. — Quatre globules de deux en deux heures, pendant l'autre demi-journée.

On entourera en même temps les sabots de linges imbibés *d'eau arniquée.*

3° FOURBURE PAR EXCÈS DE NOURRITURE. — Donner :

Aconitum et Arsenicum, 6ᵉ dilution.

Alternés, toutes les trois heures l'un, toutes les trois heures l'autre, à la dose de quatre globules, jusqu'à concurrence de douze globules de l'un et douze globules de l'autre.

S'il y a roideur des jambes et inflammation des pieds, donner :

Arnica, 6e dilution.

Doses. — Comme il est dit à l'article *Fourbure par excès de fatigue.*

Si l'hydrathe survient, il faudra administrer :

Bryonia, 6e dilution.

Doses. — Quatre globules de deux en deux heures.

S'il y a ventre troussé, paralysie et refus de manger, donner :

Nux vomica, 6e dilution.

Doses. — Comme il a été dit à l'article *Fourbure par excès de fatigue.*

Consultez du reste, pour les symptômes à traiter, ce qui a été dit dans les paragraphes précédents.

4° FOURBURE CHRONIQUE. — Donner :

Calcarea et **Sulfur,** 6e dilution.

Doses. — Six globules tous les matins, pendant douze jours (tous les trois jours l'un, tous les trois jours l'autre).

Puis, après une semaine de repos ou d'intervalle, redonner ces mêmes médicaments.

S'il était survenu, par suite de négligence, de grands désordres dans les pieds, il faudrait, après avoir administré *calcarea* et *sulfur*, comme il a été dit, donner :

Arnica et **Arsenicum,** 6e dilution.

Doses. — Les mêmes doses, de la même manière, et pendant le même nombre de jours que *calcarea* et *sulfur*.

Puis, après la semaine d'intervalle, donner :

Petroleum, 6e dilution.

Doses. — Six globules matin et soir, pendant trois jours.

Puis, après trois jours d'intervalle, recommencer par *calcarea* et *sulfur*, et ensuite *arnica* et *arsenicum ;* puis continuer de *même*, jusqu'à passable amélioration, quand la guérison est impossible.

(Voyez pour les inflammations causées par la fourbure, les articles *Inflammations* et *Fièvre inflammatoire.*)

Chez le porc. — Causes. — Les mêmes que celles décrites chez le cheval ; un excès de nourriture peut aussi y contribuer.

Symptômes. — Roideur telle dans les muscles, que l'animal peut à peine se traîner ; dos également rigide, ainsi que la gueule, qui ne s'ouvre qu'avec peine ; perte d'appétit, et refus de sortir de son toit.

Traitement. — On donnera :

Aconitum et **Bryonia**, 6ᵉ dilution.

Doses. — Six globules trois fois par jour, pendant quatre jours de suite (un jour l'un, un jour l'autre).

Si cela ne suffit pas, on donnera :

Belladona et **Chamomilla**, 6ᵉ dilution.

Doses. — Les mêmes et de la même manière qu'*aconitum* et *bryonia*.

S'il y a paralysie, refus de manger, ventre tendu et enflé, donner :

Nux vomica, 6ᵉ dilution.

Doses. — Six globules matin et soir, pendant deux jours.

On peut aussi donner utilement :

Dulcamara et **Opium**, 6ᵉ dilution.

12.

Doses. — Comme *belladona* et *chamomilla.*

Chez le chien. — SYMPTÔMES. — Les mêmes que ceux décrits chez le porc.

TRAITEMENT. — On donnera :

Aconitum, et **Bryonia**, 6ᵉ dilution.

Doses. — Quatre globules trois fois par jour, en les alternant (un jour l'un, un jour l'autre) jusqu'à effet voulu.

Si la fourbure a été précédée d'une grande fatigue, il faudra administrer au premier abord :

Rhus toxicodendron, 6ᵉ dilution.

Doses. — Quatre globules trois fois par jour, pendant deux jours de suite.

Puis, s'il n'est pas guéri, donner :

Aconit et **Bryone**, 6ᵉ dilution.

Doses. — Comme il est dit plus haut.

FOURCHET.

Chez les bêtes à laine.—SYMPTÔMES.—Le fourchet s'annonce par une claudication particulière, provenant de ce que des corps étrangers se sont introduits dans le canal biflexe situé au-dessus de l'extrémité antérieure de l'intervalle compris entre les onglons. De cet accident résultent une inflammation et une tumeur due à une sérosité qui s'accumule dans le canal par l'extrémité antérieure duquel elle ne peut trouver une issue, et, comme nous l'avons dit, il en résulte une claudication des plus prononcées.

TRAITEMENT. — Il est très-simple; il faut d'abord enlever le corps étranger, comprimer la tumeur afin de la vider ; bien laver ensuite la partie avec de l'eau froide, et l'entourer d'une compresse imbibée d'*eau arniquée,* qu'on humectera de temps en temps de ce remède, lorsqu'elle séchera.

FOURCHETTE (ABCÈS A LA).

SYMPTÔMES. — Inflammation, gonflement, et quelquefois paralysie du paturon; manifestation de douleurs vives dans la sole avec brûlement; dans ce dernier cas, c'est un signe de la prochaine ouverture de l'abcès; et alors, il est bon d'y aider au moyen d'une incision.

TRAITEMENT. — Au début, afin de prévenir la formation de l'abcès, on fera prendre :

Squilla et **Arsenicum**, 6ᵉ dilution.

Doses. — Quatre globules de quatre en quatre heures, pendant douze heures seulement (une fois de l'une, une fois de l'autre); puis, laisser la nuit d'intervalle et recommencer le lendemain, pour continuer jusqu'à effet voulu. Mais si la formation purulente a nécessité l'ouverture de l'abcès, il faudra donner à l'animal *squilla* et *sulfur*, 6ᵉ dilution; alternés, un jour l'une, un jour l'autre, à la dose de quatre globules matin et soir, jusqu'à cicatrisation.

FOURCHETTE (POURRITURE, SUINTEMENT, SUPPURATION DE LA .

SYMPTÔMES. — Écoulement fétide et caractéristique de cette affection, qui se rattache à un vice psorique qu'il faut combattre. Les chevaux à pieds plats, à fourchettes volumineuses, y sont très-prédisposés.

TRAITEMENT. — On donnera :

Spiritus sulfuris, 3ᵉ dilution.

Doses. — Quatre globules matin et soir, pendant huit jours.

Si, au bout de ce temps, nulle amélioration ne se produisait, on donnerait après deux jours d'intervalle :

Phosphori acidum, 6e dilution.

Doses. — Les mêmes et de la même manière que *spiritus sulfuris*.

S'il y avait de l'inflammation, on administrerait :

Squilla, 6e dilution.

Doses. — Quatre globules matin et soir, pendant trois ou quatre jours.

Puis, on donnerait :

Spiritus sulfuris ou **Phosphori acidum**.

Doses. — Comme il a déjà été dit.

Si, outre la pourriture de la fourchette, il y avait encore des eaux aux jambes, on donnerait :

Tuya, 6e dilution.

Doses. — Quatre globules matin et soir, pendant trois jours.

Puis, après avoir laissé deux jours de repos ou d'intervalle, on ferait prendre :

Spiritus sulfuris, 6e dilution.

Doses. — Les mêmes et de la même manière que *Tuya.*

On continuerait l'administration de ces deux médicaments alternés jusqu'à guérison.

FOURREAU (GONFLEMENT DU).

Affection particulière aux chevaux, difficile à guérir quand une fois elle passe à l'état d'induration.

SYMPTÔMES. — Gonflement et chaleur du fourreau,

avec impossibilité d'uriner ; souvent la tuméfaction s'étend jusqu'aux bourses, ou bien le fourreau présente une éruption de boutons ou quelques fics isolés.

Traitement. — Contre le simple gonflement du fourreau, on administrera :

Belladona, 6e dilution.

Doses. — Six globules matin et soir, pendant deux ou trois jours.

S'il y a chaleur vive, on alternera un jour l'un, un jour l'autre, les médicaments suivants :

Bryonia, 6e dilution, et **Belladona**, 6e dilution.

Doses. — Les mêmes que *belladona*.

Si le gonflement est survenu subitement, on donnera de prime abord :

Camphora, 6e dilution.

Doses. — Six globules toutes les trois heures, pendant un jour seulement, et si le gonflement n'est pas disparu, on donnera, le lendemain, *belladona*, comme il a été dit plus haut.

Si, le gonflement du fourreau est la suite de la castration, il faudra donner à l'animal :

Rhus et **Sulfur**, 6e dilution.

Doses. — Six globules matin et soir, pendant deux ou trois jours (un jour l'un, un jour l'autre).

Si outre le gonflement du fourreau, les bourses étaient également tuméfiées, on ferait prendre :

Conium, 6e dilution.

Doses. — Six globules matin et soir, pendant trois jours.

Si de petits boutons survenaient au fourreau, on donnerait :

Agaricus, 6e dilution.

Doses. — Six globules matin et soir.

S'il y avait strangurie, on administrerait :

Cannabis et **Cantharis**, 6e dilution.

Doses. — Quatre globules toutes les trois heures, jusqu'à effet (une fois de l'un, une fois de l'autre).

FRACTURES.

Chez le bœuf. — Les fractures qui peuvent se rencontrer le plus fréquemment chez les bêtes bovines, sont celles des cornes et des os des iles (os iliaques).

La fracture d'une ou des deux cornes, amène presque toujours une forte hémorrhagie qu'il est important d'arrêter ; quant à la fracture des os iliaques, cet accident amène rarement des suites fâcheuses.

TRAITEMENT. — Lorsqu'une corne est fracturée, on étanchera le sang, on lavera la plaie, on arrêtera l'hémorrhagie au moyen de fomentations continues d'*eau arniquée*, et quelquefois on pourra faire reprendre la corne en la remettant sur-le-champ en place, et fixant l'animal à un pieu, de façon à ce qu'il ne puisse se frotter la tête contre un corps quelconque, et qu'il soit complétement isolé. On lui administrera de suite :

Arnica, 6e dilution.

Doses. — Dix globules de quatre en quatre heures, pendant un jour.

Puis ensuite :

Symphytum et **Squilla**, 6e dilution.

Doses. — Dix globules matin et soir, pendant quatre jours (un jour l'un, un jour l'autre).

Pour opérer la réunion de la corne brisée, il faut que

cette dernière soit encore chaude. Si la réunion est impossible, surtout la corne étant déjà froide, il faut envelopper le moignon avec des linges imbibés d'*eau arniquée*, que l'on renouvellera de trois en trois heures, et faire prendre :

Arnica, 6ᵉ dilution.

Doses. — Dix globules matin et soir, pendant un jour seulement, puis, après avoir laissé un jour de repos ou d'intervalle, redonner cette même dose, pour continuer ainsi de deux en deux jours, pendant douze jours.

Si l'os avait été aussi fracturé, on donnerait :

Symphytum, 6ᵉ dilution.

Doses. — Les mêmes et de la même manière qu'*arnica*. La guérison alors marche rapidement.

La fracture des os des iles se traitera par :

Symphytum, 6ᵉ dilution.

Doses. — Dix globules matin et soir, de deux en deux jours seulement, et on pratiquera sur la partie malade des lotions de *teinture mère de symphytum*, mêlée à l'eau fraîche, dans la proportion de deux gouttes de teinture par cuillerée d'eau.

Ces lotions se renouvelleront au moins trois ou quatre fois par jour.

S'il y avait chaleur, inflammation et gonflement, on administrerait, avant tout :

Aconitum et **Arnica,** 6ᵉ dilution.

Doses. — Dix globules matin et soir, en les alternant (un jour l'un, un jour l'autre).

Chez le cheval. — CAUSES. — Plusieurs os peuvent se fracturer par suite d'une chute, d'un coup, ou d'un heurt considérable ; ces os sont : les iliaques, les côtes, les os du nez et les os des jambes.

SYMPTÔMES. — Dans la fracture d'un des os des iles, il se développe, à la partie lésée, une tumeur chaude et douloureuse ; le cheval est atteint de claudication (surtout au début), et si l'on se place derrière lui, on remarque que la hanche malade est plus basse que l'autre.

TRAITEMENT. — Cet accident non dangereux disparaît en quinze ou vingt jours, en donnant :

Symphytum, teinture mère.

Doses. — Quatre globules matin et soir, pendant quatre jours.

Puis, laisser autant d'intervalle, et redonner la même dose de ce médicament pendant quatre jours encore. En même temps, on lotionnera la partie malade avec :

Symphytum, 6e dilution.

Doses. — Six gouttes par cuillerée d'eau fraîche.

La fracture des côtes et celle des os du nez, se traiteront de la même manière ; seulement, il peut arriver que des esquilles des côtes qui feraient saillie à l'intérieur, peuvent léser le poumon et y déterminer de la suppuration. Quant aux esquilles qui pourraient se trouver dans la fracture des os du nez, il faudra les enlever avec soin avant le traitement.

Quant aux fractures des membres, la crépitation, la difficulté de s'appuyer sur la jambe fracturée et le gonflement qui survient, les feront assez reconnaître. Des attelles de fer, creusées en gouttière et fixées solidement, dont l'une dépassant le sabot puisse supporter le poids de la jambe ; puis un appareil supportant le cheval en demi suspension, sont les premiers moyens à employer. On donnera ensuite à l'animal :

Arnica, 6e dilution.

Doses. — Six globules matin et soir, pendant six jours ; donner ensuite :

Symphytum, 3e dilution.

Doses. — Quatre globules matin et soir, tous les deux jours seulement, jusqu'à guérison.

Humecter trois fois par jour le bandage avec de l'eau froide, contenant un tiers de son poids de teinture mère de *symphytum*. Au bout de huit jours, lever le bandage pour voir si la coaptation des os est bien faite, puis le replacer, et le laisser à demeure jusqu'à guérison.

FRACTURES DES OS.

Chez le mouton, chez le porc et le chien. — Les fractures des jambes ne se rencontrent guère que chez les agneaux.

TRAITEMENT. — Il suffit, dans ce cas, de réduire la fracture, entourer le membre d'une bande de toile sur laquelle on place deux attelles de bois léger, dépassant du haut et du bas la fracture d'environ quinze centimètres, et assujetties avec une bande. Le tout sera fréquemment arrosé avec l'*eau arniquée*, et on donnera à l'intérieur :

Symphytum, 3e dilution.

Doses. — Six globules le matin, pendant huit jours.

Au bout d'une quinzaine de jours, la fracture sera consolidée.

FRAGILITÉ DES OS.

Affection qu'on rencontre surtout chez les bêtes bovi-

nes fréquentant habituellement les prairies marécageuses.

SYMPTÔMES. — Fracture notamment aux jambes, si l'animal fait un saut ou se lève brusquement ; faiblesse générale et sensibilité douloureuse aux jambes. L'animal reste couché, se lève péniblement en gémissant, et un moment arrive où il ne peut plus le faire ; il retombe dès qu'il essaie de se soulever, et se brise fréquemment soit la jambe, soit les côtes. Chez les vaches, la sécrétion du lait se tarit peu à peu ; il y a amaigrissement général ; le poil se pique, et la mort par consomption arrive. Les os sont si mous et cassants, qu'on peut les couper au couteau comme de la cire ; la moelle en est sèche ou huileuse.

TRAITEMENT. — Un seul médicament suffit ; c'est :

Mercurius vivus, 6e dilution.

Doses. — Dix globules matin et soir, tous les deux jours seulement ; quand le cas est récent, trois ou quatre doses suffisent ; mais si le cas est déjà ancien, il faut continuer pendant plusieurs semaines l'emploi de ce médicament, en diminuant peu à peu le nombre des globules, et éviter de conduire les animaux dans les marécages.

Cette affection constitue quelquefois une véritable épizootie.

FRAYEMENT AUX ARS.

SYMPTÔMES. — Excoriation de la peau située entre les jambes antérieures et la poitrine, qui dégénère souvent en un exanthème caractérisé par des croûtes sous lesquelles il se trouve une sérosité onctueuse et fétide, qui, s'étendant sans cesse en surface, produisent chaque jour de nouvelles excoriations ou de nouvelles plaies.

La malpropreté concourt le plus souvent à aggraver cette affection.

TRAITEMENT. — Laver les plaies avec soin, et si le mal est récent, les lotionner trois fois par jour avec l'*eau arniquée*.

Mais si le mal est passé à l'état chronique, donnez avant tout :

Lycopodium et **Sulfur**, 6e dilution.

Doses. — Alternés (tous les deux jours l'un, tous les deux jours l'autre), à la dose de quatre ou cinq globules matin et soir (voyez aussi l'article *Suppuration*).

S'il survenait une suppuration très-abondante, il faudrait donner :

Calcarea carbonica et **Sulfur**, 6e dilution.

Doses. — Alternés aux mêmes doses et de la même manière que *lycopodium* et *sulfur*.

FRÉNÉSIE. Voyez **Encéphalite.**

FROID. Voyez **Colique par refroidissement.**

FUREUR.

Chez le porc. — SYMPTÔMES. — Le mal éclate quelquefois à l'improviste et présente les symptômes qui suivent.

Indolence et stupeur ; puis tout à coup, mouvements désordonnés ; l'animal se frappe la tête contre tout ce qui l'entoure, gratte des pieds, mord ce qu'il trouve autour de lui, se dresse contre les murs ou tourne en rond, puis redevient tout à coup tranquille. On constate en outre, un grand amaigrissement, de la faiblesse dans l'acte de la digestion, et la langue saburrale.

TRAITEMENT. — On donnera :

Belladona, 6e dilution.

Doses. — Quatre globules trois fois par jour, en laissant quatre heures de distance entre chaque fois.

Ce médicament ainsi administré pendant un jour seulement, suffit pour guérir complétement cette maladie.

FURONCLES.

Chez les chiens. — Le chien est sujet plus que nul autre animal domestique, à cette affection caractérisée par des tumeurs rondes, dures, rouges, très-douloureuses, dont le centre est très-élevé, qui peuvent occuper toutes les régions du corps, et qui passent ordinairement à la suppuration.

TRAITEMENT. — Au début, on peut les faire résorber au moyen de :

Calcarea, 6e dilution.

Doses. — Quatre globules trois fois par jour, pendant trois jours de suite.

S'il y a vives douleurs et forte inflammation, donner :

Belladona et **Mercurius vivus**, 6e dilution.

Doses. — Quatre globules de quatre en quatre heures ; une fois de l'une, une fois de l'autre.

Si la maturité tarde à arriver, administrer :

Hepar sulfur., 6e dilution.

Doses. — Quatre globules trois fois par jour, jusqu'à effet. (On peut, lorsque le pus est formé, les ouvrir.)

Si les furoncles tendaient à se gangrener, ou passer en charbons, donner :

Arsenicum et **Belladona**, 6e dilution.

Doses. — Comme *Belladona* et *Mercurius.*

Faire suivre ces médicaments le second jour de leur administration de :

Silicea, 6ᵉ dilution.

Doses. — Six globules donnés en une seule fois.

Puis, continuer *belladona* et *arsenicum.*

Pour détruire la tendance aux furoncles, on donnera :

Nux vomica, 6ᵉ dilution.

Doses. — Six globules tous les soirs, pendant six jours.

GALE.

Chez le porc. — Symptômes. — La gale est rare chez les porcs; on la reconnaît à ce que l'animal se frotte et se gratte continuellement, et si on regarde sa peau de près, on aperçoit de petites vésicules laissant échapper un liquide visqueux, qui se couvre ensuite d'une croûte plus ou moins épaisse. Les soies tombent le plus ordinairement ou sont usées par les frottements continuels du porc.

Traitement. — Comme le plus ordinairement, la gale est sèche, on fera prendre le traitement suivant :

Sepia et **Sulfur,** 6ᵉ dilution.

Doses. — Six globules le matin: tous les deux jours l'un, tous les deux jours l'autre, jusqu'à guérison.

Si la gale est humide, on donnera :

Dulcamara et **Sulfur,** 6ᵉ dilution.

Doses. — Alternés aux mêmes doses et de la même manière que *sepia* et *sulfur.*

Seulement, au bout de six jours, il faudra faire prendre :

Staphisagria, 6e dilution.

Doses. — Cinq et même six globules tous les matins, pendant trois jours.

Puis, après trois jours de repos, redonner *dulcamara* et *sulfur*, et continuer ce même traitement jusqu'à effet.

L'éruption qui survient sous la forme d'une épaisse croûte brune sous laquelle il y a suintement, et qui se développe autour de la bouche, des yeux et des oreilles des cochons de lait, lorsque la mère est trop bien nourrie, se traitera au moyen de :

Dulcamara et **Veratrum album,** 6e dilution.

Doses. — Alternés, tous les deux jours l'une, tous les deux jours l'autre, à la dose de cinq globules, matin et soir.

Au bout de huit jours de ce traitement, on donnera :

Sulfur, 6e dilution.

Doses. — Cinq globules matin et soir, pendant un jour seulement, et on donnera cette même dose à la mère, pendant trois jours de suite.

Chez le chien. — Symptômes. — On distingue deux sortes de gale chez le chien : la *sèche* et la *grasse*. La sèche siége surtout au dos ; elle s'accompagne d'un violent prurit ; la peau est rouge, excoriée, couverte d'écailles, et sécrète un liquide rougeâtre qui ronge les racines des poils.

La deuxième survient après une enflure et une rougeur de la peau, avec formation d'ulcères lardacés, de croûtes épaisses, avec sécrétion de matière puriforme.

Traitement. — On donnera :

Mezereum et **Lycopodium**, 6e dilution.

Doses. — Quatre globules matin et soir, de deux en deux jours seulement, pendant douze jours ; tous les deux jours l'un, tous les deux jours l'autre.

Ce temps écoulé, si l'animal ne va pas mieux, donner :

Sulfur et **Staphisagria**, 6e dilution.

Doses. — De la même manière et aux mêmes doses.

Chez le cheval. — Maladie exanthématique contagieuse, caractérisée par une éruption particulière, semblable à celle qui se développe chez l'homme, et qui occupe, chez le cheval, le dos, les épaules, les lombes, les cuisses, la croupe et le cou.

Elle dépend toujours d'une affection interne latente ou communiquée, dont l'éruption n'est que le produit ou le symptôme ; aussi, le traitement doit-il être toujours interne et non local. Cette éruption offre deux variétés dites : *gale humide* et *gale sèche.*

1° *Gale humide.*

SYMPTÔMES. — Petits boutons très-prurileux obligeant l'animal à se gratter sans relâche, et desquels suinte un liquide qui se dessèche à l'air, et forme une croûte qui, peu après, se transforme en petites écailles furfuracées ; alors, les parties envahies semblent recouvertes d'une poussière sale ; les poils collés ensemble se hérissent ; de plus, il se produit assez souvent de petits ulcères qui détruisent les racines des poils et augmentent encore la démangeaison.

2° *Gale sèche.*

SYMPTÔMES. — Petits boutons prurileux passant promptement à l'état de desquammation, ce qui recouvre les parties atteintes d'une espèce de poussière blanchâtre qui n'empêche nullement le prurit d'être si violent, que le cheval en perd l'appétit, et n'a pas un seul instant de repos.

TRAITEMENT. — Contre la gale humide, on donnera :

Sulfur et **Tinctura sulfuris**, 6e dilution.

Doses. — Quatre globules trois fois par jour, pendant six jours; un jour l'un, un jour l'autre.

Si au bout de ce temps nulle amélioration ne s'est produite, on donnera aux mêmes doses et de la même manière :

Scabiesinum equorum, et **Rhus toxicodendron**, 6e dilution.

S'il n'existe que des boutons prurigineux et des croûtes, on fera prendre :

Staphisagria, 6e dilution.

Doses. — Six globules matin et soir, pendant trois jours.

Puis, après avoir laissé un jour d'intervalle, donner :

Sulfur, 6e dilution.

Doses. — Quatre globules, matin et soir, pendant trois jours, puis, après un jour d'intervalle, redonner *Staphis*, et continuer de même, jusqu'à guérison.

Contre la gale sèche on fera prendre :

Sulfur et **Sepia**, 6e dilution.

Doses. — Quatre globules matin et soir, pour les continuer ainsi, jusqu'à guérison; tous les deux jours l'un, tous les deux jours l'autre.

On recommande aussi contre les variétés suivantes, savoir : Contre la complication d'ulcères durs, à bords renversés :

Arsenicum, 6e dilution.

Doses. — Quatre globules, matin et soir, de deux

en deux jours seulement, jusqu'à mieux satisfaisant.

Contre la gale opiniâtre compliquée de toux, prendre :

Carbo vegetabilis, 6e dilution.

Doses. — Les mêmes, et de la même manière qu'*arsenicum*.

Lorsque l'exanthème forme çà et là des groupes distincts :

Clematis erecta, 6e dilution.

Doses. — Quatre globules, trois fois par jour, tous les deux ou trois jours seulement.

Quand les parties atteintes se couvrent d'une desquammation furfuracée, et que les poils du front et de l'encolure tombent, donner :

Dulcamara, 6e dilution.

Doses. — Quatre globules matin et soir, pendant quatre jours.

Au bout des quatre jours de prise de *Dulcamara*, on attendra deux jours avant d'en redonner.

S'il y a collection de pus séreux dans les boutons devenus confluents ou non, ou sous les croûtes, donner :

Jacea, 6e dilution.

Doses. — Quatre globules matin et soir, tous les deux ou trois jours seulement, jusqu'à cessation de la sécrétion du pus.

Si l'éruption siége à la queue, donner :

Staphisagria, 6e dilution.

Doses. — Quatre globules matin et soir, pendant trois jours.

Puis, après deux jours de repos ou d'intervalle, donner :

Sepia et **Sulfur**, 6e dilution.

Doses. — Quatre globules matin et soir, alternés ; un jour l'un, un jour l'autre, pendant six jours ; puis, après trois jours de repos, reprendre *Staphis* et continuer ainsi, jusqu'à guérison.

Si les croûtes ont la forme de boutons pointus, on donnera :

Tinctura sulfuris. 6e dilution.

Doses. — Cinq globules matin et soir, de trois en trois jours seulement, jusqu'à effet voulu.

Si la gale se complique d'eaux aux jambes, donner :

Tuya, 6e dilution.

Doses. — Quatre globules matin et soir, de deux en deux jours.

Dans la gale de la crinière, donner :

Vinca major, 6e dilution.

Doses. — Administrée comme *tuya*.

Dans la gale de la croupe, donner :

Zincum met., 6e dilution.

Doses. — Quatre globules tous les matins, jusqu'à effet.

Chez le bœuf. — Symptômes. — Les mêmes que ceux décrits pour le cheval.

Traitement. — Le même que celui du cheval, sauf les particularités suivantes :

Contre l'éruption de forme vésiculeuse, avec sérosité jaunâtre, survenant volontiers à la suite d'un refroidissement, avec écoulement par le nez, ainsi que contre les exanthèmes herpétiformes secs ou furfuracés :

Dulcamara, 6e dilution.

Doses. — Huit globules matin et soir, pendant une semaine.

Au bout d'une semaine de prise de ce médicament, on attendra trois jours, avant d'en recommencer l'emploi.

Mezereum, 6e dilution.

Doses. — Huit globules tous les matins et de deux en deux jours seulement, *contre les tubercules pruriteux*, avec rougeur de la peau.

Contre la diminution de l'appétit, avec diarrhée périodique :

Arsenicum, 6e dilution.

Doses. — Cinq globules matin et soir, pendant deux ou trois jours.

Chez la brebis. — SYMPTÔMES. — Les mêmes que ceux du cheval.

TRAITEMENT. — Le même que celui du cheval. On préconise en outre :

Baume de soufre térébenthiné (teinture mère).

Doses. — Deux gouttes dans une cuillerée d'eau le matin, pendant six à douze jours ; il est efficace pour cela, et prophylactique pour les brebis non atteintes.

Le baume de soufre se prépare en mettant bouillir 30 grammes de soufre dans 120 grammes d'huile de lin, jusqu'à entière dissolution ; on obtient alors une masse élastique brune, d'une odeur désagréable ; une partie en poids de cette masse se fera dissoudre dans trois parties d'essence de térébenthine, et le baume sera fait.

Chez la chèvre. — SYMPTÔMES et TRAITEMENT. — Les mêmes que ceux indiqués pour les brebis.

GANGLIONS. Voyez **Tumeurs**.

GANGRÈNE.

Mortification plus ou moins étendue d'un ou plusieurs tissus; diminution progressive plus ou moins complète de l'action organique dans une partie, jusqu'à ce que cette action soit éteinte, et que la putréfaction s'empare de la place.

GANGRÈNE DE L'OS. Voyez **Exostose**.

GARROT (MAL DE). Voyez **Mal de garrot**.

GASTRITE.

Chez le cheval. — La gastrite, assez rare chez le cheval, est dangereuse à cause de la facilité avec laquelle elle dégénère en gangrène.

SYMPTÔMES. — Grande agitation; l'animal se jette à terre, se relève, tourne sur lui-même, gratte le sol, et frappe des pieds de devant; il regarde souvent son ventre et a fréquemment des renvois.

Le pouls est dur, accéléré; l'appétit nul et la respiration difficile; le corps est brûlant, la bouche chaude et sèche; le cheval essaie souvent de bâiller ou de mordre.

Si on néglige cette maladie, la mort a souvent lieu au bout de quarante-huit heures, ou du troisième au cinquième jour au plus tard.

Les causes les plus communes sont un excès de nourriture (surtout le trèfle frais), un refroidissement, l'ingestion de végétaux vénéneux, l'abus des purgatifs, etc.

TRAITEMENT. — On donnera :

Aconitum, 6e dilution.

Doses. — Six globules.

Puis, deux heures après :

Arsenicum, et **Carbo vegetabilis**, 6ᵉ dilution.

Doses. — Quatre globules de deux en deux heures, alternés; une fois l'un, une fois l'autre, jusqu'à cessation des symptômes inquiétants.

Ensuite, continuer les mêmes médicaments en recommençant par *aconitum*, mais en laissant quatre heures d'intervalle entre la prise de chaque dose, pour diminuer ainsi, au fur et à mesure que le mal disparaîtra.

Pour les symptômes secondaires qui persisteraient, voici la marche à suivre. On donnera :

Antimonium crudum, 6ᵉ dilution.

Doses. — Quatre globules;

Puis deux ou trois heures après donner :

Pulsatilla et **Ipeca**, 6ᵉ dilution.

Doses. — Quatre globules de quatre en quatre heures, jusqu'à effet voulu; une fois de l'un, une fois de l'autre.

Si le cheval fait le mouvement de bâiller ou de mordre, donner :

Stramonium, 6ᵉ dilution.

Doses. — Quatre globules de quatre en quatre heures.

S'il éprouve de l'agitation après avoir bu et mangé :

Ipeca, 6ᵉ dilution.

Doses. — Quatre globules.

Une heure après :

Arsenicum, 6ᵉ dilution.

Doses. — Quatre globules lorsqu'il a des éructations après avoir mangé.

Chez le bœuf. — Elle accompagne ordinairement l'entérite, et éclate subitement. Elle est généralement dangereuse, et entraîne assez fréquemment la mort.

SYMPTÔMES. — Inquiétude, abattement; l'animal gratte des pieds de devant, se frappe le ventre de ceux de derrière, se couche et se lève de suite, grince des dents, gémit ou mugit et regarde souvent son flanc et son ventre; il y a constipation, rougeur des yeux et regard triste; les oreilles sont froides ainsi que les cornes et les pieds; le ventre plus ou moins tuméfié est excessivement douloureux au toucher, et les spasmes ou les coliques, rendent parfois l'animal furieux.

Si au bout de quelques jours l'état ne change pas, la mort du bœuf est certaine.

CAUSES. — Celles de l'entérite.

TRAITEMENT. — On donnera :

Aconitum, 6e dilution.

Doses. — Dix globules de quart en quart d'heure, pendant une heure ;

Après quoi on fera prendre :

Arsenicum, 6e dilution.

Doses. — Huit globules de deux en deux heures, pendant six heures de temps (ou trois doses).

Ce médicament, au bout de deux doses, guérit presque toujours.

On pourra, après avoir donné deux ou trois doses d'*arsenicum*, attendre six heures, et donner :

Carbo vegetabilis, 6e dilution.

Doses. — Dix globules pour compléter le traitement.

Chez le porc. — SYMPTÔMES. — Agitation excessive;

le porc mâche sans cesse, grogne continuellement et cherche à se cacher. Il éprouve des convulsions à la bouche, et parfois écume. Il a des envies de vomir ou des vomissements, et dans certains cas le corps est presque paralysé.

TRAITEMENT. — Donner :

Aconitum et **Arsenicum**, 6e dilution.

Doses. — Quatre globules d'heure en heure, une fois de l'un, une fois de l'autre, jusqu'à guérison presque achevée.

Puis laisser deux heures d'intervalle, et faire prendre :

Carbo vegetabilis, 6e dilution.

Doses. — Quatre globules, de deux en deux heures, pendant quatre heures seulement (ce qui fait deux doses de quatre globules chaque).

Chez le chien. — SYMPTÔMES. — Les mêmes que ceux de la fièvre inflammatoire, et de plus, des douleurs très-vives, qui augmentent quand on appuie sur le ventre, qui dans certains cas, est ballonné et dur; en outre, l'animal vomit et est constipé.

TRAITEMENT. — Faire prendre :

Aconit et **Arsenicum**, 6e dilution.

Doses. — Quatre globules de quatre en quatre heures, jusqu'à rémission des symptômes, en les alternant.

Arsenicum est surtout favorable quand il y a diarrhée.

Mais s'il y avait constipation, au lieu d'alterner *aconitum* avec *arsenicum*, on donnerait :

Nux vomica, 6e dilution.

Doses. — Les mêmes.

Si la gastrite provenait de corps gras mangés avec excès, on donnerait :

Aconitum et **Pulsatilla**, 6e dilution.

Doses. — Les mêmes, et de la même manière qu'il est dit pour *aconitum* et *arsenicum*.

GASTROCÈLE.

TRAITEMENT. — Celui qui a le plus souvent réussi contre cette affection, est celui-ci :

Aurum foliatum, 6e dilution.

Doses. — Huit globules de quatre en quatre heures, pendant un jour.

Attendre ensuite deux jours, et répéter cette même dose.

GASTRO-ENTÉRITE. Voyez **Entérite**.
GELÉS (MEMBRES).

TRAITEMENT. — Frotter sans retard les membres gelées avec de la neige, de la glace, ou de l'eau très-froide.

Si, en outre, les parties atteintes étaient gonflées, brûlantes et très-sensibles au toucher, il faudrait administrer :

Pulsatilla, 6e dilution.

Doses. — Quatre globules de deux en deux heures, jusqu'à mieux sensible ; mais ne pas administrer plus de *seize globules* dans les vingt-quatre heures, et suspendre ce traitement interne jusqu'au lendemain.

GÉNE DE LA RESPIRATION. Voyez **Asthme**.
GENOU (ÉCORCHURE DU). Voyez **Ecorchure**. — (ENFLURE DU). Voyez **Enflure**. — (FONGUS DU) Voyez **Fongus**.

GLANDES (GONFLEMENT DES).

TRAITEMENT. — Si le gonflement est brûlant, tendu, et si l'animal y témoigne de la douleur par la pression, on lui fera prendre :

Baryta carbonica, 6e dilution.

Doses. — Quatre globules trois fois par jour, à quatre heures de distance l'une de l'autre.

Doses. — Les mêmes et de la même manière que *baryta*, puis, quand *baryta* reste sans effet, au bout de deux jours d'emploi, donner :

Bryonia, 6e dilution.

Doses. — Quatre globules trois fois par jour, pendant deux ou trois jours. Si le gonflement est la suite d'une gourme latente ou négligée, ou si les glandes parotides et salivaires sont prises, on administrera :

Chamomilla, 6e dilution; six globules tous les matins.

Si le gonflement des glandes occupe tout le col comme un collier, et s'il résiste à tout médicament, il faudra donner :

Aurum et **Argentum**, 6e dilution.

Doses. — Quatre globules matin et soir, un jour l'un, un jour l'autre.

Si, outre le gonflement des glandes, il y a aversion pour la nourriture, on donnera :

Antimonium crudum, 6e dilution.

Doses. — Quatre globules matin et soir, de deux en deux jours, jusqu'à effet.

Pour faire ouvrir les tumeurs lorsqu'elles sont trop avancées pour être résolues, on fera prendre :

Belladona et **Hepar sulfur.**, 6e dilution.

Doses. — Six globules matin et soir, jusqu'à effet, un jour l'une, un jour l'autre.

S'il y avait toux sèche, douloureuse, avec fiente molle, gonflement aux cuisses et au ventre, on administrerait :

Pulsatilla, 6e dilution.

Doses. — Quatre globules matin et soir, tous les deux jours seulement.

S'il y avait rétention d'urine, donner :

Arnica, 6e dilution.

Doses. — Quatre globules toutes les quatre heures.

Si les tumeurs étaient froides, avec diarrhée aqueuse, ou s'il y avait des ulcères à bords renversés, donner :

Arsenicum, 6e dilution.

Doses. — Quatre globules, matin et soir, jusqu'à effet. Si la respiration est sifflante, donner :

Spongia, 6e dilution.

Doses. — Cinq globules matin et soir.

S'il y a flux abondant par la bouche d'une espèce de salive, on fera prendre :

Mercurius vivus, 6e dilution.

Doses. — Les mêmes que *spongia*. Si le pus des glandes est aqueux, on donnera :

Asa fœtida, 6e dilution.

Doses. — Les mêmes que les deux médicaments qui précèdent.

Si les ulcères deviennent fistuleux, on fera prendre :

Pulsatilla et **Silicea**, 6e dilution.

Doses. — Cinq globules matin et soir, jusqu'à effet, un jour l'une, un jour l'autre.

Voyez aussi, *Suppuration.*

GLOSSANTHRAX.

Chez le bœuf, le cheval et la brebis. — SYNONYMIE. — Charbon à la langue.

Maladie éminemment contagieuse et mortelle la plupart du temps ; elle arrive surtout chez les animaux lors des épidémies de typhus ; elle est excessivement rare chez le cheval.

SYMPTÔMES. — Bave abondante qui découle de la bouche, avec grande anxiété et tuméfaction de la langue : en examinant ce dernier organe, on y découvre de petites vésicules pleines d'une sérosité trouble, ou de petits tubercules entourés d'un cercle bleuâtre. Lorsque les vésicules crèvent, elles laissent découler dans la bouche un liquide fétide. Sur le sommet des tubercules, s'élèvent des pustules qui d'abord de couleur paille, deviennent plus tard, brunâtres ou noirâtres, et atteignent souvent la grosseur d'une noix. Ces pustules contiennent un ichor qui ulcère et ronge les parties voisines, et une fois la vésicule affaissée, il se forme une croûte brune, au-dessous de laquelle s'amasse l'ichor producteur des ulcérations, de sorte qu'en peu de temps, la langue entière devient la proie de la gangrène, et tombe par morceaux.

La gangrène envahit ensuite le pharynx, l'estomac, et après des douleurs atroces, des tremblements, de la tuméfaction du ventre, la mort arrive.

TRAITEMENT. — Il ne réussit qu'autant qu'il est employé de bonne heure. Si les pustules se sont ouvertes d'elles-mêmes et si l'animal en a avalé le contenu, il est perdu sans ressource ; il faut donc d'abord les gratter avec un couteau à lame courbe, une cuillère de fer, ou à défaut de tout cela, un torchon de paille. On nettoiera ensuite bien la place avec un linge trempé dans l'huile. Pendant toutes ces opérations, il faut avoir soin de tenir la tête de l'animal bien basse, afin qu'il ne puisse pas avaler le liquide pestilentiel qui en découle, et prendre garde soi-même d'en être touché, car il occasionne chez l'homme et chez les animaux, des ulcérations malignes passant rapidement à la gangrène. On ne fera donc cette opération qu'après avoir mis des gants épais, ou s'être bien huilé les mains. Une fois les pustules enlevées par le grattage, il faut laver légèrement la langue tous les jours avec un linge trempé dans l'*eau arséniquée*, qui se compose de :

Arsenicum, teinture mère.   1 goutte.
Eau fraîche............   2 cuillerées.

Ce moyen suffit le plus ordinairement.

S'il restait quelque trace de la maladie, comme par exemple, la fétidité de l'haleine, etc., on consulterait pour cela, les articles *Stomacace* et *Typhus*.

GLOSSITE.

Chez le cheval et le bœuf. — Symptômes. — Affection assez rare chez le cheval; elle présente les symptômes suivants, qui varient d'intensité selon le degré d'acuité de la maladie.

Langue gonflée (quelquefois de façon à ne plus pouvoir être contenue dans la cavité buccale, hors de laquelle elle pend), fièvre plus ou moins vive, avec mal de gorge; langue douloureuse.

Traitement. — Donner d'abord :

Aconitum et **Mercurius vivus**, 6e dilution.

Doses. — Quatre globules de quatre en quatre heures : une fois l'un, une fois l'autre, jusqu'à diminution notable des symptômes.

Puis, ensuite, une fois le matin et une fois le soir, comme médicaments intercalaires dans le cours du traitement, quand la langue est très-sèche, on pourra donner :

Acidum nitri, 6ᵉ dilution.

Doses. — Six globules matin et soir, et dans les cas rebelles.

Acidum sulfuricum, 6ᵉ dilution.

Si la tumeur est très-douloureuse, et lorsqu'il y a gonflement avec rougeur, donner :

Belladona, 6ᵉ dilution.

Doses. — Quatre globules de quatre en quatre heures.

Arsenicum, 6ᵉ dilution.

Doses. — Six globules matin et soir.

S'il y a induration de la langue :

Carbo animalis et **Conium maculatum**, 6ᵉ dilution.

Doses. — Trois globules trois fois par jour, pendant six jours, un jour l'un, un jour l'autre.

Si au bout de ce temps, l'induration est restée telle, on donnerait :

Lycopodium et **Silicea**, 6ᵉ dilution.

Doses. — Alternés aux mêmes doses et de la même manière que *carbo animalis* et *conium.*

GOITRE.

Chez le bœuf. — SYMPTÔMES. — Tuméfaction ou aiguë, ou chronique, occupant de préférence le côté gauche du larynx, ce qui oblige l'animal à porter la tête en avant, et le fait râler d'une manière terrifiante. Dans les cas aigus, il y a douleurs; dans les cas chroniques, la toux est douloureuse et la voix rauque.

TRAITEMENT. — Donner :

Aconitum, 6e dilution.

Doses. — Dix globules tous les matins pendant trois jours.

Puis faire prendre ensuite :

Drosera, 6e dilution.

Doses. — Six globules matin et soir, pendant dix à douze jours.

Dans les cas chroniques, on donnera :

Drosera et **Hepar sulfur.**, 6e dilution

Doses. — Six globules matin et soir, tous les deux jours l'un, tous les deux jours l'autre, jusqu'à effet.

S il y a vives douleurs dans la gorge, on peut administrer :

Belladona, 6e dilution.

Doses. — Huit globules ; deux heures après, huit autres globules, puis, cesser de donner ce médicament.

Si les remèdes ci-dessus ne produisaient par hasard aucun effet, il faudrait donner :

Spongia tosta et **Iodium**, 6e dilution.

Doses. — Six globules matin et soir, pendant un mois, tous les deux jours l'un, tous les deux jours l'autre.

GONFLEMENT GOITREUX. Voyez **Goître**.

GONFLEMENT DES GLANDES. Voyez **Glandes**. — DU GROS TENDON DES JAMBES. Voyez **Tendons**.

GONFLEMENT DU JABOT.

Chez les oiseaux de cage et basse-cour. — CAUSES. — Accident presque toujours occasionné par une nourriture trop échauffante.

TRAITEMENT. — Il se combat ainsi :

Aconitum, 6e dilution.

Doses. — Un globule à sec, qu'on dissout dans trois gouttes d'eau. On en fait prendre une goutte matin et soir pour les oiseaux de volière (petits oiseaux) et deux globules à sec ou dissous, pour les gros oiseaux de basse-cour.

On répétera cette dose, s'il est nécessaire de le faire deux ou trois fois par jour.

GONFLEMENT DES JAMBES. Voyez **Jambes**.
GONFLEMENT DU MAMELON.

Chez le cheval. — SYMPTÔMES. — Tuméfaction et chaleur avec douleur (quelquefois) dans cet organe.

TRAITEMENT. — On donnera :

Aconitum et **Mercurius vivus,** 6e dilution.

Doses. — Une fois de l'un, une fois de l'autre, à la dose de quatre globules, de quatre en quatre heures.

S'il y avait gonflement très-rouge avec grande inflammation et douleur excessive au toucher, on donnera :

Aconitum et **Bryonia,** 6e dilution.

Doses. — Alternés comme il a été dit pour *mercurius vivus.* Ce traitement dissipe toujours cette affection.

GONFLEMENT DU NOMBRIL. Voyez **Nombril.** — DES
OREILLES. Voyez **Oreilles**.
GONFLEMENT DES OS.

Chez le cheval et chez le bœuf. — Les diverses affections des os et surtout leur tuméfaction sont plus communes chez le cheval que chez les autres animaux domestiques. Ces lésions sont toujours graves à cause de la difficulté à en obtenir la guérison et en ce qu'elles entraînent la carie des parties atteintes.

TRAITEMENT. — On donnera :

Sulfur et **Calcarea carbonica**, 6e dilution.

Doses. — Quatre globules, matin et soir, pendant douze jours, tous les deux jours l'un, tous les deux jours l'autre.

Au bout de ce temps, on donnera :

Mercurius vivus et **Silicea**, 6e dilution.

Doses. — Alternés aux mêmes doses et de la même manière que *sulfur* et *calcarea*, pendant le même nombre de jours.

Laissez ensuite quatre jours d'intervalle, puis faites prendre :

Acidum phosphoricum, 6e dilution.

Doses. — Quatre globules tous les matins, pendant trois jours.

Puis, après quatre autres jours d'intervalle, donner :

Angustura, 6e dilution.

Doses. — Quatre globules matin et soir, pendant trois jours.

Laisser ensuite six jours d'intervalle, et recommencer ce même traitement, par *sulfur* et *calcarea*, pour continuer ainsi jusqu'à guérison.

Dans les cas opiniâtres, on donnera après *angustura*,

Ammonium carbonicum, 6e dilution.

Doses. — Les mêmes et de la même manière. Si des tumeurs osseuses se développaient à la suite de lésions extérieures, on donnerait :

Arnica et **Symphytum**, 6e dilution.

Doses. — Quatre globules, matin et soir ; un jour l'un, un jour l'autre, jusqu'à effet.

On peut aussi donner utilement :

Conium, 6e dilution.

Doses. — Les mêmes. S'il se produit au-dessus de la partie malade, un gonflement pâteux, on fera prendre :

Hepar sulfur., 6e dilution.

Doses. — Quatre globules matin et soir, pendant deux ou trois jours.

Dans les cas chroniques, il faut, quels qu'ils soient, ouvrir le traitement par quelques doses de *sulfur.*

Voyez *Exostoses* et *Os.*

GONFLEMENT DU PALAIS. Voyez **Palais.** — DU PIS.

Voyez **Mamelles.** — DE LA TÊTE. Voyez **Tête.**

GONFLEMENT DES YEUX OU DES PAUPIÈRES.

Chez le cheval. — Symptômes. — Saillie plus ou moins prononcée des yeux hors de leur orbite.

Causes. — Cette affection est toujours la suite de l'ophthalmie.

Traitement. — S'il y a tuméfaction des paupières, on fera prendre :

Ignatia et **Chamomilla,** 6e dilution.

Doses. — Quatre globules matin et soir ; un jour l'un, un jour l'autre, jusqu'à effet.

Si cette enflure est périodique, il faudra donner :

Sulfur et **Stramonium,** 6e dilution.

Doses. — Alternés aux mêmes doses qu'*ignatia* et *chamomilla;* mais de deux en deux jours seulement.

Si la paupière supérieure est seule tuméfiée, on donnera :

Ignatia, 6e dilution.

Doses. — Quatre globules matin et soir, de deux en deux jours ; si c'est la paupière inférieure qui l'est, on fera prendre :

Chamomilla, 6e dilution.

Doses. — Les mêmes, et de la même manière qu'*ignatia*.

Si, outre l'enflure, il y a larmoiement, on fera prendre :

Euphrasia, 6e dilution.

Doses. — Quatre globules matin et soir, tous les deux jours seulement.

Si *euphrasia*, au bout de quelques doses, ne produisait pas d'effet, on la remplacerait par :

Psoricum, 6e dilution.

Doses. — Les mêmes, et de la même manière.

On peut aussi donner efficacement :

Sepia et **Sulfur**, 6e dilution.

Doses. — Les mêmes que ci-dessus.

GORGE (MALADIES DE LA. Voyez **Inflammation de l'arrière-gorge et Inflammation du palais.**

GOURME.

Chez le cheval. — Maladie qui attaque souvent le cheval à tout âge, principalement au printemps et à l'automne.

CAUSES. — Elle paraît être produite par un échauffement, un refroidissement ; le passage du vert au sec, ou du sec au vert.

SYMPTÔMES. — Tristesse, grande faiblesse ; sueur au moindre effort ; perte d'appétit ; rougeur de la pituitaire avec larmoiement ; toux sèche et fréquente. Après ces premiers symptômes précurseurs, on observe : Fiè. vre légère, écoulement, par les naseaux, d'un liquide albumineux clair et limpide qui, au bout de quelques jours, s'épaissit et devient crémeux. Les glandes de l'auge se tuméfient, sont chaudes et douloureuses au toucher. La tumeur occupe souvent la cavité des ganaches, et gêne plus ou moins la respiration; on dit alors, que la gourme est *bénigne*, elle se guérit assez facilement; mais dans la gourme dite *aiguë*, les symptômes acquièrent une tout autre intensité; le pouls est plein et dur; la respiration difficile, accélérée, et accompagnée d'un grand battement de flancs; la toux est violente; la tuméfaction des glandes de l'auge considérable et douloureuse; les yeux larmoyants et saillants hors des orbites; les paupières sont tuméfiées, le nez sec et sa membrane enflammée; la bouche chaude et remplie d'une bave visqueuse; il y a perte complète de l'appétit avec soif vive; les crottins sont petits, rares, et l'urine presque toujours supprimée.

Il y a aussi une espèce de gourme dite *larvée*, dans laquelle l'écoulement par le nez manque, et qui n'est caractérisée que par une respiration courte, accélérée et un peu bruyante.

Quand la gourme est ancienne, ou qu'elle a été négligée ou mal soignée, elle prend les plus fâcheux caractères, et prend le nom de *gourme maligne*.

Dans cette dernière, les glandes de l'auge forment une masse sphérique indolente et dure; l'écoulement nasal devient infect, visqueux, floconneux, et forme des croûtes épaisses au bord des naseaux; la membrane pituitaire est pâle, livide et couverte de petites ulcérations; c'est enfin une affection opiniâtre, voisine de la morve de laquelle on a peine à la distinguer, et qui se transforme en morve proprement dite, ou en fièvre putride.

Une autre variété dans laquelle il y a gonflement du ventre et enflure des jambes, porte le nom de *fausse gourme* ou *gourme répercutée*.

TRAITEMENT DE LA GOURME BÉNIGNE. — Donner :

Dulcamara, 6ᵉ dilution.

Doses. — Quatre globules matin et soir, jusqu'à guérison.

TRAITEMENT DE LA GOURME AIGUE. — Faire prendre :

Aconitum. 6ᵉ dilution.

Doses. — Six globules matin et soir pendant un jour, puis donner :

Dulcamara, 6ᵉ dilution.

Doses. — Sept globules tous les matins, jusqu'à guérison.

S'il y a en même temps salivation, on donnera :

Le matin, *dulcamara* comme il a été dit, et le soir :

Mercurius vivus, 6ᵉ dilution.

Doses. — Quatre ou cinq globules, jusqu'à ce que la salivation cesse.

Puis, *dulcamara* se donnera seule.

Si l'écoulement nasal persiste, on fera prendre :

Arsenicum, 6ᵉ dilution.

Doses. — Cinq globules le soir, jusqu'à effet.

Si outre le gonflement des glandes de l'auge, il y a gonflement de la tête, on donnera :

Belladona. 6ᵉ dilution.

Doses. — Cinq globules tous les soirs, ou *arsenicum*, 6ᵉ dilution ; aux mêmes doses, si ce gonflement est *œdémateux*.

Si au bout de huit à dix jours, ce gonflement n'a pas diminué, on prescrira :

Hepar sulfur., 6e dilution.

Doses. — Cinq globules de deux en deux heures, pendant huit heures de temps.

Alors, l'enflure se ramollit, puis disparaît, ou sinon, il est facile d'ouvrir la tumeur, qu'il faut tenir chaudement au moyen d'une peau de mouton, et éviter de donner à boire froid au cheval.

Traitement de la gourme larvée. — Donner :

Belladona, 6e dilution.

Doses. — Quatre ou cinq globules matin et soir, pendant deux jours.

Puis après, administrer :

Arsenicum, 6e dilution.

Doses. — Quatre globules matin et soir, pendant trois ou quatre jours.

Traitement de la gourme maligne. — Donner :

Hepar sulfur., 6e dilution.

Doses. — Cinq globules toutes les six heures, jusqu'à ouverture de la tumeur dure, qui accompagne la maladie.

Si au bout de quatre à six doses d'*hepar*, la tumeur restait la même, il faudrait donner :

Belladona et **Spiritus sulfuris**, 6e dilution.

Doses. — Cinq globules matin et soir, jusqu'à prise de quatre doses de chacun d'eux, en les alternant; un jour l'une, un jour l'autre.

Si ce moyen échouait, il faudrait alors donner :

Baryta carbonica, 6e dilution.

Doses. — Quatre globules de deux en deux heures, pendant un jour et demi.

Contre l'écoulement nasal de mauvais caractère, on administrera :

Pulsatilla et **Sulfur**, 6e dilution.

Doses. — Quatre globules, tous les deux jours seulement, jusqu'à effet ; l'une le matin, l'autre le soir.

Lorsque la membrane nasale est enflammée et ulcérée, il faudra administrer :

Arsenicum et **Sulfur,** 6e dilution.

Doses. — Les mêmes et de la même manière que *pulsatilla* et *sulfur*.

La fièvre qui accompagne très-fréquemment la gourme, diffère de la fièvre dite, *fièvre froide*, en ce que l'intensité du froid est moindre, et la chaleur qui survient ensuite plus forte ; le poil terne, piqué, le froid aux oreilles, le trouble de la vue et la salivation albumineuse, sont les caractères de cette fièvre.

Comme elle accompagne assez souvent le gonflement des glandes de l'auge, le traitement indiqué contre la gourme proprement dite suffit pour la guérir ; mais comme elle se montre aussi sans symptômes bien saillants de gourme, il faudra dans ce cas, lui opposer :

Aconitum, 6e dilution.

Doses. — Quatre globules trois fois par jour, pendant un jour et demi ; puis :

Dulcamara, 6e dilution.

Doses. — Cinq globules donnés en une fois et sans les répéter s'il n'y a pas de salivation ; mais s'il y a salivation, il faudra remplacer *dulcamara* par :

Mercurius vivus, 6e dilution.

Doses. — Quatre globules matin et soir, pendant deux jours.

Si à la suite d'une gourme négligée ou latente, il y a

un gonflement léger et peu considérable des glandes salivaires ou des parotides, on fera prendre :

Dulcamara, 6ᵉ dilution.

Doses. — Cinq globules matin et soir, pendant deux jours.

Si cela ne suffisait pas, on donnerait de la même manière et aux mêmes doses :

Aurum foliatum, 3ᵉ dilution.

Si la tuméfaction était considérable, on prescrirait :

Hepar sulfur., 6ᵉ dilution.

Doses. — Quatre globules trois fois par jour, pendant quatre jours.

Si cela reste sans résultat, donner :

Spiritus sulfuris et **Belladona**, 6ᵉ dilution.

Comme il est dit au traitement de la gourme maligne.

Si cela est encore sans effet, donner :

Baryta carbonica, 6ᵉ dilution.

Doses. — Comme il est dit au même endroit cité.

Quand, après l'ouverture des tumeurs, il est resté des ulcérations rondes, à bords durs et renversés, il faut donner :

Arsenicum, 6ᵉ dilution.

Doses. — Quatre globules matin et soir, de deux en deux jours.

Puis au bout de trois ou quatre jours, de trois en trois jours seulement, jusqu'à guérison.

GOUTTE SEREINE.

Chez le cheval. — CAUSES. — Cette affection est souvent la suite de l'ophthalmie.

SYMPTÔMES. — Cette affection, sans symptômes précurseurs, attaque presque toujours les deux yeux à à la fois. Elle consiste en la paralysie des nerfs optiques et entraîne une cécité complète. On la reconnaît en ce que, l'œil fermé pendant quelques instants, puis exposé brusquement à une vive lumière, il ne se produit aucune contraction (ou resserrement) de la pupille.

TRAITEMENT. — La médecine est impuissante contre cette maladie, lorsqu'elle est parvenue à son maximum, mais au début, ou lorsque l'animal voit encore un peu, on améliore son état par les moyens suivants :

Pulsatilla, 6e dilution.

Doses. — Quatre globules matin et soir, pendant quatre jours de suite.

Laisser ensuite quatre jours d'intervalle ou de repos, puis donner :

Nux vomica, 6e dilution.

Doses. — Cinq globules tous les matins, pendant cinq jours de suite.

Attendre ensuite quatre jours, puis faire prendre de la même manière que *nux vomica :*

Cannabis, 6e dilution.

Pendant cinq jours, également.

Attendre ensuite cinq jours, et donner :

Sulfur et **Conium**, 6e dilution.

Doses. — Quatre globules le matin, pendant huit jours de suite; un jour l'un, un jour l'autre.

Attendre ensuite neuf jours, et recommencer le même traitement pour le poursuivre jusqu'à guérison.

Lorsque l'animal ne voit plus qu'un peu, donner :

Ammonium carbonicum, 6e dilution.

Doses. — Six globules matin et soir, pendant un jour seulement.

Attendre ensuite sept jours, puis faire prendre :

Causticum, 6ᵉ dilution.

Doses. — Six globules matin et soir, pendant un jour.

Puis attendre quatorze jours, et donner ensuite :

Belladona, 6ᵉ dilution.

Doses. — Six globules matin et soir, pendant un jour.

Attendre sept jours, puis donner :

Euphrasia, 6ᵉ dilution.

Doses. — Six globules tous les matins, de deux en deux jours, pendant douze jours.

Donner ensuite :

Cannabis et **Sulfur**, alternés, 6ᵉ dilution.

Doses. — Cinq globules le matin, pendant seize jours.

Attendre ensuite huit jours, puis donner :

Anacardium, 6ᵉ dilution.

Doses. — Cinq globules de trois en trois jours, jusqu'à prise de *vingt globules.*

Suspendre ensuite le traitement pendant un mois, et le reprendre de même, à moins que tout le mieux possible ne soit obtenu.

GOUTTE.

Chez les chiens et les chats. — CAUSES. — La cause la plus ordinaire de la goutte chez les chiens provient d'un refroidissement ; les vieux chiens de garde ou abandonnés, qui couchent sur le sol humide, sur la pierre, ou sur les fumiers, y sont surtout sujets.

Symptômes. — Paralysie d'une ou de plusieurs jambes, ou d'une autre partie du corps, lorsque la goutte quitte les extrémités pour se porter ailleurs.

Traitement. — Si elle provient d'un refroidissement, on donnera :

Dulcamara, 6e dilution.

Doses. — Cinq globules matin et soir, pendant trois jours de suite, et si cela ne suffit pas, on attendra quatre jours, puis on fera prendre :

Belladona et **Bryonia**, 6e dilution.

Doses. — Six globules le matin seulement, tous les deux jours l'une, tous les deux jours l'autre, pendant seize jours.

Si ce traitement n'amène nul changement, on attendra six jours, et on fera prendre à l'animal :

Aconitum et **Pulsatilla**, 6e dilution.

Doses. — Quatre globules tous les matins, un jour l'un, un jour l'autre, pendant huit jours de suite, attendre ensuite quatre jours, puis donner :

Nux vomica, 6e dilution.

Doses. — Quatre globules tous les matins, pendant cinq jours de suite.

Attendre ensuite une semaine, et reprendre ce même traitement s'il a fait du bien.

Chez les oiseaux de volière et de basse-cour. — Symptômes. — Gonflement des jambes, paralysie des pattes, et difficulté de marcher ou de se tenir perché ; l'oiseau reste accroupi à terre, ou tombe sur le côté, s'il se porte sur les ailes, elles tombent pendantes le long du corps.

Traitement. — On donnera :

Rhus toxicodendron, 6e dilution

Doses. — Deux globules à sec, aux gros volatiles, et un globule dissous dans deux gouttes d'eau qu'on fera prendre aux petits oiseaux; on répète cette dose de deux en deux jours, jusqu'à effet.

Donner ensuite :

Aconitum et **Bryonia,** 6ᵉ dilution.

Doses.— Trois globules roulés dans de la mie de pain, et administrés pendant quatre jours; un jour l'un, un jour l'autre.

Comme cette affection est produite par un poulailler humide, il est bon de faire coucher les animaux dans un endroit sec.

GRAS FONDURE. Voyez **Amaigrissement.**

GROS-VENTRE DES LAPINS. Voyez **Bouteille.**

GUÊPES (PIQURES DE).

Traitement. — Administrer :

Crabrin, 3ᵉ dilution.

Doses. — Quatre globules (médicament isopathique), ou :

Ledum palustre, 6ᵉ dilution.

Doses. — Les mêmes.

HALLEY. Voyez **Catarrhe.**

HANCHE (EFFORT DE). Voyez **Effort.**

HAUT-MAL. Voyez **Épilepsie.**

HÉMATURIE.

Chez le cheval. — Synonymie. — Pissement de sang.

Causes. — Cette affection causée par un calcul rénal ou vésical, une cystite ou néphrite aiguë, ou une contusion, offre moins de danger chez le cheval que chez les bêtes à cornes.

SYMPTÔMES. — Le cheval atteint a l'air triste et abattu ; il se couche souvent, mais se relève presque aussitôt, rentre ses lombes, et rend de temps en temps une petite quantité d'urine teinte de sang.

TRAITEMENT. — Lorsqu'il y a inflammation, on donnera :

Aconitum, 6e dilution.

Doses. — Quatre et même six globules de deux en deux heures, pendant six heures de temps ;

Puis, on emploie le traitement indiqué à l'article *Cystite* et *Néphrite*.

Mais si la maladie dépend d'un coup ou d'une contusion dans la région lombaire, il faut donner la médication suivante :

Arnica, 3e ou 6e dilution.

Doses. — Quatre globules de quatre en quatre heures pendant un jour et demi ; avec lotion d'*eau arniquée* sur les lombes.

Lorsque l'hématurie n'a pour causes, ni un calcul. ni une cystite, ni une néphrite, ni une contusion, il faudra donner :

Ipeca, 6e dilution.

Doses. — Quatre globules de quatre en quatre heures, pendant seize ou dix-huit heures.

Si c'est un calcul qui la cause, donner :

Uva ursi, 3e dilution.

Doses. — De la même manière qu'*ipeca.*

Chez le bœuf. — SYMPTÔMES. — Tristesse, refus de manger, la rumination se fait peu ou point, et une grande soif se déclare. Battements accélérés du cœur; oreilles froides, ainsi que les cornes et les pieds ; région lombaire très-sensible à la pression ; frissons, bouche et langue chaudes et sèches; pouls faible, à peine perceptible ; léger gémissement en fientant; urine de plus en plus foncée et sortant goutte à goutte, avec plaintes; plus tard, inflammation des reins, de la vessie, et mort.

Causes. — Des substances nuisibles avalées (les jeunes pousses de chêne, de sapin, de renoncules, etc.), des cantharides mangées avec le fourrage; des prés marécageux, un refroidissement ou un calcul.

Traitement. — Donner dès le début :

Ipeca, 6ᵉ dilution.

Doses. — Dix globules le matin, et autant le soir pendant un jour.

Ce traitement suffit souvent pour guérir; mais s'il y a déjà des symptômes d'inflammation, on doit donner :

Aconitum, 6ᵉ dilution.

Doses. — Huit globules, de quatre en quatre heures, pendant un jour et demi.

Ce médicament guérit souvent à lui seul. Dans les cas rebelles, on administrera :

Cantharis, 6ᵉ dilution.

Doses. — Six globules, de quatre en quatre heures, pendant huit à douze heures, guérissent parfaitement l'animal.

Si l'hématurie provient d'une contusion, ou d'une cause externe quelconque, il faut administrer :

Arnica, 6ᵉ dilution.

Doses. — Dix globules, matin et soir, pendant deux jours.

Si c'est d'un calcul, donner :

Uva ursi, 6e dilution.

Doses. — Dix globules matin et soir, pendant trois jours.

Chez la brebis et le chien. —CAUSES. — Les mêmes que pour le bœuf.

SYMPTÔMES.—Émission fréquente d'une urine rouge ou de sang pur, en petite quantité, avec ténesme, chaleur, soif vive, sensibilité de la région rénale, avec raideur des mouvements et coliques.

TRAITEMENT. — Le principal médicament à administrer au début est :

Ipeca, 6e dilution.

Doses. — Dix globules d'heure en heure, jusqu'à concurrence de *trente globules*.

S'il existe déjà des symptômes de néphrite, ce qui entraîne très-souvent la mort, il faudra donner en toute hâte :

Aconitum, 6e dilution.

Doses. — Dix globules d'heure en heure, pendant trois heures.

Puis après :

Cantharis, 6e dilution.

Doses. — Quatre globules d'heure en heure, pendant cinq heures de temps.

HÉMOPTYSIE.

Chez le cheval. — SYNONYMIE : Crachement de sang.

SYMPTÔMES. — Toux violente, grande gêne dans la respiration et grand battement de flancs; le cheval rend par le nez, et non par la bouche, une quantité variable de sang vermeil et écumeux, dont l'émission est accompagnée de toux violente. Cette affection est presque toujours très-dangereuse, car elle a pour causes une chute, une plaie, ou une grave lésion du poumon.

TRAITEMENT. — Si la maladie provient d'une lésion externe, on administrera :

Arnica, 6e dilution.

Doses. — Quatre globules d'heure en heure, pendant six heures.

Donner ensuite :

China, 6e dilution.

Doses. — Six globules administrés pour une seule fois.

Si elle dépend d'une affection pulmonaire, il faut consulter les articles *Phthisie pulmonaire* et *Pneumonie*.

HÉMORRHAGIES (EN GÉNÉRAL).

On désigne sous ce nom, tout écoulement de sang provenant d'une lésion, de la destruction d'un vaisseau, ou d'une exsudation à travers les membranes.

TRAITEMENT. — Si l'hémorrhagie est produite par une cause externe, on la combattra au moyen d'applications de compresses imbibées d'*eau arniquée*, ou d'eau de *mille-folium*, qui se prépare avec la teinture mère de *mille-feuilles*, de la même manière que l'eau arniquée.

Lorsqu'un vaisseau considérable a été déchiré ou rompu, il faut aller à sa recherche et en faire la ligature.

Pour prévenir le développement de la fièvre traumatique, on donnera :

Arnica, 6e dilution.

Doses. — Quatre globules, trois fois par jour, pendant deux jours ;

Et pour combattre la faiblesse qui résulte de la perte desang :

China, 6e dilution.

Doses. — Les mêmes.

Chez les chiens qui ont longtemps couru contre le vent ou en montant, il peut se produire une hémorrhagie par le nez, la gueule ou l'anus ; dans ce cas il suffit de :

Aconitum, 6e dilution.

Doses. — Une ou deux doses (quatre globules par dose), données à une heure de distance l'une de l'autre.

Mais si une violence extérieure provoque l'hémorrhagie, il faut employer

Arnica, à l'intérieur et à l'extérieur, comme il a été dit ci-dessus.

HÉPATITE.

Chez le cheval. — Synonymie. — Inflammation du foie.

Symptômes. — Grand abattement ; perte d'appétit avec soif intense ; tête basse ; l'animal regarde souvent son flanc droit qui paraît tendu, et il s'agite quand on touche cette partie du corps ; il boite et gratte la terre du pied droit de devant, et ne peut rester couché ; il y a constipation, urine brune, pouls dur, accéléré ; la respiration et la déglutition sont difficiles ; souvent, lorsque la maladie a fait de grands progrès, l'œil, la bouche, les narines et la langue sont jaunes ; le poil terne, piqué, et la gangrène survient rapidement.

Traitement. — Donner :

Aconitum, 6ᵉ dilution.

Doses. — Quatre globules trois fois par jour, pendant un jour et demi.

Puis, donner trois heures après :

Nux vomica et Mercurius vivus, 6ᵉ dilution, alternés un jour l'un, un jour l'autre.

Doses. — Quatre ou cinq globules, trois fois par jour, jusqu'à guérison.

Quand des symptômes de jaunisse se manifestent, il faut donner :

Chamomilla et **Mercurius solubilis,** 6ᵉ dilution, alternés.

Doses. — De la même manière que *nux* et *mercurius.*

S'il y a constipation, on donnera :

Nux vomica et **Bryonia,** 6ᵉ dilution, alternés, une fois de l'une, une fois de l'autre.

Doses. — Quatre globules, de quatre en quatre heures, jusqu'à effet produit.

Chez le bœuf ou la vache. — Symptômes. — Plus commune chez l'espèce bovine que chez la race chevaline, elle présente chez la première les symptômes suivants :

L'animal reste couché sur le côté gauche, avec la tête tournée à droite ; à la pression sur la région hépatique, il témoigne de la douleur ; il mange et boit peu ou point, se tient debout difficilement, et marche en trébuchant. Si la maladie est aiguë, il y a chaleur et fièvre intense ; pouls accéléré ; cornes et oreilles alternativement chaudes et froides ; le lait se supprime ou devient jaunâtre et amer. Les yeux, la bouche, les gencives, le nez, les trayons et la langue qui est enduite d'un mucus épais, sont jaunes ; l'urine est d'un jaune foncé, et quelquefois, il y a toux sèche.

Dans l'hépatite chronique, la fièvre est presque nulle, mais la teinte ictérique est plus jaune et plus générale ; le lait jaune et amer se prend aisément en une masse d'où se sépare un sérum jaune ; le côté droit du corps paraît tendu et gonflé ; il y a constipation ou selles rares, ressemblant à de l'argile durcie.

TRAITEMENT. — Le même que celui du cheval.

Si *nux* et *mercurius* tardaient trop à amener la guérison, on donnerait en outre :

Magnesia muriatica, 6ᵉ dilution.

Doses. — Huit globules, matin et soir.

Dans l'hépatite chronique, et quand il y a des coliques qui cessent tant que l'animal reste couché sur le côté gauche, on fera bien de donner :

Lycopodium, 6ᵉ dilution.

Doses. — Huit globules, matin et soir, jusqu'à effet.

Chez la brebis. — SYMPTÔMES. — Fièvre lente, amaigrissement, langue et peau jaunâtres ; laine sale et feutrée ; puis, peu après, surviennent tous les symptômes de la cachexie (voyez ce mot).

TRAITEMENT. — Dès le début, donner :

Aconitum, 6ᵉ dilution.

Doses. — Dix globules matin et soir.

Dès que les symptômes inflammatoires se prononcent, donner :

Digitalis, 6ᵉ dilution.

Doses. — Dix globules matin et soir, pendant trois jours.

Si l'ictère se déclare, administrer :

Chamomilla et **Mercurius vivus**, 6ᵉ dilution, alternés.

Doses. — Dix globules matin et soir, donnant un jour de l'une, un jour de l'autre, pendant quatre jours.

Puis après avoir attendu un jour, donner :

Nux vomica, 6e dilution.

Doses. — Dix globules le matin, et autant le soir, pendant un jour.

Après quoi on attendra deux jours, et on redonnera :

Chamomilla et **Mercurius vivus**, 6e dilution.

Doses. — Comme il a été dit plus haut, si cela est nécessaire.

HERNIES.

Chez le cheval. — Synonymie. — Descente, effort.

Symptômes. — Tumeur sous-cutanée molle et indolente, produite par la sortie à travers une fente des parois du bas-ventre, d'une portion d'intestin ou d'épiploon, causée par des efforts violents de saut ou de tirage. Si la masse des viscères qui ont pénétré à travers la petite ouverture est considérable, celle-ci les serre avec force, et la hernie est dite, *hernie étranglée.* Ses symptômes sont :

Douleurs atroces, anxiété extrême, suppression complète des excréments, inflammation de la tumeur, gangrène et mort.

Traitement. — Si la hernie abdominale est sans plaie externe, fixez sur la tumeur, au moyen d'une sangle, un tampon d'étoupes très-serrées, et laissez-le à demeure pendant quatre à cinq jours, en visitant journellement la partie, et administre : :

Arnica, 6e dilution.

Doses. — Quatre globules trois fois par jour.

Laisser l'animal en repos et ne lui donner aucun aliment venteux.

Si les portions herniées d'intestin sont considérables, il faut les réduire avant d'appliquer le bandage, et si un commencement d'inflammation s'était déclaré, on ferait prendre :

Aconitum, 6e dilution.

Doses. — Quatre globules de deux en deux heures, jusqu'à prise de douze globules.

Si une portion d'épiploon ou d'intestin s'est échappée par une grande plaie au bas-ventre, on fait coucher l'animal sur le côté opposé, on la lave avec de l'eau tiède, et après avoir dilaté la plaie, on la fait rentrer, en la comprimant doucement et alternativement avec les doigts des deux mains trempées dans l'huile; on coud les muscles et la peau, et on fait des *lotions arniquées* sur la plaie, en même temps qu'on donne :

Arnica, 6e dilution.

Doses. — Quatre globules trois fois par jour.

Pour guérir les hernies *inguinales* et *scrotales* chez les poulains et étalons, on réduit l'intestin et on pratique la castration.

Les hernies *ombilicales* des poulains se traitent au moyen d'applications externes ou de lotions faites deux fois par jour, avec de l'eau étendue d'*acide sulfurique* (une partie d'acide sur huit parties d'eau), en même temps qu'on leur donne à l'intérieur :

Acidum sulfuricum, 6e dilution.

Doses. — Trois ou quatre globules matin et soir, jusqu'à disparition de la tumeur.

Si ces hernies surviennent chez un cheval adulte, on le couche sur le dos, le train de derrière un peu élevé ; on fait rentrer les viscères, et après avoir saisi la peau au-dessus de la rupture, on la lie le plus près possible du corps avec un fil de cordonnier bien ciré ; les bords alors adhèrent peu à peu ensemble, et la portion de peau qui dépasse la ligature, finit par tomber seule.

Chez la vache. — Les plus fréquentes sont les éventrations ; une hernie qui grossit avec rapidité et cause de vives douleurs à l'animal est très-difficile à guérir ; parfois, mieux vaut tuer la bête.

Traitement. — Celui indiqué pour le cheval.

Dans le cas de hernies ombilicales chez les veaux, suivre le même traitement que celui indiqué pour les poulains à l'article *Hernies chez le cheval*.

HYDROPHOBIE. Voyez **Rage**.

HYDROPISIE DU VENTRE. Voyez **Ascite**. — **DE LA POI-**
TRINE. Voyez **Hydrothorax**.

HYDROTHORAX.

Chez le cheval. — Synonymie. — Hydropisie de la poitrine.

Symptômes. — Tristesse et affaiblissement qui rend au cheval tout travail excessivement pénible, et pendant lequel il porte la tête pendante et fait entendre des plaintes fréquentes. Respiration difficile, mais non accélérée, avec gémissements à chaque inspiration ; jambes de devant s'écartant beaucoup l'une de l'autre, afin que les épaules ne compriment pas la poitrine ; muqueuses de la bouche et du nez pâles ; langue blanche, urine claire, limpide, et déjections molles. Peu à peu, perte d'appétit, extrémités froides, poil piqué, et œdématie de diverses parties du corps.

Si les poumons sont également affectés, l'animal reste debout, l'haleine est infecte, et il découle du nez un ichor fétide de couleur foncée. Les jambes sont froides jusqu'aux genoux et les oreilles glacées ; tout mouvement provoque de vives douleurs.

TRAITEMENT. — Si le mal n'a pas fait encore de grands progrès, et surtout s'il n'a pas détruit une grande partie des poumons, il faudra donner :

China et **Arsenicum,** 6e dilution, alternés ; un jour l'un, un jour l'autre.

Doses. — Quatre globules trois fois par jour.

Puis, s'il se produit du mieux, on les administrera tous les deux jours seulement, puis tous les trois jours, jusqu'à guérison.

S'il y a un œdème assez considérable, on donnera d'abord :

Lycopodium, 6e dilution.

Doses. — Quatre globules matin et soir, jusqu'à diminution ou disparition de l'œdème ;

Puis ensuite :

China et **Arsenicum,** 6e dilution.

Doses. — Comme il est dit plus haut.

Si la maladie a été précédée d'une fluxion ou inflammation de poitrine, on donnera d'abord :

Nitrum et **Pulsatilla,** 6e dilution, alternés ; un jour l'un, un jour l'autre.

Doses. — Cinq globules matin et soir, pendant quatre jours.

Puis on attendra un jour, et on fera prendre :

China et **Arsenicum,** 6e dilution.

Doses. — Comme il est dit ci-dessus.

Chez le chien. — SYMPTÔMES. — Gêne extrême de la respiration et toux fréquente.

TRAITEMENT. — Donner :

China et **Arsenicum**, 6ᵉ dilution, alternés ; tous les deux jours l'un, tous les deux jours l'autre.

Doses. — Cinq globules matin et soir, jusqu'à guérison.

Chez le bœuf et la vache. — Cette maladie, tantôt sporadique, tantôt épizootique, se rencontre fréquemment dans les contrées basses et marécageuses, et est rare dans les régions sèches et élevées. On ne l'observe jamais dans les fermes où les vaches ne reçoivent toute l'année que des boissons froides. Sa marche est lente, insidieuse, et ses symptômes se divisent en quatre périodes.

SYMPTÔMES DE LA PREMIÈRE PÉRIODE. — Respiration courte, gênée ; espèce de tussiculation qui augmente par le mouvement ; anxiété en se couchant, et gêne étant couché. L'animal se couche mieux sur un côté que sur l'autre quand l'hydropisie n'occupe qu'un seul côté ; et elle les occupe tous deux, lorsque l'animal ne peut rester ni sur l'un ni sur l'autre. La vache se couche peu, ou si elle le fait, c'est en posant à terre le train de derrière et se mettant de préférence sur la face inférieure de la poitrine et du ventre que sur le côté ; souvent, elle ne fait que ployer les genoux et se relève immédiatement ; en outre, il y a perception des mouvements du cœur avec la main, perception qui cesse au moindre mouvement et produit au contact l'effet d'une petite boule roulant sous les doigts. Pouls irrégulier ; la bouche, la langue, les gencives, le nez, le tour des yeux sont pâles et bouffis; les yeux, ternes et humides, sont retirés dans l'orbite; l'intérieur du nez est couvert d'un liquide visqueux; une salive épaisse baigne la bouche, les dents incisives branlent, et le blanc de l'œil n'est pas enflammé.

L'animal atteint rumine debout, ou, s'il est couché, il se relève pour accomplir cet acte; il devient triste et lent, bien que sa tête ne soit point pendante. Chez les vaches laitières, la sécrétion du lait diminue. — Cette période dure quelques semaines.

Symptômes de la deuxième période. — Toux brève, âpre; respiration plus courte et plus rapide, avec battement des flancs (la toux jointe à l'asthme indique l'induration du poumon), pouls mou, onduleux, ni fréquent ni plein; mucosités dans la bouche et absence de lait.

Symptômes de la troisième période. — Toux plus forte; respiration plus gênée et stertoreuse; haleine infecte, tristesse, perte d'appétit et maigreur.

Symptômes de la quatrième période. — Plus d'appétit ni de rumination; pouls de plus en plus petit et dur; écoulement par le nez d'un ichor rougeâtre ou brun, d'une odeur fétide; l'animal, réduit à l'état de squelette, meurt par suffocation.

Traitement. — Suivant l'homœopathe Lux, le traitement certain, est :

Kali carbonicum.

Doses. — Massives (une vache adulte en exige 250 à 500 grammes), on fait prendre ce médicament à la dose de trente grammes par jour, dissous dans une pinte d'eau, dont la moitié, ou 15 grammes le matin, et autant le soir.

Tous les jours on en administrera autant, jusqu'à guérison.

Une demi-once par jour, est une dose suffisante pour les veaux d'un an ; on la leur donne en deux fois ; au bout de quinze jours de ce traitement, l'animal est rétabli.

Comme préservatif, on donne à chaque vache, deux fois par semaine, une poignée de cendre de bois dans sa boisson aussitôt qu'elle quitte l'étable à la fin de l'hiver, surtout dans les contrées basses, quand le printemps est froid et humide ; il faut avoir soin de ne donner aucun aliment chaud à l'animal.

Le vétérinaire Gunther (1) se contente de donner à l'animal, au lieu de *kali carbonicum :*

China et **Arsenicum,** 6ᵉ dilution, alternés ; un jour l'un, un jour l'autre.

Doses. — Dix globules matin et soir, jusqu'à guérison.

ICTÈRE. Voyez **Jaunisse.**
IMMOBILITÉ.

État qui paraît particulier au cheval, dont on n'a encore d'exemple que dans cet animal, et qui est annoncé, pendant les accès, par un certain ordre de symptômes spéciaux, principalement par l'inaptitude à l'exécution des mouvements volontaires, par une raideur des grands muscles locomoteurs, surtout des spinaux, croupiens et autres des membres postérieurs, et par la grande diffi-

(1) *Nouveau Manuel de Médecine vétérinaire-homœopathique,* trad. de l'allemand par P. J. Martin. Paris, 1846, p. 288.

culté ou l'impossibilité dans laquelle se trouve le cheval ainsi attaqué de reculer. Les membres de la locomotion, ceux de devant particulièrement, conservent souvent l'attitude qu'ils prennent, ou celle qu'on leur fait prendre ; et il y a, de la part de l'animal, impossibilité de décroiser spontanément les extrémités antérieures, soit qu'on les ait trouvées ou placées exprès dans cette position.

INCONTINENCE D'URINE.

Chez le cheval. — TRAITEMENT. — Le principal remède contre cette affection est :

Pulsatilla, 6e dilution.

Doses. — Cinq globules matin et soir.

On peut aussi lui opposer :

Rus toxicodendron, 6e dilution.

Doses. — Les mêmes que *pulsatilla*.

Si l'urine s'échappe goutte à goutte et continuellement, on donnera :

Arnica, 6e dilution.

Doses. — Cinq globules matin et soir, pendant trois jours.

Attendre ensuite trois jours, et si cela ne va pas mieux, donner :

Petroleum, 6e dilution.

Doses. — Les mêmes, et de la même manière.

Puis attendre également trois jours.

Si nulle amélioration ne s'est produite, donner alors.

Pulsatilla et **Spigelia,** 6e dilution, alternées ; un jour l'une, un jour l'autre.

Doses. — Quatre globules matin et soir, jusqu'à effet.

Si outre l'incontinence d'urine, il y a excoriation des organes urinaires, on donnera :

Ferrum muriaticum, 6e dilution.

Doses. — Quatre globules matin et soir, jusqu'à effet :

INDIGESTION.

Chez le cheval. — Causes. — Les écarts de régime souvent répétés ou le refroidissement, sont les causes ordinaires de cette indisposition qui rend les chevaux fourbus ou leur occasionne le vertige.

Symptômes. — Éructations, gêne de la respiration avec dégoût des aliments; agitation, tête portée très-basse; éloignement de la mangeoire et frappement des pieds de devant; sueur abondante; selles sèches, mêlées de grains d'avoine non digérés, ou constipation et crottins petits et coiffés: ou bien, diarrhée aqueuse sans douleur, quelquefois très-fétide, avec gonflement du ventre. Parfois, crottins volumineux avec aversion pour le fourrage, ou matières molles rendues sans douleur.

Traitement. — Si l'estomac seul est affecté, qu'il n'y ait que de l'éructation, gêne de la respiration et aversion pour le manger, on fera prendre :

Antimonium crudum et **Coffea**, 6e dilution, alternés ; une fois de l'un, une fois de l'autre.

Doses. — Quatre globules de deux en deux heures.

Si l'éructation est très-fréquente, donner :

Ipeca, 6e dilution.

Doses. — Cinq globules.

Puis une heure après :

Arsenicum album, 6e dilution.

Doses. — Les mêmes qu'*ipeca*.

(*Ipeca* convient dans presque toutes les maladies du bas-ventre.)

S'il y a défaut d'appétit, constipation, crottins petits ou coiffés, on fera prendre :

Nux vomica, 6e dilution.

Doses. — Quatre globules trois fois par jour, pendant un jour seulement.

S'il y a diarrhée aqueuse sans douleur, donner :

Arsenicum album, 6e dilution.

Doses. — Les mêmes que *nux vomica*, pendant un jour également.

Si les selles sont liquides et infectes, administrer :

Pulsatilla, 6e dilution.

Doses. — De la même manière qu'*arsenicum*.

Si les crottins sont volumineux, avec aversion pour le fourrage, faire prendre :

Antimonium crudum, 6e dilution.

Doses. — Les mêmes que les remèdes précédents.

S'il y a diarrhée, avec gonflement du ventre, donner :

Chamomilla, 6e dilution.

Doses. — Quatre globules de deux en deux heures, jusqu'à effet.

Si l'animal rend souvent des matières molles sans douleur, on lui donnera :

Rheum, 6e dilution.

Doses. — Quatre globules trois fois par jour.

Si l'indigestion a été produite par un refroidissement ; si les crottins sont durs et secs, on donnera :

Dulcamara et **Nux vomica**, 6e dilution, alternées ; une fois de l'une, une fois de l'autre.

Doses. — Quatre globules trois fois par jour.

Si un écart de régime ou un refroidissement fait naître la constipation ou la diarrhée, avec aversion pour les aliments, on fera prendre :

Bryonia, 6e dilution.

Doses. — Quatre globules trois fois par jour, pendant un jour seulement.

Souvent, chez les chevaux délicats, au temps de la mue, survient une atonie des organes digestifs qui les empêche de bien manger ; pour combattre cet état, on leur donnera :

China et **Nux vomica,** 6e dilution, alternés ; un jour l'un, un jour l'autre.

Doses. — Quatre globules matin et soir.

Chez le bœuf. — TRAITEMENT. — Le même que pour le cheval, plus, l'observation suivante :

Si, l'animal n'ayant pas d'appétit et ne ruminant point, les selles sont pâteuses, mêlées de mucosités rougeâtres, ou d'aliments non digérés, il faudra lui donner :

Asarum, 6e dilution.

Doses. — Dix globules matin et soir, pendant un jour seulement.

INDIGESTION GAZEUSE. Voyez **Tympanite**.

INDURATION DES MAMELLES. Voyez **Mamelles**.

INDURATION DES PARTIES GÉNITALES.

Chez le chien. — TRAITEMENT. — Contre cette affection, on donnera le médicament isopathique suivant :

Scirrhomin, 6e dilution.

Doses. — Quatre globules matin et soir, pendant trois jours.

Si cela ne suffit pas, et que nulle amélioration ne se produise, il faudra faire prendre :

Graphites et **Rhododendron**, 6e dilution, alternés; un jour l'un, un jour l'autre.

Doses. — Quatre globules matin et soir, tous les deux jours seulement.

INDURATION DES PIS. Voyez **Mamelles.**
INFLAMMATION (EN GÉNÉRAL).

TRAITEMENT. — Le médicament principal est :

Aconitum, 6e dilution.

Lorsque le gonflement inflammatoire est brûlant et tendu :

Bryonia, 6e dilution.

Lorsque la tumeur inflammatoire est entourée d'un cercle rouge et enflammé :

Pulsatilla, 6e dilution.

Quand le contact développe de la douleur :

Rhus toxicodendron, 6e dilution.

Contre les inflammaitons ulcéreuses, on donnera :

Belladona, Ignatia, Nux vomica, Mercurius, Lachesis, Sulfur, Spongia, Digitalis, Arsenicum, Drosera, Squilla, Cannabis et *Senega*, 6e dilution.

INFLAMMATION DE L'ARRIÈRE-GORGE.

SYMPTÔMES. — Douleurs des plus vives dans les mastications, avec refus de manger.

TRAITEMENT. — Donner :

Aconitum, 6e dilution.

Doses. — Quatre globules répétés au bout d'une heure ;

Puis :

Mercurius vivus, 6e dilution.

Doses. — Quatre globules de quatre en quatre heures, deux heures après la dernière dose d'*aconitum*.

Deux jours après, donner :

Sulfur, 12e dilution.

Doses. — Quatre globules.

INFLAMMATION DU BAS-VENTRE.

CAUSES. — **Chez le cheval, le bœuf et la chèvre.** — Les fourrages altérés, ou contenant des substances nuisibles, donnent souvent lieu à cette affection.

SYMPTÔMES. — L'animal est agité, refuse la nourriture et boit avidement ; il baisse la tête sur la mangeoire, ne se couche pas, se tient immobile, et vacille en marchant ; le ventre est tendu, les flancs troussés, et le plus souvent, il meurt de la gangrène si on ne lui porte pas de prompts secours.

Chez la chèvre, outre la perte d'appétit, il y a : battements des flancs, respiration accélérée, pouls vite, dur, et alternatives de chaud et de froid aux oreilles et aux cornes.

TRAITEMENT. — Donner :

Aconitum, 6e dilution.

Doses. — Quatre globules tous les quarts d'heure.

Quoique ce remède triomphe ordinairement de la maladie si, au bout de quatre à cinq heures, elle n'était pas considérablement diminuée, on achèvera de la faire disparaître, par :

Arsenicum, 6e dilution.

Doses. — Cinq globules, qu'on répète une seule fois, au bout de trois heures.

Dans quelques cas, selon les symptômes, on peut, utilement donner :

Carbo vegetabilis et **Rhus toxicodendron**, 6ᵉ dilution.

Doses. — Alternés aux mêmes doses qu'*arsenicum*.

INFLAMMATION DES BOURSES. Voyez **Bourses**.

INFLAMMATION DU CERVEAU. Voyez **Encéphalite**.

INFLAMMATION DU COU.

Elle est externe ou interne.

Causes. — Elle peut provenir d'un coup, d'un heurt, être produite par des tumeurs inflammatoires, ou par une fluxion musculaire.

Traitement. — Contre l'inflammation provenant d'une cause externe, (coup, heurt, blessure), on donnera :

Aconitum, 6ᵉ dilution.

Doses. — Cinq globules qu'on répétera une seule fois, à une heure de distance.

Puis,

Arnica, 6ᵉ dilution.

Doses. — Quatre globules, trois fois par jour, jusqu'à effet.

Contre les tumeurs inflammatoires, on administrera :

Bryonia, 6ᵉ dilution.

Doses. — Cinq globules matin et soir.

Si la résolution ne peut s'en obtenir, on donnera :

Hepar sulfur., 6ᵉ dilution.

Doses. — Six globules matin et soir, pendant deux jours, afin d'en déterminer la suppuration.

S'il y a : rougeur intense des muqueuses, chaleur dans la bouche avec soif vive et impossibilité d'avaler, il faudra administrer :

Aconitum et **Belladona**, 6ᵉ dilution, alternés ; une fois de l'un, une fois de l'autre.

Doses. — Quatre globules, de quatre en quatre heures, ou à doses plus rapprochées, selon l'intensité du mal.

S'il y avait du gonflement et qu'*aconitum* et *belladona* ne produisissent que peu d'amélioration, on donnerait concurremment avec eux et à quatre heures de distance.

Spongia tosta, 6e dilution.

Doses. — Quatre globules.

S'il y avait grande abondance de salive visqueuse et écumeuse dans la bouche, on ferait prendre :

Mercurius vivus, 6e dilution.

Doses. — Quatre globules de quatre en quatre heures, jusqu'à effet voulu.

INFLAMMATION DE L'ESPACE INTERDIGITÉ.

Chez le bœuf. — CAUSES. — Des corps étrangers ayant pénétré et séjourné dans l'espace interdigité, ou une lésion accidentelle, sont les causes les plus ordinaires de cette inflammation qui s'annonce par de la rougeur et finit par dégénérer en une ulcération de mauvaise nature.

SYMPTÔMES. — L'animal éprouve de vives douleurs ; il y a chez lui abattement, absence de rumination, amaigrissement, et crainte d'appuyer trop fortement le pied malade sur le sol.

TRAITEMENT. — Au début : enlever d'abord avec soin le corps étranger, et faire de fréquentes lotions d'*eau arniquée*, sur la partie atteinte.

Si l'inflammation a déjà fait de grands progrès, continuer les lotions, et donner à l'intérieur.

Aconitum et **Arnica**, 6e dilution. alternés ; un jour l'un, un jour l'autre.

Doses. — Dix globules matin et soir, jusqu'à amendement notable des symptômes ; puis les continuer moins souvent, et en diminuant les doses.

Mais, si par négligence ou incurie l'ulcération a déjà fait des progrès, les médicaments précédents ne sont d'aucun secours ; il faut se hâter de donner :

Arsenicum et **Acidum phosphoricum**, 6e dilution, alternés ; tous les deux jours l'un, tous les deux jours l'autre.

Doses. — Dix globules matin et soir, pendant huit jours.

Puis, attendre un jour, et donner :

Squilla, 6e dilution.

Doses. — Dix globules matin et soir, pendant deux jours.

Attendre ensuite vingt-quatre heures, et recommencer à donner *arsenicum* et *acidum phosphoricum*, pour continuer le même traitement jusqu'à guérison, en évitant en outre, de fatiguer l'animal.

Voyez *Abcès* et *Suppuration*.

INFLAMMATION D'ESTOMAC. Voyez **Gastrite**.

INFLAMMATION DU FOIE. Voyez **Hépatite**.

INFLAMMATION DES INTESTINS. Voyez **Entérite**.

INFLAMMATION DES JAMBES.

Chez le cheval. — TRAITEMENT. — Donner d'abord :

Aconitum, 6e dilution.

Doses. — Quatre globules de quatre en quatre heures, pendant un jour ;

Puis administrer :

Rhus toxicodendron, 6e dilution.

Doses. — Quatre globules trois fois par jour, jusqu'à effet.

S'il y avait un tel gonflement, que la peau se montrât rouge et luisante à travers les poils, il faudrait donner :

Pulsatilla, 6e dilution.

Doses. — Les mêmes que *rhus.*

Si la tumeur est chaude, tendue et douloureuse au toucher, il faut administrer :

Bryonia, 6e dilution.

Doses. — Les mêmes que *pulsatilla.*

Si l'inflammation est érysipélateuse, il faut faire prendre :

Belladona, 6e dilution.

Doses. — Quatre à cinq globules matin et soir.

Si cela ne suffit pas, l'alterner avec :

Graphites, 6e dilution, un jour l'une, un jour l'autre.

Doses. — Cinq globules matin et soir, jusqu'à effet.

INFLAMMATION DE LA LANGUE. Voyez **Glossite et Langue** (INFLAMMATION DE LA).

INFLAMMATION DE LA MATRICE. Voyez **Métrite**.

INFLAMMATION DU NEZ.

Chez le cheval. — CAUSES. — Cette affection est commune chez les chevaux ; elle a pour causes, un coup, une tumeur, ou une affection psorique de la membrane nasale.

Si un coup a développé l'inflammation, on donnera à l'intérieur :

Arnica, 6e dilution.

Doses. — Cinq globules matin et soir, et on fera des lotions d'*eau arniquée.*

Si, à la suite d'un refroidissement, il y a gonflement chaud, tendu, ou tumeur douloureuse, on fera prendre :

Bryonia, 6e dilution.

Doses. — Cinq globules matin et soir, jusqu'à effet.

Si la tumeur est crépitante au toucher, on donnera :

Belladona, 6e dilution.

Doses. — De la même manière que *bryonia*.

S'il y a tuméfaction et inflammation de la muqueuse, faire prendre :

Aurum foliatum, 6e dilution.

Doses. — Cinq globules matin et soir, tous les deux jours seulement.

S'il y a développement de tumeurs dures qui semblent attenantes aux cartilages, on fera prendre :

Baryta carbonica, 6e dilution.

Doses. — Les mêmes qu'*aurum*.

S'il survenait des tubercules sur le nez, on donnerait :

Ledum palustre, 6e dilution.

Doses. — Les mêmes doses que *baryta*.

Si *ledum* ne suffisait pas, on ferait prendre :

Hydrocotyle asiatica, 6e dilution.

Doses. — Quatre globules matin et soir, pendant huit jours.

S'il y a des boutons croûteux dans le nez avec écoulement de pus ou de sang, on donnera :

Calcarea carbonica et **Sulfur**, 6e dilution, alternés ; un jour l'un, un jour l'autre.

Doses. — Trois globules matin et soir, pendant six jours.

Puis :

Aurum foliatum, 6e dilution.

Doses. — Cinq globules tous les matins pendant quatre jours, attendre ensuite deux jours, et recommencer le traitement pour le continuer jusqu'à effet.

INFLAMMATION DES OREILLES. Voyez **Oreilles.** — DE L'OREILLE INTERNE. Voyez **Otite.**
INFLAMMATION DES OS. Voyez **Exostose** et **Os.**
INFLAMMATION DU PALAIS. Voyez **Palais.**
INFLAMMATION DES PAUPIÈRES. Voyez **Blépharite.**
INFLAMMATION DU PIS. Voyez **Mamelles.**

INFLAMMATION DE LA POITRINE.

Chez le cheval. — On comprend, sous ce nom, l'inflammation de toutes les parties circonscrivant la poitrine et de celles qui y sont renfermées. L'inflammation de poitrine est chez le cheval une des maladies les plus dangereuses qu'on rencontre ; mal traitée, elle entraîne la mort, ou laisse à sa suite, la pousse, la phthisie, l'hydropisie, etc.

Causes. — Ses causes ordinaires sont de l'eau bue trop froide, lorsque l'animal était en sueur, ou un refroidissement.

Symptômes. — Fièvre intense; le cheval s'éloigne de la mangeoire et mange tout au plus un peu de paille ou de foin; pouls vite et dur; respiration forte et accélérée: inspiration pénible et air expiré très-chaud; soif vive, que l'animal satisfait peu, à cause de la douleur que l'action d'humer l'eau lui procure ; bouche sèche et chaude, œil rouge et brillant; selles sèches et rares, avec urine claire et rouge; membranes muqueuses du nez et de la bouche d'un rouge vif; parfois, toux brève que l'animal réprime à cause des douleurs qui l'accompagnent. Le cheval baisse la tête, est triste, laisse pendre ses oreilles et ne se couche point; s'il le fait, il se relève aussitôt; gémissements lorsqu'on lui relève la tête ou le cou, ou qu'on le force à tourner ou reculer; dans la marche, la jambe de devant est raide, et il ne fait que de petits pas en se plaignant; il se défend quand on saisit les pieds de devant pour les porter en avant ou en arrière.

Traitement. — Quand la maladie est développée, donner immédiatement :

Aconitum, 3ᵉ ou 6ᵉ dilution.

Doses. — Quatre globules de quart d'heure en quart d'heure, ou de demi-heure en demi-heure, jusqu'à ce que la respiration soit moins chaude, le pouls moins vif, et le cheval plus calme.

Aconitum suffit quelquefois, à lui seul, pour détruire la maladie.

Cependant, si malgré les doses réitérées de ce médicament, la respiration reste encore difficile et douloureuse, on donnera au bout de trois ou quatre heures :

Bryonia, 6ᵉ dilution.

Doses. — Quatre globules d'heure en heure.

On peut, en observant les symptômes prodromiques ou précurseurs de cette maladie, en prévenir le développement complet ; ce sont :

Léger frisson suivi de chaleur; grande soif, défaut d'appétit, et abattement extrême :

Arsenicum, 6ᵉ dilution.

Doses. — Il suffit presque toujours pour détruire la

maladie, de le donner une seule fois à la dose de cinq globules ; on peut au besoin la répéter après avoir donné auparavant *aconitum*.

Si le cheval avait déjà été atteint d'une inflammation de la poitrine, il faut, après avoir administré *arsenicum*, donner :

Nitrum, 6e dilution.

Doses. — Quatre à six globules ; ce remède s'emploie aussi, lorsqu'on soupçonne le développement de tubercules.

Si, à la suite d'une inflammation de poitrine négligée, il survient une suppuration aiguë des poumons, on administrera :

Pulsatilla, 6e dilution.

Doses. — Quatre globules matin et soir, pendant trois jours.

Et on suivra le traitement décrit à l'article *Phthisie pulmonaire*.

Lorsque le cheval se tient à demi endormi, les jambes écartées, les yeux fermés, et que sa respiration est stertoreuse, il faut lui donner :

Opium, 6e dilution.

Doses. — Six globules pour dose unique. L'homœopathie triomphe de cette maladie dans les cas les plus désespérés.

INFLAMMATION DU POUMON. Voyez **Pneumonie**.

INFLAMMATION DE LA RATE. Voyez **Splénite**.

INFLAMMATION DES REINS. Voyez **Néphrite**.

INFLAMMATION DU SCROTUM.

Chez le cheval. — CAUSES. — Cette inflammation survient assez souvent à la suite de la castration.

TRAITEMENT. — On la prévient aisément au moyen de :

Arnica, 6e dilution.

Doses. — Cinq globules matin et soir, pendant les trois premiers jours qui suivent l'opération.

Si malgré cela, il survient de la tuméfaction, on administre :

Sulfur et **Clematis erecta**, 6e dilution, alternés.

Doses. — Quatre globules matin et soir, de deux en deux jours seulement.

Si la tuméfaction des testicules est provoquée par des efforts considérables de tirage, on donnera :

Conium, 6e dilution.

Doses. — Quatre globules matin et soir, pendant deux jours, pour, après quatre jours de repos, redonner ce médicament de la même manière, si cela est nécessaire.

Si le mal est causé par un frottement ou une contusion. on donnera à l'intérieur :

Arnica, 6e dilution.

Doses. — Comme il a été dit à l'article *Contusions*.

Et on fera des lotions avec l'*eau arniquée*.

INFLAMMATION DES TESTICULES. Voyez **Bourses.**

INFLAMMATION DE LA VESSIE. Voyez **Cystite.**

INFLAMMATION DES YEUX. Voyez **Ophthalmie.**

INSECTES (PIQURES D'). Voyez **Piqûres de Guêpes**, **Œstre.**

INTESTINS (INFLAMMATION DES). Voyez **Entérite.**

INTRODUCTION DE CLOUS DANS LA SOLE. Voyez **Clou de rue.**

JABOT (GONFLEMENT DU). Voyez **Gonflement du Jabot.**

JAMBES (DISTENSION DU GROS TENDON DES). Voyez **Tendons.** — (ENFLURE DES). Voyez **Enflure.**

JAMBES (GONFLEMENT DES).

CAUSES. — Cette affection provient souvent de fatigue.

TRAITEMENT. — Donner :

Arnica, 6e dilution.

Doses. — Quatre globules matin et soir, pendant deux ou trois jours.

Si cela ne suffit pas, on donnera :

Rhus toxicodendron, 6e dilution.

Doses.— Les mêmes et de la même manière qu'*arnica*.

S'il y a en même temps grande faiblesse, on donnera :

Arnica et Sepia, 6e dilution. alternés; un jour l'un, un jour l'autre.

Doses.—Quatre globules matin et soir, pendant quatre jours.

Mais si la faiblesse existe seule, on donnera :

China, 6e dilution.

Doses. — Quatre globules matin et soir, de deux en deux jours.

JAMBES (INFLAMMATION DES). Voyez **Inflammation**.

JAUNISSE.

SYNONYMIE. — Ictère.

Chez le cheval. — SYMPTÔMES. — L'animal est triste, abattu et légèrement agité ; il a la langue chargée, le blanc des yeux, les lèvres, les gencives et les membranes du nez d'une couleur jaune très-prononcée ; les crottins sont petits et durs, les oreilles froides, et la peau, qui est plus chaude qu'à l'état de santé, prend aussi une teinte jaune assez vive. Il y a en outre battements de cœur durs et forts, respiration gênée et pénible, avec perte d'appétit et urine d'une couleur foncée.

TRAITEMENT. — Donner d'abord :

China et **Mercurius vivus**, 6ᵉ dilution, alternés ; un jour l'un, un jour l'autre.

Doses. — Quatre globules matin et soir jusqu'à guérison.

Si au bout de six à huit jours ces deux médicaments ne produisaient aucune amélioration, il faudrait les cesser pour donner :

Sulfur et **Nux vomica**, 6ᵉ dilution, alternés ; un jour l'un, un jour l'autre.

Doses. — Cinq globules tous les matins seulement, pendant six jours.

Attendre un ou deux jours et donner :

Lycopodium, 6ᵉ dilution.

Doses. — Quatre globules tous les matins, pendant trois jours.

Si la jaunisse résiste à ce traitement, donner alors :

Lachesis, 12ᵉ dilution.

Doses. — Six globules le matin, tous les deux jours seulement.

Chez le bœuf. — Causes. — Cette affection survient fréquemment à la suite d'une hépatite mal traitée, ou non guérie entièrement.

Symptômes. — Les mêmes que ceux décrits chez le cheval, et en outre, rumination irrégulière ou supprimée ; faiblesse et respiration très-difficile.

Traitement. — Donner d'abord :

Mercurius vivus, 6ᵉ dilution.

Doses. — Dix globules le matin et six le soir, pendant trois ou quatre jours de suite.

Si ce médicament fait du bien, on le continuera ; s'il ne fait rien, il faudra donner à sa place :

Nux vomica et **Chamomilla**, 6ᵉ dilution, alternés ; un jour l'une, un jour l'autre.

Doses. — Huit globules le matin et huit le soir, jusqu'à effet.

Si ce traitement ne suffisait encore pas, il faudrait donner :

Sulfur, 6e dilution.

Doses. — Cinq globules matin et soir, jusqu'à effet.

Si la rumination était supprimée, on donnerait d'abord :

Arsenicum, 6e dilution.

Doses. — Six globules matin et soir, jusqu'à effet.

S'il y avait toux, ce serait :

Lycopodium, 6e dilution.

Doses. — Les mêmes qu'*arsenicum.*

Si les selles étaient blanchâtres, on donnerait alors :

Mercurius solubilis, 6e dilution.

Doses. — Les mêmes que *lycopodium ;* c'est-à-dire, six globules matin et soir, jusqu'à effet.

Chez la brebis. — SYMPTÔMES. — Les mêmes que chez le bœuf.

TRAITEMENT. — Le même que celui du bœuf.

Chez le porc. — SYMPTÔMES. — Teinte jaune de la conjonctive de l'œil, perte d'appétit, abattement et dépérissement, avec parfois envies de vomir.

TRAITEMENT. — Donner :

China et **Mercurius vivus**, 6e dilution, alternés ; un jour l'un, un jour l'autre.

Doses. — Cinq globules matin et soir, pendant six jours.

Si, au bout de ce temps, nulle amélioration ne se produit, on donnera :

Nux vomica et **Sulfur**, 6e dilution, alternés ; un jour l'un, un jour l'autre.

Doses. — Les mêmes que *china* et *mercurius.*

On peut également administrer :

Lycopodium, 6ᵉ dilution.

Doses. — Quatre globules matin et soir pendant trois jours, si les médicaments cités plus haut ne remplissaient pas entièrement le but voulu.

JARDE.

Chez le cheval. — SYMPTÔMES. — Élévation plus ou moins considérable, située au-dessous de l'articulation du jarret à son bord postérieur, qui d'abord est chaude, douloureuse, produit de la claudication, puis devient plus tard insensible, dure, et ne fait boiter le cheval que quand il est fatigué.

TRAITEMENT. — Donner, lorsque la tumeur est récente :

Rhus toxicodendron, 6ᵉ dilution.

Doses. — Quatre globules matin et soir, tous les deux jours seulement, et faire des lotions d'*eau arniquée*.

Mais lorsque la tumeur est dure et adhérente, il faut donner :

Conium et **Sepia**, 6ᵉ dilution, alternés ; tous les trois jours l'un, tous les trois jours l'autre.

Doses. — Quatre globules matin et soir, jusqu'à effet.

JAVART.

On donne ce nom, en chirurgie vétérinaire, à plusieurs maladies qui diffèrent par la nature des tissus qu'elles attaquent, par leur siége, leur marche, leurs terminaisons et leur gravité ; maladies qui affectent les régions inférieures des extrémités locomotrices du cheval, de l'âne, du mulet et même du bœuf, telles que le pied, la couronne et le paturon, surtout à l'une des faces laté-

rales de ces parties, souvent du côté interne, et plus
communément aux membres postérieurs qu'aux antérieurs.

Les divers javarts méritent une grande et sérieuse
attention ; leur traitement exige tous les soins de vétérinaires expérimentés. La cure en est d'autant plus longue, d'autant plus difficile à obtenir, qu'il se forme
intérieurement des fistules, des exfoliations diverses,
que le sujet est vieux, plus disposé à la laxité, et que la
maladie est elle-même plus intense ou plus ancienne,
plus étendue ou plus compliquée.

Voyez pour le traitement : *Eaux aux jambes*, *Eparvin*,
Forme, *Jarde*, *Mollettes*, *Vessigons*, *Capelet*, enfin *Suppuration* et *Ulcères*.

JUGULAIRE (FISTULE DE LA).

CAUSE. — Cette affection survient quelquefois à la
suite des saignées des vétérinaires allopathes.

TRAITEMENT. — Donner :

Pulsatilla, 6ᵉ dilution.

Doses. — Sept globules le matin, tous les deux jours
seulement, pendant six semaines ou deux mois.

Si cela ne suffisait pas, on donnerait :

Silicea, 6ᵉ dilution.

Doses. — De la même manière que *pulsatilla*.

KYSTES.

Chez le bœuf. — SYMPTÔMES. — Tumeurs indolentes, dépourvues de poils, d'un volume plus ou moins
considérable, qui se développent sur diverses parties

du corps. Elles sont le produit d'une sécrétion morbide, ou celui d'une contusion.

TRAITEMENT. — Si elles sont indolentes et dépourvues de poils, on fera prendre :

Calcarea carbonica, 6e dilution.

Doses. — Quatre globules matin et soir, tous les trois jours seulement, pendant trois semaines, en laissant deux jours d'intervalle entre chaque semaine.

Si *calcarea* ne suffit pas, donner :

Graphites, 6e dilution.

Doses. — De la même manière que *calcarea*.

Si elles sont occasionnées par une contusion, on emploiera l'*eau arniquée* en lotions, en même temps qu'on donnera à l'intérieur :

Arnica, 6e dilution.

Doses. — Quatre globules matin et soir, tous les trois ou quatre jours.

On les ramollira ensuite au moyen de :

Arsenicum, 6e dilution.

Doses. — Quatre globules tous les trois jours, jusqu'à effet.

Une fois ramollies, on donnera :

Mercurius vivus, 6e dilution.

Doses. — Les mêmes et de la même manière qu'*arnica*, afin d'en faciliter l'ouverture.

Puis, une fois en suppuration, on fera prendre :

Silicea, 6e dilution.

Doses. — Cinq globules tous les quatre jours, jusqu'à guérison.

LADRERIE.

SYMPTÔMES. — Développement plus ou moins considérable d'*hydatides*, variant de la grosseur d'un grain de millet à celle d'un pois, qui naissent en plus ou moins grand nombre dans la chair et le tissu cellulaire de toutes les parties du corps du porc, sans en excepter le cœur et le cerveau.

Lorsqu'elles sont nombreuses, l'animal perd l'appétit et maigrit; ses joues enflent, ainsi que sa mâchoire inférieure, surtout si ces hydatides ont élu domicile sous la langue. Il grogne sourdement, et paraît comme paralysé du train de derrière; sa respiration est fétide, les soies se détachent aisément, la chair est molle et sans consistance aucune.

Cette maladie, le produit d'une idiosyncrasie particulière, se manifeste rarement avant l'âge de deux ans chez les porcs, et semble être héréditaire. M. Delpech a étudié cette maladie au point de vue de l'hygiène publique et privée (1).

TRAITEMENT. — Donner :

Kali carbonicum, 6ᵉ dilution.

Doses. — Cinq globules matin et soir, de trois en trois jours, jusqu'à guérison.

On vante comme un médicament éminemment prophylactique contre cette affection dégoûtante :

Cendre de bois (celle de hêtre surtout).

Doses. — Une cuillerée mêlée aux aliments de l'animal trois fois par semaine.

LAIT ACIDE.

TRAITEMENT. — Donner :

Sulfur, 6ᵉ dilution.

(1) *Annales d'hygiène publique et de méd. lég.*, 1861, 2ᵉ série, t. XXI, p. 1 et suiv.

Doses. — Cinq globules matin et soir, pendant deux jours.

Si cela ne suffisait pas, on administrerait :

Phosphorus et **Antimonium tartaricum**, 6e dilution, alternés ; un jour l'un, un jour l'autre.

Doses. — Cinq globules matin et soir, pendant deux ou quatre jours.

LAIT BLEU.

La teinte bleue du lait paraît être liée à une affection de l'estomac.

TRAITEMENT. — Donner :

Pulsatilla, 6e dilution.

Doses. — Dix globules le matin. Cette seule dose suffit pour rendre au lait sa couleur naturelle.

On dit qu'on obtient le même résultat avec :

Nux vomica, 6e dilution.

Doses. — De la même manière.

LAIT (MAUVAIS GOUT DU).

TRAITEMENT. — Si le lait a contracté un *goût d'aigre*, il faudra donner :

Tartarus depuratus, 3e dilution.

Doses. — Cinq globules matin et soir, pendant deux ou trois jours.

Si le lait *est peu abondant, amer et de mauvais goût*, on fera prendre :

Phosphorus, 6e dilution.

Doses. — Cinq globules matin et soir, pendant deux jours de suite.

Et si cela ne suffit pas, donner :

Sulfur, 6e dilution.

Doses. — Les mêmes.

Aux vaches rétives et difficiles à traire on fera bien de donner :

Camphora, 1re dilution.

Doses. — Dix globules deux ou trois jours de suite, selon qu'il sera nécessaire de le faire.

LAIT MÊLÉ DE SANG.

Causes. — Cette altération du lait peut provenir d'une lésion ou d'une inflammation érysipélateuse spontanée.

Traitement. — Donner :

Arnica, 6e dilution.

Doses. — Dix globules tous les matins, jusqu'à effet voulu. (S'il y a lésion externe, on fera des lotions d'*eau arniquée*.)

Si nulle inflammation ne se fait remarquer ni au pis ni aux trayons, et surtout si l'affection est chronique, on fera prendre à la vache :

Ipeca, 6e dilution.

Doses. — Cinq globules le matin, et cinq le soir, pendant trois ou quatre jours, si cela est nécessaire.

S'il y avait une inflammation du pis ou de ses annexes qui pût occasionner ce changement de couleur du lait, on donnerait :

Aconitum, 6e dilution.

Doses. — Quatre globules trois fois par jour, jusqu'à dissipation de l'inflammation, et, si elle résistait, on remplacerait *aconitum* par :

Phosphorus, 6e dilution.

Doses. — Les mêmes.

LAIT VISQUEUX OU PURIFORME.

Cette dénaturation du lait, qui provient d'une faiblesse

des organes de la digestion, se combat au moyen du médicament suivant :

Chamomilla, 6ᵉ dilution.

Doses. — Dix globules matin et soir, pendant deux jours.

LAIT AQUEUX, PAUVRE EN CRÉME.

Causes. — État du lait causé par une mauvaise nourriture.

Traitement. — Administrer :

Sulfur et **Pulsatilla,** 6ᵉ dilution, alternés; un jour l'un, un jour l'autre.

Doses. — Cinq globules matin et soir, pendant quatre jours.

Puis, attendre deux jours, et donner :

Nux vomica, 6ᵉ dilution.

Doses. — Cinq globules matin et soir, pendant deux jours.

LAIT (ÉCOULEMENT SPONTANÉ DU).

Il faut, dans ce cas, avoir égard aux symptômes accessoires et aux diverses nuances de la maladie qui cause cette affection; ainsi, on donnera :

S'il y a induration des glandes :

Belladona, 6ᵉ dilution.

Doses. — Sept globules matin et soir.

Lorsque l'animal manifeste de la douleur :

Arnica ou **Conium,** 6ᵉ dilution. Mêmes doses que *belladona.*

Enfin, toutes les fois que l'écoulement spontané du lait a pour cause un vice *psorique interne* (dartres, éruptions, gale, ulcères, etc.), on donnera :

Calcarea carbonica et **Sulfur,** 6ᵉ dilution.

Doses. — Six globules matin et soir, (on peut même aller jusqu'à huit globules) en les alternant.

LAIT (TARISSEMENT DU).

TRAITEMENT. — Donner :

Arnica, 6e dilution.

Doses. — Huit globules matin et soir, si le tarissement provient d'une lésion ou contusion au pis, ou ailleurs.

Si le pis est gonflé :

Belladona, 6e dilution.

Doses. — Sept globules matin et soir.

S'il y a engorgement des vaisseaux lactifères :

Chamomilla, 6e dilution. Mêmes doses.

S'il y a inflammation interne ou externe du pis :

Aconitum, 6e dilution.

Doses. — Sept globules matin et soir.

Si le tarissement provient d'une induration tenace ou opiniâtre :

Mercurius solubilis, 6e dilution. Mêmes doses.

Si la cause de la non-sécrétion provient d'un refroidissement ou est la suite d'une maladie grave :

Nitri acidum, 6e dilution. Mêmes doses.

Si le pis ne donne que quelques jets :

Chamomilla et **Belladona**, 6e dilution, alternés; un jour l'une, un jour l'autre. Sept globules matin et soir.

On administrera comme médicament de fond :

Sulfur, 6e dilution.

Doses. — Six globules matin et soir.

En l'alternant avec le médicament indiqué par les symptômes du tarissement, toutes les fois qu'on constatera ou même soupçonnera *un vice herpétique* chez l'animal.

LAMPAS.

Chez le cheval. — SYMPTÔMES. — Tuméfaction du palais, qui survient souvent chez les jeunes chevaux dans la partie correspondant aux deux incisives.

TRAITEMENT. — Donner :

Mercurius vivus, 6ᵉ dilution.

Doses. — Trois globules matin et soir, pendant trois jours.

Ce traitement suffit pour détruire cette tuméfaction.

Si par hasard elle ne cédait pas, on donnerait :

Natrum muriaticum ou **Sulfur** ou **Lacerta,** 6ᵉ dilution.

Doses. — Les mêmes que *mercurius.*

LANGUE (CHARBON A LA). Voyez **Charbon et Glossan-thrax.**

LANGUE (INFLAMMATION DE LA).

TRAITEMENT. —Donner contre l'enflure et l'inflammation franche de la langue :

Aconitum, 6ᵉ dilution.

Doses. — Huit globules matin et soir.

Si elle est sèche et enflammée :

Nitri acidum, 6ᵉ dilution.

Doses. — Huit globules matin et soir.

S'il y a en outre bave fréquente et sueurs faciles :

Mercurius vivus, 6ᵉ dilution.

Doses. — Huit globules matin et soir.

Si les remèdes que nous venons de nommer ne font pas disparaître l'inflammation en vingt-quatre heures, donner :

Sulfuris acidum, 6ᵉ dilution.

Doses. — Les mêmes.

S'il y a gonflement avec rougeur :

Belladona, 6e dilution.

Doses. — Sept globules matin et soir.

Si le gonflement de la langue est excessivement douloureux, et qu'on ne puisse toucher la langue de l'animal :

Arsenicum, 6e dilution.

Doses. — Huit globules le matin, et quatre globules le soir.

Si, outre l'inflammation, il y a induration ou gonflement des glandes du col, faire prendre :

Dulcamara, 6e dilution.

Doses. — Huit globules matin et soir.

Si, l'inflammation se complique de toux :

Hepar sulfur, 6e dilution. Mêmes doses.

Si outre l'inflammation, les excréments sont pleins de mucosités, ou s'il y a constipation opiniâtre :

Nux vomica, 6e dilution. Mêmes doses.

Si l'inflammation se complique d'indurations (il est alors spécifique), donner :

Carbo animalis, 6e dilution. Mêmes doses.

L'induration se combat également avec succès par

Conium, Lycopodium ou **Silicea**, 6e dilution.

Doses. — Celles des médicaments nommés plus haut.

Voyez aussi GLOSSITE.

LANGUE (LÉSION A LA).

CAUSES. — Cette lésion peut provenir d'une morsure, de l'introduction d'un corps pointu dans la bouche, d'une contusion.

TRAITEMENT. — Si elle provient d'une morsure, on donnera :

Arnica, 6e dilution.

Doses. — Quatre globules tous les matins, avec lotions légères d'*eau arniquée*.

Si la lésion provient d'un corps pointu, donner :

Arnica et **Ledum palustre**, 6e dilution, alternés ; un jour l'un, un jour l'autre.

Doses. — Quatre globules tous les matins.

Si elle provient d'une contusion, on administrera :

Conium, 6e dilution.

Doses. — Quatre globules tous les matins.

Si la lésion se complique d'induration de la langue, avec salivation, on donnera :

Mercurius solubilis, 6e dilution.

Doses. — Les mêmes que les précédents.

LANGUE (PARALYSIE DE LA). Voyez **Paralysie**. — (PLAIES ET MALADIES DE LA). Voyez **Plaie**.

LARMOIEMENT. Voyez aussi **Ophthalmie**.

Chez le cheval. — TRAITEMENT. — Contre cette affection, on a employé avec succès :

Ledum et **Pulsatilla**, 6e dilution.

Doses. — Quatre globules, matin et soir, en les alternant ; un jour de l'un, un jour de l'autre.

Si le larmoiement est accompagné d'une grande sensibilité de l'œil à la lumière, avec rougeur de la conjonctive et amas de pus dans l'angle de l'œil, on fera prendre :

Nux vomica, 6e dilution.

Doses. — Quatre globules matin et soir.

S'il y a en même temps tuméfaction des paupières, on administrera :

Psoricum, 6e dilution.

Doses. — Quatre globules le matin seulement.

Si, outre le larmoiement, il y a rougeur de la conjonctive, photophobie, taies sur les yeux, on donnera :

Euphrasia, 6ᵉ dilution.

Doses. — Quatre globules matin et soir, jusqu'à effet.

Si tous les médicaments cités ci-dessus ne produisaient qu'une amélioration passagère, il faudrait donner :

Agaricus muscarius, 6ᵉ dilution.

Doses. — Quatre globules matin et soir.

Ce médicament agit souvent avec une merveilleuse rapidité, alors que tous les autres médicaments échouent.

Chez le chien. — TRAITEMENT. — Le même que
pour le cheval (voyez aussi *Ophtalmie*).

LÉSIONS PRODUITES PAR LE COLLIER. Voyez **Collier**.

LIPPITUDE.

Chez le cheval et le chien. — TRAITEMENT. —
Administrer d'abord :

Ledum et **Aurum foliatum**, 6ᵉ dilution, alternés; un jour
l'un, un jour l'autre.

Doses. — Quatre globules matin et soir.

S'il y a rougeur du bord des paupières avec tuméfaction, on donnera :

Mercurius vivus, 6ᵉ dilution.

Doses. — Quatre globules matin et soir.

Si *mercurius* ne produit pas l'effet voulu, et surtout
s'il y a agglomération des paupières, on donnera :

Staphys agria, 6ᵉ dilution.

Doses. — Quatre globules matin et soir.

Si, outre les autres symptômes, l'œil semble recouvert d'une gaze ou taie blanche, on fera prendre :

Conium maculatum, 6ᵉ dilution.

Doses. — Quatre globules matin et soir. .

Si la lippitude provient d'une contusion, on donnera :

Arnica et **Conium,** 6e dilution, alternés ; un jour l'un, un jour l'autre.

Doses. — Quatre globules matin et soir (un jour l'un, un jour l'autre).

S'il y a inflammation, donner :

Euphrasia, 6e dilution.

Doses. — Quatre globules matin et soir.

S'il y a larmoiement, faire prendre :

Agaricus muscarius, 6e dilution.

Doses. — Quatre globules matin et soir.

Ou bien :

Psoricum, 6e dilution.

Doses. — Quatre globules le matin seulement.

Contre la chronicité de cette affection, on donnera : .

Hepar sulfur, 6e dilution.

Doses. — Quatre globules matin et soir.

S'il ne suffit pas, on fera prendre :

Lycopodium et **Silicea,** 6e dilution, alternés ; un jour l'un, un jour l'autre.

Doses. — Quatre globules matin et soir.

Si cette affection régnait épizootiquement, donner ·

Sepia, 6e dilution.

Doses. — Quatre globules matin et soir.

LIMACE.

Chez le bœuf et la vache. — Affection contagieuse, analogue au piétin des bêtes ovines et régnant épizootiquement.

SYMPTÔMES. — Inappétence, tristesse, respiration accélérée, rumination rare et lente, déjections dures, urines foncées, bouche sèche et brûlante, tarissement du lait, puis, fièvre inflammatoire avec sensibilité très-

marquée des onglons d'un ou de tous les membres;
l'animal reste couché ou, s'il est forcé de marcher, c'est
avec peine, et en levant et abaissant les pieds malades
avec de grandes précautions, des mouvements convulsifs et un boitement plus ou moins prononcé. Bientôt
après, chaleur et gonflement au boulet et entre les onglons; appui sur le pied impossible; puis, au bout de
quelques jours, les parties tuméfiées se couvrent de
pustules laissant échapper un liquide jaunâtre, et souvent il se produit une petite ulcération sur un point de
la couronne.

Quelquefois la maladie est bénigne; il n'y a alors que
de la rougeur, du gonflement et un peu de suintement
dans l'espace interdigité. Mais parfois la fièvre qui accompagne la maladie prend un caractère de putridité;
il y a grand abattement, l'ulcère du pied sécrète un
ichor âcre et infect, et souvent un nouvel ulcère se développe à côté du premier, qui attaque parfois les ligaments et les os.

Dans d'autres cas, l'induration survient, ce qui entraîne
une claudication incurable. Aussi, ne doit-on point négliger cette affection.

Traitement. — Au début, quand il n'y a encore que
de la difficulté dans la marche, il faudra faire prendre :

Arnica et **Arsenicum**, 6e dilution, alternés; un jour l'un, un
jour l'autre.

Doses. — Six globules matin et soir, et faire en même
temps des lotions d'*eau arniquée* sur la partie malade.

Si, au bout de quatre jours, il n'y a pas voie certaine
de guérison, il faudra cesser ce traitement et donner :

Acidum phosphoricum, 6e dilution.

Doses. — Six globules matin et soir.

Ce remède est presque spécifique dans tous les cas.

Si la limace se complique de stomace, on donnera :

Mercurius solubilis, 6e dilution.

Doses. — Six globules matin et soir, pendant quelques jours.

Lux recommande, comme spécifique, un médicament qu'il désigne sous le nom de :

Bupodopurinum, 3e dilution.

Doses. — Onze globules tous les matins, jusqu'à guérison.

D'autres vétérinaires ont préconisé :

Sulfur et **carbo vegetabilis**, 6e dilution, alternés; un jour l'un, un jour l'autre.

Doses. — Six globules matin et soir, pendant six jours.

Puis faire suivre ces deux médicaments de :

Nux vomica, 6e dilution.

Doses. — Huit globules le matin, pendant trois jours.

LÈVRES (ENFLURE DES).

Ce symptôme se rencontre chez les chevaux atteints de gourme, de morve ou de farcin.

TRAITEMENT. — Donner :

Dulcamara, 6e dilution. Huit globules le matin, pendant 3 jours.

Alternée avec les médicaments indiqués aux articles *Gourme*, *Morve* et *Farcin* (voyez ces mots).

LOMBRICS. Voyez **Vers**.

LOUPES. Voyez **Kystes**.

LOURDERIES. Voyez **Tournis**.

LUES BOVINA.

SYNONYMIE. — Maladie contagieuse des bêtes à cornes.

Maladie excessivement meurtrière et contagieuse, particulière à la race bovine, n'attaquant qu'une seule fois l'animal dans la vie.

SYMPTÔMES. — Toux avec frissons et tremblement fébrile ; cornes et oreilles froides ; grincement de dents, et quelquefois férocité ; l'animal est triste ; plus tard, ses yeux deviennent troubles et larmoyants ; il perd l'appétit, et une contraction spasmodique du pharynx met obstacle à la déglutition ; le bœuf rapproche ses jambes d'une manière particulière, et, s'il est debout, il s'appuie sur la pointe du sabot des jambes postérieures. Écoulement de bave et de mucosités infectes par la bouche, avec formation de pustules dans l'intérieur de cette dernière ; constipation, puis diarrhée aqueuse, qui emporte l'animal du sixième au septième jour.

TRAITEMENT. — On recommande :

Boviluin, 6e dilution.

Doses. — Huit globules trois fois par jour, jusqu'à tout danger passé.

Lux préconise :

Solanin et **Opium**, 6e dilution, alternés ; un jour l'un, un jour l'autre.

Doses. — Huit globules trois fois par jour, jusqu'à extinction des symptômes alarmants.

Moi je pense que, pour combattre avantageusement cette affection, il suffirait de donner :

Arsenicum et **Sulfur**, 6e dilution, alternés ; un jour l'un, un jour l'autre.

Doses. — Six globules (et même huit) trois fois par jour, pendant deux jours.

Puis ensuite :

Rhus toxicodendron, 6ᵉ dilution.

Doses. — Huit globules trois fois par jour, pendant un jour.

Pour redonner ensuite :

Arsenicum et **Sulfur**.

Doses. — Comme il a été dit.

Puis, répéter enfin :

Rhus toxicodendron, 6ᵒ dilution.

LUNATIQUE. Voyez **Ophthalmie.**

LUXATIONS (EN GÉNÉRAL).

Chez les bêtes à cornes. — Traitement. — Deux médicaments peuvent suffire avec l'adjonction d'un troisième exigé dans quelques cas, pour combattre toute espèce de luxation. Ces médicaments sont :

Eau arniquée, Rhus toxicodendron et *Ruta*. L'eau arniquée s'emploiera à l'extérieur, puis *rhus* et *ruta* à l'intérieur, en les alternant un jour l'un, un jour l'autre.

Doses. — Sept globules matin et soir.

Il arrive que, par suite d'un faux pas, d'une glissade, d'un effort pour retirer le pied d'un marécage ou d'un amas de boue compacte, les bœufs contractent une luxation du boulet ; la partie devient chaude, tuméfiée, et ils boitent beaucoup ; dans ce cas, on pratique la réduction ou coaptation, puis on fomente la partie avec l'*eau arniquée*, et on donne :

Rhus toxicodendron, 6ᵉ dilution.

Doses. — Huit globules matin et soir, pendant un ou deux jours.

Ou :

Ruta, 6ᵉ dilution.

Doses.— Six globules matin et soir, ce qui agit, dans ce cas, avec une merveilleuse rapidité.

Chez le bœuf. — TRAITEMENT. — Voyez l'article : *Luxations en général*.

Chez la brebis. — TRAITEMENT. — Le même que pour le bœuf.

Chez le chien. — TRAITEMENT. — Elles réclament de prompts secours ; opérer d'abord la réduction, puis tenir la partie malade constamment humectée d'*eau arniquée* en même temps qu'on administrera :

Arnica, 6e dilution.

Doses. — Quatre globules matin et soir, pendant quatre jours.

Si c'est l'articulation du pied qui est luxée, on donnera à l'intérieur, en place d'*arnica* :

Ruta, 6e dilution.

Doses. — Les mêmes qu'*arnica*, seulement pendant deux ou trois jours.

Chez le porc. — TRAITEMENT. — Les luxations des articulations des pieds arrivent assez souvent chez ces animaux.

Lorsque l'accident est tout récent, on le combattra par :

Arnica, 6e dilution.

Doses. — Cinq globules matin et soir pendant quatre jours, avec lotions d'*eau arniquée* (trois ou quatre fois par jour).

Mais, si la luxation est grave, avec douleur vive dès le début, on administrera :

Rhus toxicodendron, 6e dilution, et **Ruta**, 6e dilution, alternés ; un jour l'un, un jour l'autre.

Doses. — Cinq globules matin et soir alternés ; un jour l'un, un jour l'autre, pendant six jours.

On fera aussi des lotions avec de l'eau allongée de :

Rhus, teinture mère.

Doses. — *Quatre gouttes de teinture* pour *deux cuillerées* d'eau.

LUXATION DES REINS. Voyez **Reins.**

LUXATION DE LA ROTULE.

Chez le cheval. — Causes. — Un faux pas, une glissade, un effort trop violent ou un coup, peuvent amener le déplacement de la rotule.

Symptômes. — Le cheval tient sa jambe roide et étendue ; il ne peut s'appuyer dessus, et il la traîne si on l'oblige à marcher.

Traitement. — Réduire ou replacer la rotule, ce qui est facile à opérer ; car, pour peu que le cheval fasse de mouvements, elle se replace d'elle-même ; puis faire des lotions avec la *teinture mère d'arnica, étendue de parties égales d'eau*, et donner à l'intérieur :

Rhus toxicodendron, 6e dilution.

Doses. — Quatre globules matin et soir, pendant deux jours.

Puis, après deux jours d'attente pendant lesquels on fera toujours des lotions *d'arnica*, redonner *rhus* aux mêmes doses, pendant deux jours encore. Laisser l'animal au repos le plus absolu.

MAL CADUC. Voyez **Épilepsie.**

MACHOIRE (TRISME DE). Voyez **Trisme.**

MAL DE CERF.

Causes. — Affection spasmodique, excessivement rare

chez les bêtes à cornes, mais qui se développe cependant à la suite d'un exercice forcé et excessif, d'une transpiration brusquement supprimée, ou d'une humeur herpétique répercutée.

SYMPTÔMES. — Cou et mâchoires roides et immobiles; yeux convulsés par intervalles ; peau sèche; battements de cœur et de flancs irréguliers, mais très-violents ; pouls inégal ; le nez, les oreilles et les extrémités sont froides ; l'hypocondre gauche est tendu, plein de flatuosités, et la constipation est si grande, qu'il n'y a ni vents ni excréments de rendus; l'urine est aussi très-peu abondante.

TRAITEMENT. — Le médicament de fond par excellence est :

Nux vomica, 6ᵉ dilution.

Doses. — Quatre globules de quatre en quatre heures, ou de deux en deux heures, selon la violence des symptômes, et même d'heure en heure.

Si l'animal dresse la tête, on lui fera prendre :

Belladona, 6ᵉ dilution.

Doses. — Quatre globules toutes les heures.

Si le cou est droit, tendu, et la tête penchée en avant, on donnera :

Cicuta virosa, 6ᵉ dilution.

Doses. — Quatre globules de demi-heure en demi-heure, pendant une heure.

Puis après :

Mercurius vivus et Veratrum, 6ᵉ dilution, alternés ; une fois de l'un, une fois de l'autre.

Doses. — Quatre globules de deux en deux heures.

Si les lèvres sont rétractées, si l'animal montre les

dents, qu'il ait les yeux immobiles et l'aspect d'un cadavre, il faudra lui faire prendre :

Opium et **Belladona,** 6e dilution, alternés ; une fois de l'un, une fois de l'autre.

Doses. — Quatre globules d'heure en heure.

Si, outre les symptômes précédents, l'animal dresse la queue, et surtout la recourbe vers l'épine dorsale, il faudra lui donner :

Alumina ou **Argila,** 6e dilution.

Doses. — Quatre globules d'heure en heure.

Si, après avoir mis l'animal hors de danger (ce qui doit avoir lieu en deux ou trois heures), on remarque qu'il a les extrémités froides, on lui donnera :

China, 6e dilution.

Doses. — Quatre globules de quatre en quatre heures, pendant un jour.

Si, après guérison, il y a perte d'appétit par suite de la paralysie de la langue, on lui donnera :

Ipeca, 6e dilution.

Doses. — Quatre globules, trois fois par jour.

MAL DE GARROT.

Causes. — Une compression longtemps prolongée, des frottements souvent répétés sur les points par lesquels le garrot se joint au col en avant, ou au dos en arrière, donnent lieu à des contusions musculaires ; puis, plus tard, à une tumeur analogue au furoncle qui, si on n'en fait pas cesser la cause, entre en suppuration, puis se transforme en un vaste ulcère, qui attaque plus tard les ligaments, les cartilages et jusqu'aux apophyses épineuses des vertèbres.

Traitement. — Donner au début : lotions fréquentes *d'eau arniquée :* elles seules peuvent suffire à guérir.

Si la tumeur est formée, on donnera :

Pulsatilla, 6e dilution.

Doses. — Cinq globules tous les matins, jusqu'à effet.

Si la tumeur est un peu ancienne, non chaude au toucher, il faudra donner :

Conium, 6e dilution.

Doses. — Cinq globules tous les matins.

Si le mal a fait de grands progrès, le pus s'infiltre et cause de graves désordres. Dans ce cas, voici ce qu'on aura à faire :

Si le pus est fétide, de couleur plombée, ou, s'il est de mauvaise nature, on donnera :

Mercurius vivus et **Assa fœtida,** 6e dilution, alternés ; un jour l'un, un jour l'autre.

Doses. — Quatre globules matin et soir.

Si les bords de l'ulcère sont durs et renversés, s'il y a douleur et inflammation, mais sans mauvaise odeur, il faudra donner :

Arsenicum, 6e dilution.

Doses. — Cinq globules matin et soir, jusqu'à changement en mieux.

Si le pus est épais, on administrera :

Silicea, 6e dilution.

Doses. — Quatre globules matin et soir, jusqu'à effet.

S'il existe des trajets fistuleux, des clapiers purulents, on fera prendre :

Pulsatilla, 6e dilution.

Doses. — Cinq globules matin et soir, jusqu'à effet.

S'il y a carie des os, on fera suivre le traitement décrit à l'article *Carie* (voyez ce mot).

Si la tuméfaction est chaude et s'étend un peu, on donnera :

Bryonia, 6e dilution.

Doses. — Quatre globules matin et soir, pendant trois ou quatre jours.

MAL DE GORGE. Voyez **Inflammation de l'arrière-gorge et inflammation du palais.**

MAL DE LUNE. Voyez **Ophthalmie périodique.**

MAL DE ROGNON.

CAUSES. — Cette affection, ou plutôt cette lésion, est produite par la selle.

TRAITEMENT. — Il suffit de cesser de soumettre l'animal à être sellé, et de faire le traitement décrit à l'article *Mal de garrot*.

MAL ROUGE. Voyez **Clavelée et Feu Saint-Antoine.**

MAL SACRÉ. Voyez **Épilepsie.**

MAL SUBTIL DES OISEAUX.

TRAITEMENT. — Cette affection, qui ressemble à l'épilepsie, se traite comme suit :

Aconitum et **Sulfur**, 6e dilution, donnés un jour l'un, un jour l'autre.

Doses. — Deux globules à sec, tous les jours, pour les gros oiseaux de basse-cour, et à la dose d'un globule dissous dans deux ou trois gouttes d'eau, dont on fait prendre une goutte, matin et soir, aux petits oiseaux de volière.

MAL DE TAUPE. Voyez **Taupe.**

MAL DE VENTRE. Voyez **Colique.**

MALADIE ANCIENNE DE POITRINE. Voyez **Phthisie pulmonaire**.

MALADIES DES BOIS.

Chez le bœuf. — Causes. — Inflammation abdominale avec fièvre, contractée par les animaux au printemps, lorsqu'ils passent de l'usage du fourrage sec à celui de paître, non l'herbe des bois, qui est alors insipide, mais bien les jeunes pousses des arbres, tels que le chêne, le frêne, dont l'astringence excessive irrite l'estomac et l'intestin.

Symptômes. — Abattement et tristesse ; trépignement fréquent des pieds de derrière qu'il tient rapprochés l'un de l'autre ; haleine chaude, bouche et nez secs; soif continuelle, avec perte d'appétit; rumination rare et lente ; absence d'urine et de déjections, ou urine rouge, teinte de sang, et déjections en petite quantité sèches, noires et entourées de sang. Peu après, dépérissement rapide, les lombes sont tremblantes, sans force, et l'animal chancelle comme s'il était paralysé du train de derrière ; survient ensuite une diarrhée fétide, noirâtre, mélangée de sang : puis, refroidissement du corps, gangrène et mort.

Traitement. — Il faut agir énergiquement contre cette maladie qui marche avec rapidité ; ainsi donc, on fera prendre :

Aconitum et **Arsenicum**, 6e dilution, alternés ; tous les quarts d'heure l'un, tous les quarts d'heure l'autre.

Doses. — Huit globules chaque fois.

Continuer ainsi, jusqu'à amendement considérable des symptômes, pour ensuite diminuer les doses, et en reculer les intervalles, au fur et à mesure que le mieux continuera. Mais si, au bout de quatre heures de ce traitement, nulle amélioration ne s'est produite, il faudra donner :

Ipeca et **Veratrum**, 6e dilution.

Doses. — Les mêmes, et de la même manière qu'*aconitum* et *arsenicum*.

Chez la brebis. — CAUSES. — Les mêmes que celles du bœuf.

SYMPTÔMES. — Constipation, pissement de sang et crottins recouverts de sang; fièvre vive, avec battement des flancs et grande soif; peau comme collée sur le dos, qui est voûté en contre-haut, et crie sous le doigt comme du parchemin, lorsqu'on en comprime les parties latérales; membres froids et roides; puis, gangrène et mort.

TRAITEMENT. — Le même que celui du bœuf.

Chez la chèvre. — CAUSES. — Les mêmes que plus haut.

SYMPTÔMES. — Poils de la tête hérissés; perte d'appétit, diminution de la sécrétion du lait; diarrhée avec coliques; le dos se courbe, et la chèvre regarde souvent ses flancs.

TRAITEMENT. — Donner :

Rheum, 6e dilution.

Doses. — Cinq globules de demi-heure en demi-heure, pendant deux heures.

Puis, attendre quatre à cinq heures, et, si l'appétit n'est pas revenu, donner :

Arsenicum, 6e dilution.

Doses. — Six globules matin et soir, pendant un jour seulement.

Si la sécrétion du lait était interrompue, donner :

Chamomilla, 6ᵉ dilution.

Doses. — Six globules matin et soir, pendant deux jours.

MALADIE ANGLAISE DES CHIENS.

Causes. — Cette affection provient d'un vice interne, ou est due à un mauvais régime alimentaire.

Symptômes. — Faiblesse extrême dans les jambes et toutes les articulations, avec dos courbé, et exostoses en plus ou moins grand nombre.

Traitement. — Donner :

Sulfur et **Calcarea carbonica**, 6ᵉ dilution, alternés ; un jour l'un, un jour l'autre.

Doses. — Cinq globules tous les matins, pendant six jours.

Attendre ensuite deux jours, et donner :

Phosphori acidum, 6ᵉ dilution.

Doses. — Cinq globules tous les matins, pendant trois jours.

Attendre ensuite trois jours, et, si cela ne va pas mieux, faire prendre :

Ammonium carbonicum, 6ᵉ dilution.

Doses. — Les mêmes, et de la même manière que *phosphori acidum*.

Attendre ensuite quatre jours, et donner :

Rhus toxicodendron et **China**, 6ᵉ dilution, alternés.

Doses. — Les mêmes, et de la même manière que *sulfur* et *calcarea*, cités plus haut, au début du traitement.

MALADIE CHARBONNEUSE. Voyez **Charbon, anthrax et pustule maligne.**

MALADIE DES CHATS. Voyez **Chats**.

MALADIE CONTAGIEUSE DES BÊTES A CORNES. Voyez **Lues bovina**.

MALADIE DE SAINT-GUY.

Chez les veaux. — SYMPTÔMES. — Mouvements saccadés; danse involontaire en marchant, ou mouvements convulsifs d'un membre ou d'une partie du corps.

TRAITEMENT. — Donner :

Solanum nigrum, 6ᵉ dilution.

Doses. — Quatre globules tous les matins, jusqu'à effet voulu.

MALADIE DE SANG.

Chez les brebis. — SYNONYMIE. — Sang de rate, pisse-sang, la chaleur, le sang, splenorrhagie, apoplexie splénique, apoplexie charbonneuse de la rate.

Cette maladie tue ordinairement les brebis avec la rapidité de la foudre, avec peu ou point de symptômes précurseurs de la mort.

SYMPTÔMES. — La bête est faible, triste, et reste en arrière du troupeau la tête pendante ; elle se couche sans pouvoir se relever, ou, si elle reste debout, elle tremble de tout son corps et semble paralysée du train de derrière ; la marche est lente, l'animal trébuche à chaque pas, puis tombe sur le côté ; yeux larmoyants, puis, plus tard, pleins d'un mucus visqueux, avec écoulement par le nez d'un mucus jaunâtre. Si l'on ferme le nez et la bouche de la brebis, elle rend une urine sanguinolente ou du sang pur ; respiration difficile, et, parfois, apparition de tubercules, sentis à travers la laine ; arrêt de la rumination ; respiration bruyante, difficile ; œil fixe, brillant et saillant hors de l'orbite ; museau rouge et sec ; tuméfaction générale de la tête, avec écoulement par la bouche, le nez, et quelquefois l'anus, d'un sang écumeux ; convulsions, puis mort.

D'autres fois, le ventre, la tête, le col et le dos, présentent des inflammations érysipélateuses, avec ou sans pustules, qui passent rapidement à la gangrène, après être devenues bleuâtres, puis noires.

Traitement. — Donner :

Arsenicum, 6ᵉ dilution.

Doses. — Huit globules tous les quarts d'heure, jusqu'à amélioration notable ; cette amélioration obtenue, on cessera *arsenicum,* pour donner :

Anthracinum, 6ᵉ dilution.

Doses. — Huit globules de demi-heure en demi-heure, pendant deux heures, ou jusqu'à tout danger passé, en ayant soin de reculer de plus en plus la distance entre l'administration des doses.

Lorsque la maladie se déclare dans les environs des possesseurs des troupeaux, on peut donner comme un préservatif certain :

Arsenicum et **Anthracinum,** 6ᵉ dilution, alternativement, une fois de l'un, une fois de l'autre.

Doses. — Dix globules tous les deux jours seulement.

On peut mettre dans un seau d'eau pure *anthracin* teinture mère, douze gouttes, y faire tremper pendant douze heures un demi-boisseau d'avoine bien propre, et donner ce grain à manger au troupeau comme préservatif.

MALADIE VÉNÉRIENNE. Voyez **Syphilis**.

MALANDRES.

Chez le cheval. — On désigne sous ce nom une éruption de nature herpétique, située au pli du coude, ou à la face antérieure de l'articulation du canon.

Symptômes. — Cette éruption s'accompagne de suintement, de croûtes et de crevasses à la peau, qui causent un prurit fatigant, de la douleur, et même de la claudication.

Traitement. — Donner :

Scabiesinum equorum et **Tuya**, 6ᵉ dilution, alternés ; un jour l'un, un jour l'autre.

Doses. — Quatre globules matin et soir, pendant quatre jours.

Puis, attendre quatre jours, et redonner encore une fois cette même médication, pour, après un repos de quatre jours encore, la recommencer ainsi.

Si, après ce traitement, l'éruption résistait (ce qui est rare), on donnerait :

Sulfur, 6ᵉ dilution.

Doses. — Quatre globules matin et soir, pendant deux jours.

Puis, attendre un jour, et faire prendre :

Jacea et **Sassaparilla,** 6ᵉ dilution, alternés ; un jour l'un, un jour l'autre.

Doses. — Quatre globules matin et soir, pendant quatre jours.

Si, après la disparition de l'exanthème, il restait de la claudication, on ferait prendre à l'animal :

Petroleum, 6ᵉ dilution.

Doses. — Quatre globules matin et soir, pendant trois jours.

MAMELLES (MALADIE DES).

Chez la vache. — Les mamelles de la vache sont sujettes à des maladies dont plusieurs, très-douloureuses, peuvent oblitérer pour jamais les vaisseaux lactifères, lorsqu'on les néglige. Ces affections sont : 1° la *tuméfaction inflammatoire ;* 2° l'*induration ;* 3° les *verrues ;* 4° les *plaies.*

1° *Tuméfaction inflammatoire.*

SYMPTÔMES. — Peu après ou avant la parturition, surtout chez les primipares, comme aussi à d'autres époques, on observe à la mamelle un gonflement inflammatoire excessivement douloureux ; elle est dure, tendue, chaude, rouge et tuméfiée entièrement ou en partie ; il y a fièvre, soif intense ; bouche sèche, peu ou point d'appétit, et une diminution plus ou moins grande de la sécrétion du lait. Cette affection, qui peut devenir mortelle, reconnaît pour causes ordinaires, savoir :

Une contusion, un refroidissement, des piqûres d'insectes, un défaut d'exercice, la rétention trop prolongée du lait, une blessure, etc.

TRAITEMENT. — Si la cause est une lésion ou contusion extérieure, on fera des lotions fréquentes, au moyen d'un linge propre, doux et fin, *d'eau arniquée* sur la partie malade, et on donnera à l'intérieur :

Arnica, 6ᵉ dilution.

Doses. — Huit globules, tous les matins, jusqu'à effet.

Si, par suite de négligence, il était survenu une inflammation gangréneuse, ou des ulcérations d'un mauvais caractère, à bords durs, renversés, il faudrait donner :

Arsenicum, 6ᵉ dilution.

Doses. — Six globules matin et soir, jusqu'à effet voulu.

Si le mal est survenu à la suite d'un refroidissement, il faudra donner :

Aconitum et **Bryonia**, 6ᵉ dilution, alternés ; un jour l'un, un jour l'autre.

Doses. — Cinq globules matin et soir.

Et, si elle ne suffisait pas, donner :

Dulcamara et **Chamomilla**, 6ᵉ dilution, alternés.

Doses. — Les mêmes et de la même manière.

S'il se développait une inflammation érysipélateuse, on prescrirait :

Belladona, 6ᵉ dilution.

Doses. — Quatre globules matin et soir.

Si cela ne suffisait pas, on donnerait :

Rhus toxicodendron, 6ᵉ dilution.

Doses. — Les mêmes.

Si l'inflammation survient peu avant ou après le vêlage, on fera prendre :

Belladona et **Chamomilla**, 6ᵉ dilution, alternés; un jour l'une, un jour l'autre.

Doses. — Quatre globules matin et soir, ou même trois fois par jour.

Chamomilla convient surtout lorsqu'on sent des nodosités dans les mamelles, sans que les téguments extérieurs y participent.

Si l'inflammation passe à la gangrène ou produit des ulcères malins, on donnera :

Arsenicum, 6ᵉ dilution.

Doses. — Comme il a été dit plus haut.

Si la peau gangrenée se détache aisément, il faudra donner :

Secale cornutum, 3e dilution.

Doses. — Quatre globules trois fois par jour, à quatre heures de distance les uns des autres.

Si les ulcérations sont opiniâtres, on fera prendre :

Silicea, 6e dilution.

Doses. — Quatre globules matin et soir, jusqu'à effet.

Si une suppuration de mauvaise nature s'établissait, il faudrait donner :

Assa fœtida et **Mercurius**, 6e dilution, alternés ; un jour l'un, un jour l'autre.

Doses. — Cinq globules matin et soir.

Si au bout de quelques jours nulle amélioration ne survenait, il faudrait faire prendre :

Carbo vegetabilis et **Calcarea carbonica**, 6e dilution, alternés.

Doses. — De la même manière qu'*assa* et *mercurius*.

S'il se formait des trajets fistuleux, on donnerait :

Pulsatilla, 6e dilution.

Doses. — Cinq globules matin et soir, jusqu'à guérison de ces derniers.

Le gonflement des mamelles causé par un refroidissement ou par l'humidité cède à des lotions répétées trois fois par jour, avec de l'*alcool* ou *eau-de-vie camphrée*.

2° *Induration des mamelles.*

Symptômes. — A peu de chose près, ceux de l'inflammation. Elle est accompagnée ou non accompagnée de douleurs et de suppression du lait ; et celui-ci subit toujours une altération quelconque, soit dans sa chaleur, soit dans sa composition.

TRAITEMENT. — Si les indurations sont très-douloureuses et se présentent sous la forme de tubercules arrondis, on les fera résoudre au moyen de :

Bryonia et **Chamomilla**, 6ᵉ dilution, alternés; un jour l'une, un jour l'autre.

Doses. — Cinq globules matin et soir.

Si la cause de l'induration est externe, on fera prendre :
Arnica, 6ᵉ dilution.

Doses. — Cinq globules matin et soir, pendant deux jours.

Puis, après avoir attendu deux jours, on donnera :
Conium, 6ᵉ dilution.

Doses. — La même, pendant trois jours.

On laissera ensuite trois jours d'intervalle, et on recommencera ce même traitement jusqu'à effet.

Les indurations douloureuses ou non, avec gonflements glandulaires internes de la mamelle, se traitent par :

Chamomilla, 6ᵉ dilution.

Ou, quand elles sont fortes, opiniâtres, par :

Aconitum et **Mercurius vivus**, 6ᵉ dilution, alternés; un jour l'un, un jour l'autre.

Doses. — Cinq globules matin et soir.

Les nodosités succédant à une inflammation se traitent au moyen de :

Chamomilla et **Conium**, 6ᵉ dilution, alternés; tous les deux ours l'un, tous les deux jours l'autre.

Doses. — Cinq globules matin et soir.

Si elles résistaient à ce traitement, on donnerait

Hepar sulfur, 6ᵉ dilution.

Doses. — Cinq globules matin et soir, pendant trois jours de suite.

3° *Verrues.*

TRAITEMENT. — Si elles sont sèches, plates et non pédiculées, on donnera :

Dulcamara, 6ᵉ dilution.

Doses. — Six globules matin et soir, pendant cinq à six jours.

Pour, après quelques jours de repos, reprendre ce même traitement, si elles ne sont pas disparues.

Si elles sont déchiquetées, suintantes ou suppurantes, on fera prendre :

Tuya, 6ᵉ dilution.

Doses. — Cinq globules matin et soir, jusqu'à effet.

Si les verrues sont saignantes, suppurantes et douloureuses, on donnera :

Causticum, 6ᵉ dilution.

Doses. — Cinq globules matin et soir, pendant trois jours de suite.

Puis, après trois jours de repos, redonner cette même dose et continuer ainsi jusqu'à guérison.

Si la verrue se transforme en un ulcère à bords renversés, on fera prendre :

Arsenicum, 6ᵉ dilution.

Doses. — Les mêmes que *causticum.*

4° *Plaies.*

CAUSES. — Souvent, il arrive que les trayons sont atteints de gerçures qui causent beaucoup de douleur à la vache; elles sont causées ou par la brutalité de ceux qui les traient, ou par un vice interne. D'autres fois, les vaches, bien que les mamelles ne présentent aucune trace de maladie, ne peuvent rester tranquilles quand on les trait.

TRAITEMENT. — Si les plaies des trayons ou mamelles proviennent d'une cause matérielle ou externe (écorchure, trop grande pression, mauvais traitements), on fera trois ou quatre lotions par jour d'*eau arniquée*.

Si elles proviennent d'un vice interne, on donnera :

Sulfur, 12e dilution.

Doses. — Huit globules tous les trois ou quatre jours seulement.

Lorsque les vaches. sans cause connue, ne veulent point rester tranquilles lorsqu'on les trait, il suffit de leur faire prendre :

Camphora, 6e dilution.

Doses. — Six globules matin et soir, pendant trois ou quatre jours.

MALADIE DES MAMELLES.

Chez la brebis, la chèvre et la chienne. — TRAITEMENT. — Le même que celui décrit pour la vache.

MAMELON (GONFLEMENT DU). Voyez **Gonflement.**

MARASME.

Chez les veaux. — SYMPTÔMES. — L'appétit est bon, la rumination a lieu comme à l'ordinaire, et cependant l'animal maigrit sans cesse; il y a diarrhée presque permanente, et les déjections sont infectes; les poils perdent de jour en jour leur brillant; la peau est collée sur les côtés et la faiblesse est très-grande.

TRAITEMENT. — Donner :

Arsenicum et **China**, 6e dilution, alternés; tous les quatre jours l'un, tous les quatre jours l'autre.

Doses. — Huit globules le matin ou le soir.

S'il y a constipation, on fera prendre d'abord :

Nux vomica, 6e dilution.

Doses. — Six globules le matin, jusqu'à effet.

S'il y a diarrhée, on donnera :

Pulsatilla, 6e dilution.

Doses. — Les mêmes que *nux vomica*.

S'il y a boulimie avec affection vermineuse, on donnera :

China et **Cina**, 6e dilution, alternés; un jour l'un, un jour l'autre.

Doses. — Cinq globules le matin, pendant quatre jours de suite.

Il sera bon, surtout lorsque la maladie est chronique, de terminer le traitement par l'administration de :

Sulfur, 6e dilution.

Doses. — Cinq globules tous les soirs, pendant trois jours.

On a recommandé aussi contre le marasme :

Arsenicum et **Pulsatilla**, 6e dilution, alternés; tous les deux ou trois jours l'un, et tous les deux ou trois jours l'autre.

Doses. — Sept globules le soir.

MATRICE (CHUTE DE LA). Voyez **Chute**. — (EXCROISSANCES DE LA). Voyez **Excroissances**.

MEMACHURE. Voyez **Dents** (ÉBRANCHEMENT DES).

MEMBRES GELÉS. Voyez **Membres**.

MÉTRITE (INFLAMMATION DE LA MATRICE).

Chez la race bovine. — CAUSES. — Une parturition difficile, des efforts, un refroidissement, sont les causes les plus ordinaires de cette maladie qui peut occasionner la mort.

SYMPTÔMES. — Tuméfaction et chaleur des parties génitales d'où s'écoule un liquide sanguinolent ; besoin d'uriner que l'animal ne peut satisfaire malgré tous ses efforts ; perte d'appétit ; oreilles et pieds froids.

TRAITEMENT. — Donner :

Aconitum, 6e dilution.

Doses. — Huit globules d'heure en heure, pendant trois heures de temps.

Puis ensuite :

Arnica, 6e dilution.

Doses.— Huit globules toutes les deux heures, jusqu'à grande amélioration ou guérison.

Si, la fièvre étant passée, il y a encore des efforts et de la tuméfaction au vagin, on fera prendre :

Sabina, 6e dilution.

Doses. — Six globules de deux en deux heures, jusqu'à disparition de ce symptôme.

Chez la jument, la brebis, la chèvre et la chienne. — TRAITEMENT. — Le même.

MÉTÉORISATION.

Chez le bœuf et la vache. — Cette affection consiste en un énorme développement de gaz, distendant les intestins et l'estomac d'une façon si prodigieuse, que la mort arrive en quelques heures si l'on n'y porte de prompts secours. Elle se manifeste tout à coup, peu après que l'animal a mangé.

SYMPTÔMES. — Cessation de manger et absence de rumination ; ventre gonflé, résonnant comme un tambour si l'on frappe dessus, surtout au côté gauche ; grande anxiété, respiration courte, difficile ; naseaux largement dilatés, avec imminence de suffocation ; puis, peu après, épine dorsale paraissant déprimée ; pieds rapprochés l'un de l'autre, avec queue courbée en haut ; yeux fixes, saillants ; veines du col et de la poitrine gorgées de sang ; bouche chaude et pleine de bave ; anus fermé, saillant au dehors ; sueur froide, chancellement, puis chute et mort, soit par suffocation, soit par rupture des parois de l'estomac.

Causes. — La cause de cet accident est la voracité de l'animal pour certains fourrages, tels que : le trèfle vert, les racines cuites, les résidus de brasserie, les renoncules, etc., et tous les fourrages qui, mis en tas étant humides, se sont échauffés.

Traitement. — Donner comme spécifique, et il procure presque toujours une guérison instantanée :

Colchicum autumnale, 3e dilution.

Doses. — Huit globules de quart d'heure en quart d'heure, ou de dix en dix minutes, selon la gravité du cas, jusqu'à cessation de tout danger.

Puis, une heure après, donner :

Arsenicum, 6e dilution.

Doses. — Dix globules donnés une seule fois, pour empêcher une récidive.

Dans la météorisation chronique qui se renouvelle à chaque instant, il faudra donner :

Colchicum autumnale et **Arsenicum**, 6e dilution, alternés ; une fois de l'un, une fois de l'autre.

Doses. — Huit globules de quart en quart d'heure.

Si, après la guérison, l'animal ne rumine pas, on lui donnera :

Aconitum, 6e dilution.

Doses. — Douze globules.

Et trois heures après :

Arsenicum, 6ᵉ dilution.

Doses. — Une seule de huit globules, qu'on répète trois heures plus tard, s'il en est besoin.

Si la météorisation est causée, non par le fourrage vert, mais par un trouble ou une perturbation de la digestion, on administrera :

Nux vomica, 6ᵉ dilution.

Doses. — Huit globules de quart en quart d'heure, ou même à des doses plus rapprochées, selon le cas.

Si l'animal était météorisé pour avoir mangé du colchique des prés, ce serait aussi :

Nux vomica, 6ᵉ dilution.

Doses. — Comme il vient d'être dit.

Si le danger était tellement pressant, qu'on se vît dans la nécessité de ponctionner l'animal pour éviter de le perdre, il n'en faudrait pas moins administrer :

Colchicum autumnale, 3ᵉ dilution.

Doses. — Comme il a été dit (après avoir eu le soin de bien nettoyer la bouche de l'animal).

Puis, lui donner, quatre heures après :

Arnica, 6ᵉ dilution.

Doses. — Huit globules trois fois par jour, pendant deux jours de suite.

Chez la brebis et chez la chèvre. — Mêmes symptômes et même traitement que pour la race bovine.

MÉTÉORISME.

Chez le cheval. — Symptomes. — Rougeur foncée et luisante des téguments, avec gonflement du ventre qu'il ne faut pas confondre avec la météorisation ni avec l'ascite, vu que nulle fluctuation ne s'y fait sentir. Cette affection peut dépendre d'un état morbide interne ou d'un refroidissement.

TRAITEMENT. — Donner :

Arsenicum et **China**, 6e dilution, alternés; un jour l'un, un jour l'autre.

Doses. — Quatre globules matin et soir, pendant quatre jours.

Puis, après trois jours de repos :

Rhus toxicodendron, 6e dilution

Doses. — Six globules tous les matins, pendant trois jours.

Ce sont les seuls médicaments qui ont déployé quelque efficacité dans cette maladie.

Chez le chien. — Cette maladie attaque de préférence les chiens voraces, digérant faiblement; et, si en même temps les aliments ne sont pas de bonne qualité, il gonfle comme un ballon.

TRAITEMENT. — Une longue promenade, et, si cela ne lui suffit pas, on lui fera prendre :

Colchicum autumnale, 6e dilution.

Doses. — Quatre globules matin et soir, pendant un jour.

Et le lendemain :

Arsenicum, 6e dilution.

Doses. — De la même manière.

Si *arsenicum* ne redonne pas l'appétit, on lui donnera :

Antimonium crudum, 6e dilution.

Doses. — Quatre globules matin et soir, pendant un ou deux jours.

S'il reste de la constipation, on lui fera prendre :

Nux vomica, 6ᵉ dilution.

Doses. — Six globules le matin, pendant deux ou trois jours de suite.

MISE-BAS Voyez **Parturition.**

MOLETTES, VESSIGONS, CAPELET.

Chez le cheval. — Symptômes. —Tumeurs froides, molles et arrondies, presque toujours sans douleur, qui surviennent dans les articulations ou dans les gaînes tendineuses des jambes des chevaux. Les *vessigons* sont situés sur les parties latérales du jarret; les *molettes*, au-dessus et au côté du boulet, et le *capelet*, à la pointe du jarret. Les vessigons et les molettes se divisent en *simples* et en *chevillés*, selon qu'ils font saillie d'un ou de deux côtés à la fois. Cette affection n'entraîne aucune gravité si elle n'est pas très-ancienne ; mais, quand la tumeur s'endurcit, elle peut produire la claudication et mettre l'animal hors de service.

Traitement. — Les molettes et vessigons simples se traitent au moyen de l'*eau arniquée* employée en lotions externes, et de :

Rhus toxicodendron, 6ᵉ dilution.

Doses. — Quatre globules tous les soirs ou tous les matins.

Si l'affection est ancienne, on donnera :

Indigo, 6ᵉ dilution.

Doses. — Quatre globules tous les deux jours, pendant une semaine, puis ensuite :

Hepar sulfur et **Sepia**, 6ᵉ ou 12ᵉ dilution, alternés.

Doses. — Six globules le matin.

Contre les molettes et les vessigons chevillés, on fera prendre :

Arnica, 6ᵉ dilution.

Doses. — Quatre globules tous les trois jours le matin, pendant neuf jours.

Puis, on attendra deux jours et on donnera :

Belladona et **Pulsatilla**, 6ᵉ dilution, alternés; tous les trois jours l'une, tous les trois jours l'autre.

Doses. — Six globules, tous les matins.

Puis, après trois jours de repos, redonner :

Tuya et **Ledum palustre**, 6ᵉ dilution.

Doses. — De la même manière et aux mêmes doses que *belladona* et *sulfur*.

Attendre ensuite huit jours, et recommencer le traitement de même, jusqu'à effet.

Le *capelet* se traitera au moyen de :

Rhus toxicodendron, 6ᵉ dilution.

Doses. — Quatre globules tous les matins, pendant trois jours.

Puis, après avoir attendu cinq jours, donner :

Ledum palustre, 6ᵉ dilution.

Doses. — De la même manière que *rhus*.

Attendre ensuite cinq jours, et reprendre *rhus*, puis *ledum*, comme il vient d'être dit, jusqu'à guérison.

MORFONDURE

Chez le cheval. — Causes. — Maladie du cheval succédant à la mauvaise nourriture ou mauvaise qualité du fourrage, à la suppression de la transpiration, ou dépendant aussi de causes internes, et n'étant pas san danger lorsqu'elle est intense. Elle ressemble au coryza de l'homme, et consiste en une fièvre catarrhale avec écoulement de mucosités, qu'on confond souvent avec lagourme, mais qui en diffère par sa durée moins longue, et par d'autres symptômes propres à la gourme seulement.

SYMPTÔMES. — Lenteur et paresse; le cheval s'ébroue souvent, et de son nez, s'écoule un liquide aqueux et incolore, qui devient de plus en plus épais et finit par s'échapper en flocons. Cette forme est la forme simple, qu'on traitera comme suit :

TRAITEMENT. — Donner :

Aconitum, 6ᵉ dilution.

Doses. — Quatre globules trois fois par jour, pendant un jour.

Puis, ensuite :

Opium et **Sulfur**, 6ᵉ dilution, alternés; un jour l'un, un jour l'autre.

S'il y a grande agitation et chaleur brûlante par tout le corps, respiration accélérée, continuelle, soit avec peu ou point d'appétit, et sans écoulement par le nez, comme dans la forme simple, on donnera :

Aconitum et **Belladona**, 6ᵉ dilution, alternés; un jour l'un, un jour l'autre.

Doses. — Cinq globules matin et soir, ou même trois fois par jour, jusqu'à grande diminution des symptômes désignés ci-dessus.

Si la respiration est difficile, et s'il y a de fréquentes quintes de toux, on donnera :

Spongia tosta, 6ᵉ dilution.

Doses. — Quatre globules matin et soir, pendant un jour seulement; puis, le lendemain :

Bryonia et **Chamomilla**, 6ᵉ dilution, alternés; un jour l'une, un jour l'autre.

Doses. — Quatre globules matin et soir, jusqu'à mieux sensible.

Si le cerveau était affecté, et qu'il y eût des symptômes de stupeur, on ferait prendre :

Opium, 6e dilution.

Doses. — Quatre globules trois fois par jour, pendant un jour, puis :

Digitalis et **Arnica**, 6e dilution, alternés ; un jour l'une, un jour l'autre.

Doses. — Quatre globules matin et soir.

S'il y a déglutition difficile, avec accès de suffocation, on donnera :

Aconitum et **Chamomilla**, 6e dilution, alternés ; une fois de l'un, une fois de l'autre.

Doses. — Quatre globules trois fois par jour, pendant deux jours.

Puis donner :

Belladona, 6e dilution.

Doses. — Six globules, et ne pas répéter cette dose.

Alors, si un écoulement muqueux se déclare, on l'entretient par :

Bryonia et **Spongia**, 6e dilution, alternés ; un jour l'une, un jour l'autre.

Doses. — Quatre globules le soir. — Voyez *Catarrhe.*

MORSURE. Voyez **Piqûres, Plaies.**

MORVE.

SYNONYMIE. — Rhinite, affection tuberculeuse, phthisie nasale.

Maladie contagieuse au plus haut degré, regardée comme incurable par la médecine allopathique, et qu'en dépit de ses pronostics, l'homœopathie guérit quatre fois sur sept.

SYMPTÔMES. — Écoulement par le nez (ordinairement

par un seul naseau), d'un mucus purulent et grumeleux, qui adhère aux bords, et y forme d'épaisses croûtes d'un jaune verdâtre. Cet écoulement parfois vert ou sanguinolent, est infect, ainsi que l'haleine du cheval ; il s'accompagne presque toujours, d'une tumeur dure, de la grosseur d'un œuf de poule ou d'une noix, qui se trouve située dans l'auge. L'œil situé du même côté que le naseau sécréteur, laisse échapper également un mucus visqueux, qui s'accumule dans l'angle interne dudit œil.

La pituitaire est ou pâle, ou d'un rouge foncé et bleuâtre, avec stries rouges, et parsemées d'ulcérations, qui saignent pour peu qu'on y touche. Ces ulcères, qui sont le signe le plus caractéristique de la morve, s'étendent, se rejoignent, et finissent par ne plus former qu'un vaste ulcère profond et étendu.

Cette maladie qui peut durer longtemps, amène la destruction des os du nez, l'enflûre des jambes, la fièvre, ainsi que des tubercules et des ulcérations dans le tissu des poumons, puis la mort.

TRAITEMENT. — Quand la maladie n'est pas très-avancée, il suffira de donner :

Calcarea carbonica et **Sulfur,** 6ᵉ dilution, alternés; un jour l'un, un jour l'autre.

Doses. — Six globules matin et soir, pendant deux jours.

Puis, attendre deux jours, et donner ensuite :

Arsenicum, 6ᵉ dilution.

Doses. — Six globules tous les matins, jusqu'à guérison. Ce médicament guérit avec une rapidité merveilleuse la morve récente.

Quand la morve est avancée, on donnera :

Hippozœninum, 6e dilution.

Doses. — Sept globules tous les trois jours, jusqu'à guérison.

Contre les tubercules cutanés, qui souvent précèdent de plusieurs années l'apparition de la morve, sans en être cependant les précurseurs certains, il faudra administrer :

Sulfur, 12e dilution.

Doses. — Six globules tous les deux jours le matin, pendant huit jours ; puis, après avoir attendu trois jours, on donnera :

Arsenicum et **Lycopodium,** 6e dilution, alternés ; tous les trois jours l'un, tous les trois jours l'autre.

Doses. — Quatre globules jusqu'à effet.

S'il se présentait, ou s'il existait des boutons de farcin, on ferait prendre :

Arsenicum et **Asa fœtida,** 6e dilution, alternés ; tous les deux jours l'un, tous les deux jours l'autre.

Doses. — Quatre ou cinq globules le matin, jusqu'à guérison.

Ces deux médicaments sont excellents, surtout quand le pus est de mauvaise qualité.

Chez les chiens (maladie des chiens).

Cette maladie qui attaque surtout les jeunes chiens, se déclare dans toutes les saisons de l'année, principalement pendant les années sèches, au printemps et en automne.

Symptômes. — Elle présente les symptômes suivants, qui parcourent ordinairement trois périodes bien caractérisées.

Première période. — Tristesse et stupeur, se manifestant subitement; le chien s'ébroue facilement, et est enchifrené; yeux ternes, troubles, et verdâtres. Écoulement par le nez, d'un flux de matière blanche ou verdâtre, d'abord fluide, mais s'épaississant à l'air; les paupières tuméfiées et chassieuses, laissent écouler une même matière que les narines; toux et perte d'appétit.

Deuxième période. — Tous les symptômes précédents augmentent d'intensité; les reins s'affaiblissent; la peau, les oreilles et les extrémités, sont très-froides; l'animal éprouve des convulsions.

Troisième période.—Poil terne et piqué; peau flétrie; convulsions tellement intenses, que la mâchoire inférieure frappe à coups redoublés contre la supérieure; flux de salive très-abondant; l'animal court circulairement, chancelle, lève les pattes de devant, se heurte, comme s'il avait perdu la vue, puis périt ensuite.

Traitement. — *Kynolium* et *hyppozœninum*, 3ᵉ dilut. sont les deux principaux médicaments isopathiques, à employer comme suit :

Kynolium, 3ᵉ dilution.

Doses. — Cinq globules matin et soir, tous les trois jours, pendant tout le cours de la maladie, en ayant soin de diminuer la dose ou d'en reculer de beaucoup les intervalles, au fur et à mesure que l'animal ira mieux. (Donner tous les trois jours, puis, tous les quatre jours, puis, tous les cinq jours, et ainsi de suite.) Si, au bout de quelques jours, nulle amélioration ne se produisait, il faudrait donner :

Hyppozœninum, 3ᵉ dilution.

Doses. — Les mêmes, et de la même manière que *Ky-*

nolium; c'est-à-dire, cinq globules matin et soir, tous les trois jours seulement.

Comme remèdes intercalaires.

Veratrum album, 6e dilution.

S'il y a vomissements et diarrhée.

Doses. — Quatre globules tous les matins, jusqu'à cessation de ces symptômes.

S'il y a perte d'appétit, avec constipation et vomissements, on fera prendre :

Nux vomica, 6e dilution.

Doses. — Les mêmes que *veratrum.*

S'il y a affaiblissement ou paralysie du train de derrière, il faudra faire prendre :

Rhus et Cocculus, 6e dilution, alternés; un jour l'un, un jour l'autre.

Doses. — Quatre globules le matin, jusqu'à effet.

Si l'animal avale difficilement ; si ses yeux sont fixes brillants, et s'il chancelle comme s'il était atteint de vertige, il faudra lui faire prendre :

Belladona, 6e dilution.

Doses. — Cinq globules tous les matins, jusqu'à cessation de ces symptômes.

Lorsque les convulsions se manifestent et que l'urine est très-fétide, on donnera :

Cuprum, 3e dilution.

Doses. — Quatre globules tous les matins, jusqu'à effet.

S'il y a convulsions et paralysie des reins, on donnera d'abord :

Belladona, 6e dilution.

Doses. — Cinq globules matin et soir pendant un jour, puis, le lendemain :

Rhus et **Cocculus**, 6ᵉ dilution.

Doses. — Comme il a été dit un peu plus haut.

Dans le cas où la maladie s'annonce par les symptô-mes suivants : Perte de gaieté et d'appétit, dépression des forces, yeux ternes, écoulement de mucosités par le nez, toux, flux de salive visqueuse et spasmes des mâchoires ; il suffira de donner, pour guérir en huit jours, le médicament suivant :

Belladona, 6ᵉ dilution.

Doses. — Quatre globules matin et soir, tous les deux jours seulement.

MUE DES OISEAUX DE VOLIÈRE OU BASSE-COUR.

Les oiseaux éprouvent chaque année, à l'époque de la mue, un malaise.

TRAITEMENT. — Donner :

Aconitum et **China**, 6ᵉ dilution, alternés ; tous les deux jours l'un, tous les deux jours l'autre.

Doses. — Un globule dissous dans deux ou trois gouttes d'eau, pour les oiseaux de volière ; et deux globules, roulés dans un peu de mie de pain ou de pain à chanter humide, pour ceux de basse-cour. On leur fera prendre ces deux médicaments pendant huit jours. Ils favorisent la chute des anciennes plumes, et le développement des nouvelles.

MUGUET DES AGNEAUX.

SYNONYMIE. — Vulgairement, chancre.

Cette affection n'est pas sans analogie avec le muguet des enfants. On l'observe sur les veaux et les agneaux ; ces derniers y sont prédisposés par leur constitution naturellement faible et délicate, surtout ceux qui sont élevés dans des lieux bas et humides, dans des bergeries malpropres, renfermant un trop grand nombre d'individus privés d'air, ou dont l'air est insalubre.

Traitement. — Le *traitement* doit être surtout *préservatif*, et c'est même le seul praticable sur les animaux qui vivent en troupes toujours nombreuses ; il consiste à éloigner d'eux tout ce qui peut favoriser le développement du muguet. Ainsi, il faut les élever dans un lieu sain, les maintenir proprement, dans une température plutôt basse qu'élevée et surtout sèche, où l'air puisse être facilement renouvelé, et non dans ces locaux chauds et impurs, où ils puisent le germe d'une foule de maladies. On gouvernera les mères et on les nourrira de manière à en faire de bonnes nourrices; on n'abrégera pas inconsidérément la durée nécessaire de l'allaitement, et si quelqu'une de ces mères se trouve atteinte de quelque affection maladive malgré les soins que nous venons de recommander, on s'occupera de rétablir sa santé par un traitement convenable. En attendant, si son lait diminue ou vient à manquer, on y suppléera par des aliments de facile digestion, appropriés à la faiblesse et à la délicatesse des organes digestifs du jeune être.

Traitement curatif. — Trois médicaments couvrent par leurs symptômes pathogénétiques, ceux de cette affection; ce sont : *Cinabaris, arum maculatum* et *mercurius solubilis.*

On débutera par :

Cinabaris, 30ᵉ dilution.

Doses. — Dix globules donnés tous les matins à sec, aux agneaux atteints.

Si, au bout de deux ou trois doses semblables, nul changement ne s'opérait, on administrera :

19.

Aurum maculatum, 6ᵉ dilution.

Doses. — Les mêmes doses et de la même manière que *Cinabaris.*

Si les selles contiennent de petits débris blanchâtres, ce qui indique que le muguet a envahi le tube digestif et les intestins, on fera prendre alors :

Mercurius solubilis, 6ᵉ dilution.

Doses. — Dix globules tous les matins, jusqu'à concurrence de la prise de trente globules, puis, après un jour d'intervalle, on administrera :

China, 12ᵉ dilution.

Doses. — De la même manière, pour relever les forces.

Donner pour boisson de l'eau dans laquelle on aura fait dissoudre des blancs d'œufs frais (un blanc d'œuf par litre).

NÉPHRITE.

Chez le cheval. —Les chevaux sont atteints assez souvent de cette maladie qui, si elle ne les fait pas périr immédiatement, ne laisse pas de s'accompagner très-souvent de symptômes fort graves.

CAUSES. — Les causes les plus ordinaires sont : coups ou violences exercées sur la région lombaire, ingestion de plantes nuisibles ou causes internes particulières (calcus rénaux, etc.).

SYMPTÔMES. — Fièvre continue, pouls vite et dur, dépression du dos; roideur dans la marche; vives douleurs éprouvées par l'animal en pressant sur le dos et les reins; efforts inutiles pour uriner, ou bien, urine rare, claire et aqueuse, qui bientôt devient épaisse, trouble, et après, couleur de sang.

Traitement. — Au début, et surtout s'il y a grande fièvre, on donnera :

Aconitum, 6e dilution.

Doses. — Quatre globules trois par jour, pendant deux jours, puis on donnera, le troisième jour, le remède suivant.

Nitrum, 3e dilution.

Doses. — Quatre globules le matin et le soir, tous les deux jours seulement.

Comme médicaments intercurrents, on consultera les symptômes ci-après :

S'il y a roideur dans les membres, on fera prendre :

Nux vomica, 6e dilution.

Doses. — Quatre globules tous les deux jours, le matin, pendant quatre jours; puis ensuite, s'il n'y a pas de mieux :

Cocculus et Phosphorus, 6e dilution, alternés; tous les deux jours l'un, tous les deux jours l'autre.

Doses. — Quatre globules le soir, jusqu'à effet.

Dans la néphrite chronique, on donnera, si la vue est trouble et le regard farouche :

Belladona, 6e dilution.

Doses. — Quatre globules le soir, tous les deux jours.

S'il y a grande agitation sans symptômes apparents d'inflammation, on fera prendre :

Canabis, 6e dilution.

Doses. — Les mêmes que *Belladona*.

Si l'animal frappe ou regarde souvent son flanc, on lui donnera :

Colocynthis, 6e dilution.

Doses. — Quatre globules le matin, tous les deux jours.

Si pendant l'envie d'uriner, la respiration est anxieuse, on lui donnera :

Hepar sulfur., 6e dilution.

Doses. — Les mêmes que *colocynthis*.

Si cette envie est accompagnée de sueur, on fera prendre :

Mercurius vivus, 6e dilution.

Doses. — Les mêmes qu'*hepar sulfur*.

S'il y a constipation absolue, on donnera :

Plumbum, 6e dilution.

Doses. — Quatre globules tous les deux jours, le matin.

Enfin, on donnera un médicament qui convient à l'ensemble des symptômes qui est surtout indiqué, lorsqu'il y a enflure des jambes.

Doses. — Les mêmes, et de la même manière que *Plumbum*.

Chez le bœuf. — Symptômes. — Pieds rapprochés le plus possible les uns des autres ; dos courbé en contre-bas, avec gémissements si l'on appuie sur les reins, ou efforts pour échapper à la pression. La partie malade est chaude ou brûlante ; les déjections sont rares, et leur sortie douloureuse ; le rectum est très-chaud, il y a fréquentes envies d'uriner qu'il ne peut satisfaire, ou émission de quelques gouttes d'urine d'abord claire, puis épaisse, et d'un rouge foncé ; démarche roide ; pas de rumination, ni d'appétit ; soif intense.

Traitement. — Donner :

Aconitum, 6e dilution.

Doses. — Sept globules trois fois par jour, et autant la nuit.

Puis, donner le lendemain :

Cantharis, 6ᵉ dilution.

Doses. — Huit globules le matin, pendant deux ou trois jours de suite si cela est nécessaire.

Si la néphrite ne cède pas à ce moyen, on donnera :

Hyoscyamus, 6ᵉ dilution.

Doses. — Dix globules matin et soir, jusqu'à effet; on pourra également donner avec utilité :

Nitrum, 6ᵉ dilution.

Doses. — Les mêmes.

S'il y a une constipation opiniâtre, on fera prendre :

Nux vomica, 6ᵉ dilution.

Doses. — Huit globules le matin, jusqu'à effet.

Si la maladie reconnaît pour cause une lésion externe, donner :

Arnica, 6ᵉ dilution.

Doses. — Dix globules le matin, pendant trois jours, et faire des lotions d'*eau arniquée* sur la partie malade.

Chez la brebis. — Symptômes. — Douleurs et sensibilité extrême à la région rénale ; dos voûté ; marche roide, douloureuse, avec jambes écartées ; l'animal regarde ses reins, frappe du pied, éprouve des envies d'uriner continuelles, et ne rend qu'avec douleur un peu d'urine foncée ou sanguinolente.

Traitement. — Celui du bœuf.

NERF-FÉRURE.

On donne ce nom à une tuméfaction chaude et très-douloureuse au toucher, du tendon fléchisseur du membre antérieur, depuis le pli du genou jusqu'au bas du canon, et qui est causée par une forte contusion ou un violent effort, et fait boiter beaucoup le cheval, si on le fatigue un peu.

TRAITEMENT. — Si la tuméfaction est récente, on y fera des lotions d'*eau arniquée*, et on donnera à l'intérieur :

Rhus toxicodendron, 6e dilution.

Doses. — Quatre globules tous les soirs ou tous les matins, pendant trois ou quatre jours.

Si la tuméfaction résiste à ces moyens, on donnera :

Phosphorus, 6e dilution.

Doses. — De la même manière que *Rhus*.

On peut donner également aux mêmes doses, *sepia* et *silicea*. Le repos le plus absolu est aussi une des conditions de guérison.

Si la maladie a été négligée, on la traitera ainsi :

Si le tendon tuméfié est dur au toucher, on donnera :

Conium, 6e ou 12e dilution.

Doses. — Quatre globules matin et soir, tous les trois jours seulement.

Si la peau est comme brûlée, on fera prendre :

Mercurius solubilis, 6e dilution.

Doses. — Les mêmes que *conium*.

Si la tumeur se montre très-opiniâtre, on donnera :

Lycopodium, 6e dilution.

Doses. — Six globules tous les deux jours, le matin.

Si la tumeur présente de petits tubercules au toucher, il faudra administrer :

Belladona et **China**, 6e dilution, alternés ; une fois l'une, une fois l'autre.

Doses. — Quatre globules matin et soir, tous les quatre jours seulement.

Si la nerf-férure survenait aux pieds de derrière (cas très-rare), on donnerait :

Tuya, 6ᵉ dilution.

Doses. — Quatre globules le matin, tous les trois jours seulement.

Après le traitement, on devra toujours donner :

Sulfur, 12ᵉ dilution.

Doses. — Quatre globules matin et soir, pendant un jour seulement.

NEZ (FISTULE AU). Voyez **Fistule**. (INFLAMMATION DU).
Voyez **Inflammation**.

NEZ (MALADIE DU).

Contre le gonflement et l'inflammation du nez, à la suite d'une contusion, d'une blessure, donner :

Arnica, 6ᵉ dilution.

Et faire des lotions d'*eau arniquée*.

Contre le gonflement spontané du nez, avec inflammation des membranes internes, donner :

Aurum, 6ᵉ dilution.

Doses. — Quatre globules matin et soir.

Contre les nodosités très-dures du nez, ou les tumeurs lardacées, donner :

Baryta carbonica, 6ᵉ dilution.

Doses. — Quatre globules matin et soir, jusqu'à effet.

Si la tumeur spontanée glousse au toucher, donner :

Belladona, 6ᵉ dilution.

Doses. — Comme plus haut.

Contre l'inflammation simple du nez, donner :

Belladona et Hepar sulfur., 6ᵉ dilution, alternés ; une fois l'une, une fois l'autre.

Doses. — Quatre globules matin et soir (ou six globules matin et soir, pour la race bovine et ovine).

Si la tumeur est brûlante, tendue, et si elle est survenue à la suite d'un refroidissement, donner :

Bryonia, 6e dilution.

Doses. — Quatre globules matin et soir.

S'il survient des boutons sur le nez, donner :

Ledum, 6e dilution.

Doses. — Les mêmes.

Si les membranes du nez sont enflammées et excoriées, donner :

Phosphori acidum, 6e dilution.

Si les membranes du nez *ont une teinte bleuâtre*, faire prendre :

Secale cornutum, 6e dilution.

Si les membranes du nez sont enflammées et qu'il s'y forme des boutons, administrer :

Squilla maritima, 6e dilution.

Si le gonflement du nez est spontané et très-douloureux, donner :

Rhus toxicodendron, 6e dilution.

Enfin, donner :

Sulfur, 12e dilution.

Doses. — Une seule de huit globules (quatre le matin et quatre le soir), à la fin du traitement, pour éviter une récidive.

Nous répétons que tous les médicaments ci-dessus, se donneront à la dose de quatre globules matin et soir, tous les deux ou trois jours, selon la gravité du cas.

NEZ (MUCOSITÉS DU).

Chez les veaux. — SYMPTÔMES. — Diarrhée violente, excréments verdâtres, inappétence, grincements de dents et écoulement par le nez de mucosités verdâtres ; l'animal ne cesse de se frapper le ventre avec le pied de derrière.

TRAITEMENT.

Arsenicum, 6e dilution.

Doses. — Cinq globules matin et soir, jusqu'à guérison.

Deux jours doivent suffire pour l'obtenir.

NEZ (PLAIES DU). Voyez **Plaies**.

NEZ (POLYPES DU). Voyez **Polypes.**

NEZ (ULCÈRE AU). Voyez aussi **Morve.**

Chez le cheval. — Il est presque toujours dangereux chez le cheval, s'il est l'indice caractéristique de la morve. On le combattra sûrement, lorsqu'il n'est point symptomatique de cette affection, par les médicaments suivants.

TRAITEMENT.

Calcarea et **Sulfur**, 6e dilution.

Doses. — Quatre globules matin et soir, tous les deux jours, en les alternant (tous les deux jours l'un, tous les deux jours l'autre) pendant douze jours de temps.

Laisser ensuite deux jours de repos, et donner :

Aurum foliatum, 3e dilution.

Doses. — Quatre globules matin et soir, tous les trois jours, pendant douze jours ; attendre ensuite une semaine, et recommencer ce même traitement, jusqu'à guérison.

Chez le bœuf et le mouton. — L'ulcère au nez est rare et peu dangereux.

TRAITEMENT. — Le même que pour le cheval.

NOIR.

Chez les agneaux. — SYNONYMIE. — Museau, bouquet.

SYMPTÔMES. — Éruption croûteuse, envahissant quelquefois toute la face des agneaux, surtout le tour de la bouche, les yeux et les oreilles. Cette affection survient plus rarement chez les bêtes à laine âgées.

TRAITEMENT. — Donner :

Sulfur et **Tinctura sulfuris**, 6e dilution.

A la dose de douze globules, tous les deux jours jusqu'à guérison.

NOMBRIL (ABCÈS AU).

CAUSES. — Suite de la malpropreté des étables ; cette affection attaque les animaux qui couchent sur la litière pourrie.

TRAITEMENT. — Laver la partie affectée avec de l'eau douce, changer la litière en donnant à l'animal de la paille bien sèche, et lui faire prendre :

Aconitum, 6e dilution.

Doses. — Quatre globules matin et soir, pendant deux jours de suite.

NOMBRIL (GONFLEMENT DU).

Chez les veaux et les poulains. — TRAITEMENT.
— Faire des lotions avec l'*eau arniquée*, et donner :

Arnica, 6e dilution.

Doses. — Quatre globules matin et soir, pendant un jour et demi, pour dissiper le gonflement et l'inflammation.

NYMPHOMANIE.

Chez la jument et les étalons. — SYMPTÔMES.
— Vagin rouge, gonflé, avec évacuation de mucosités blanchâtres, ou de matière semblable à du blanc d'œuf; flatuosités, perte d'appétit; étourdissement, fureur ou tranquillité; somnolence après les accès. Cette affection se montre ordinairement au printemps.

TRAITEMENT. — Contre l'exaltation génitale chez les étalons, donner :

Nux vomica, 6e dilution.

Doses. — Quatre globules matin et soir, pendant deux ou trois jours, surtout si les excréments sont enduits de mucosités. — S'ils donnent des signes de fureur, on leur administrera :

Cantharis, 6e dilution.

Doses. — Quatre globules tous les matins et tous les soirs, jusqu'à calme parfait. Contre l'exaltation des organes génitaux des mâles, avec état de somnolence plus ou moins long, qui interrompt les accès; excréments durs, petits, on fera prendre :

Opium, 6e dilution.

Doses. — Quatre globules tous les soirs, jusqu'à effet. Si les juments atteintes de nymphomanie ne retiennent point et sont stériles, on leur donnera :

Platina et **Canabis**, 6e dilution, un jour de l'un, un jour de l'autre.

Doses. — Quatre globules tous les matins, pendant une semaine.

Pour combattre la nymphomanie chez les juments, on donnera :

Pulsatilla et **Sabina**, 6e dilution donner huit globules de quatre en quatre jours, en les alternant tous les quatre jours l'une, tous les quatre jours l'autre.

Doses. — Quatre globules matin et soir.

Si ces deux médicaments ne suffisaient pas, on leur donnerait de la même manière :

Cocculus et **Cantharis,** 6e dilution.

Je recommande aussi comme un excellent moyen :

Platina, 6e dilution.

Doses. — Quatre globules de deux en deux jours.

Si le vagin est rouge et gonflé, on donnera (comme moyens intercurrents) :

Mercurius vivus et **Tuya,** 6e dilution, un jour l'un, un jour l'autre.

Doses. — Quatre globules le matin et le soir.

S'il y a évacuation par le vagin de mucosités blanchâtres, donner :

Belladona, 6e dilution.

Doses. — Quatre globules tous les jours. — S'il y a écoulement de matière semblable à du blanc d'œuf, il faudra faire prendre :

Mezereum et Sulfur, 6e dilution, tous les deux jours l'un, tous les deux jours l'autre.

Doses. — Quatre globules matin et soir.

Si l'animal est étourdi, mais tranquille, ou s'il n'a pas d'appétit, on lui fera prendre :

Phosphori acidum, 6e dilution.

Doses. — Quatre globules tous les soirs.

S'il y a beaucoup de flatuosités, on lui donnera :

Arsenicum, 6e dilution.

Doses. — Quatre ou cinq globules tous les deux jours, jusqu'à effet.

OBSCURCISSEMENT DE LA VUE.

Symptômes. — Cornée trouble, ou comme remplie de fumée, ou bleuâtre, avec marche indécise.

Traitement. — Donner :

Conium et **Sulfur**, 6ᵉ dilution, un jour l'un, un jour l'autre.

Doses. — Quatre globules tous les matins ou tous les soirs, pendant au moins seize jours.

Si, au bout de ce temps, cela ne va pas mieux (ce qui est rare), donnez :

Calcarea carbonica et **Canabis**, 6ᵉ dilution, un jour l'un, un jour l'autre.

Doses. — Quatre globules tous les matins, jusqu'à effet.

OEDÈME.

Chez le bœuf. — Amas de sérosités dans le tissu cellulaire sous-cutané, qui accompagne très-souvent l'hydropisie ; mais on le rencontre comme cause indépendante, dans diverses régions du corps. Ce qui le différencie des autres tumeurs, c'est qu'il est froid au toucher, et conserve l'impression du doigt lorsqu'on l'appuie dessus.

Traitement. — Les deux médicaments de fond sur lesquels on peut compter, sont :

China et **Arsenicum**, 6ᵉ dilution, alternés ; un jour l'un, un jour l'autre.

Doses. — Six globules le matin, pour continuer ainsi jusqu'à effet.

Si l'œdème provient d'un refroidissement et s'il y a en même temps constipation, et gêne de la respiration, on fera prendre :

Bryonia, 6ᵉ dilution.

Doses. — Quatre globules tous les matins.

S'il y avait diarrhée, on donnerait :

Pulsatilla, 6ᵉ dilution.

Doses. — Quatre globules le matin, et trois le soir, tous les deux jours seulement.

OIES (MALADIES DES). Voyez **Constipation** et **Vertige**.

OESOPHAGE (CORPS ÉTRANGERS DANS).

Chez le chien ou le chat. — SYMPTÔMES. — Le chien qui a un corps étranger arrêté dans l'œsophage, ne peut avaler ; il est triste et inquiet ; il tousse, et semble chercher du secours ; il a les yeux rouges, saillants, et un écoulement de matières muqueuses par la bouche et le nez.

TRAITEMENT. — Lui introduire un peu d'huile d'olive dans la gorge, et lui boucher la gueule et le nez, jusqu'à ce qu'il tousse ; ou bien, lui ouvrir la gueule autant que faire se peut, et y verser de l'eau modérément chaude, jusqu'à ce qu'il vomisse. Si tous ces moyens échouent, prendre une baleine ou une petite baguette de saule, garnie au bout, d'une éponge trempée dans l'huile, et chercher à repousser doucement le corps étranger dans l'estomac.

Si l'œsophage avait été blessé, on ferait prendre deux fois par jour, une cuillerée d'eau contenant :

Arnica, teinture mère.   1 goutte.

Et pendant quatre à cinq jours, on ne lui donnerait que du lait et de la soupe pour toute nourriture.

ONGLONS (USURE OU BLESSURE DES).

Chez le bœuf ou la vache. — SYMPTÔMES. — Claudication, avec hésitation à appuyer le pied sur le sol, surtout s'il est rugueux. Cet accident arrive aux animaux qui paissent sur les collines escarpées, ou marchent sur le pavé pendant très-longtemps, ou fort souvent.

TRAITEMENT. — Bien nettoyer l'ongle, afin d'en extraire les corps étrangers ; laver, ou plutôt, lotionner le pied ou l'*ongle*, avec de l'*eau arniquée*, et donner :

Arnica, 6ᵉ dilution.

Doses. — Six globules matin et soir, pendant trois ou quatre jours.

Puis, après avoir attendu trois jours, donner :

Mercurius vivus, 6ᵉ dilution.

Doses. — Six globules matin et soir, jusqu'à près de vingt-quatre globules.

On doit porter remède à cette affection aussitôt qu'on s'en aperçoit, afin d'éviter la chute de l'ongle.

Chez la brebis et la chèvre. — SYMPTÔMES. — La claudication, et le pied malade levé en l'air, lorsque l'animal est au repos.

TRAITEMENT. — Nettoyer le pied, enlever ou extraire le corps étranger qui aurait pu y pénétrer, et administrer :

Aconitum, 6ᵉ dilution.

Doses. — Les mêmes que pour le bœuf, et faire les lotions d'*eau arniquée*. Si, au bout de quelques jours, l'inflammation ne cédait pas, donner alors :

Aconitum et **Squilla,** 6ᵉ dilution, un jour l'un, un jour l'autre.

Doses. — Douze globules tous les matins, jusqu'à effet.

S'il survient de la suppuration, donner :

Squilla, 6ᵉ dilution.

Doses. — Douze globules tous les matins pendant deux jours, puis ensuite :

Conium et **Phosphori acidum**, 6ᵉ dilution, alternés; un jour l'un, un jour l'autre.

Doses. — Six globules matin et soir, jusqu'à effet.

S'il y a des trajets fistuleux, profonds, donner :

Pulsatilla et **Silicea**, 6ᵉ dilution, un jour de l'une, un jour de l'autre.

Doses. — Six globules matin et soir, jusqu'à effet.

On peut aussi donner utilement dans ces cas :

Antimonium crudum, **Nux vomica**, et **Mercurius vivus**, 6ᵉ dilution.

Doses. — Les mêmes, et de la même manière.

OESTRES.

Chez le bœuf. — Les œstres sont des insectes, qui piquent l'animal et déposent leurs œufs dans la blessure au sein de laquelle les larves se développent et vivent.

Traitement. — Pour combattre les nombreuses tumeurs que cette piqûre produit, tumeurs qui passent à suppuration, on doit les laver fréquemment avec de l'*eau-de-vie camphrée*, ou les comprimer fortement, afin d'en faire sortir la larve ou l'insecte, ou bien, le tuer en l'écrasant.

Lorsque ces tumeurs sont du volume d'une noisette, il faut les inciser, les recouvrir d'un emplâtre de poix, puis donner :

Sulfur, 6ᵉ dilution.

Doses. — Dix globules tous les quatre jours. Les animaux, qui ont pris longtemps du soufre, ne sont point piqués par les œstres.

Chez la brebis. — En août et septembre, les œstres déposent leurs œufs en grand nombre dans les naseaux des brebis les plus saines et les plus grosses, pendant qu'elles dorment, et les larves qui en naissent montent dans les sinus frontaux, et y déterminent une inflammation de la muqueuse, qui cause à l'animal des symptômes analogues à ceux du tournis. Si le nombre de ces larves est considérable, la gangrène et la mort en sont la suite. Dans cette affection, outre les symptômes du tournis, l'animal lève souvent la tête et éternue fréquemment, ce qui fait sortir quelques larves, ainsi qu'un mucus visqueux.

TRAITEMENT. — Lotions, ou plutôt, injections dans les narines au moyen d'une seringue, d'alcool, ou d'eau-de-vie, ou d'huile, afin de tuer les larves que l'éternuement amène ensuite mortes au dehors.

La vapeur du soufre en combustion, reçue par les narines, est aussi un bon moyen, mais il faut le faire avec prudence, afin de ne pas suffoquer l'animal.

OPHTHALMIE.

Chez le cheval. — On distingue deux sortes d'ophthalmie ou inflammation de l'œil, l'*aiguë* et la *périodique*.

CAUSES. — Les causes peuvent être un refroidissement subit; l'impression prolongée d'une trop vive lumière; coups, écurie mal aérée, pleine d'exhalaisons âcres; vapeurs caustiques ou irritantes; une psore latente, etc.

OPHTHALMIE AIGUE.

SYMPTÔMES. —Conjonctive plus ou moins rouge, et plus ou moins enflammée; sensibilité de l'œil à la lumière, qui fait que l'animal tient ses paupières, qui sont rouges et tuméfiées, plus ou moins fermées; larmoiement, ou œil sec, brûlant, couvert d'un mucus purulent, qui agglutine les paupières; cornée trouble et blanchâtre, avec œil plus ou moins saillant hors de l'orbite.

TRAITEMENT. — Donner :

Aconitum, 6e dilution.

Doses. — Quatre globules toutes les deux heures, jusqu'à notable diminution de l'inflammation ; s'il reste du larmoiement, un trouble de la vue peu prononcé, et de l'aversion pour la lumière, on fera prendre :

Belladona, 6e dilution.

Doses. — Cinq globules tous les matins, pendant trois jours. — Si, après cela, la cornée n'a point encore sa transparence habituelle, on donnera :

Canabis et **Euphrasia**, 6e dilution, alternés; un jour l'un, un jour l'autre.

Doses. — Cinq globules tous les matins, pendant quatre à six jours au plus. — Si les paupières sont fortement enflammées, il faudra donner :

Spigelia, 6e dilution.

Doses. — Quatre globules tous les matins, pendant trois jours. — Si la cornée paraît couverte d'un nuage ou d'un voile, on donnera :

Conium, 6e dilution.

Doses. — Quatre globules tous les matins, pendant trois jours, pour, après quatre jours de repos, redonner ce médicament si cela est nécessaire.

Si l'ophthalmie a été occasionnée par une contusion, un coup de fouet, un choc, on lotionnera l'œil avec de *l'eau arniquée*, au moins trois fois par jour, et on fera prendre à l'intérieur :

Aconitum, 6e dilution.

Doses. — Trois globules, trois fois par jour, jusqu'à

effet. — Si, après ce, il reste un léger trouble ou tache, à l'endroit où a porté le coup, il faudra donner :

Conium, 6e dilution.

Doses. — Quatre globules tous les matins, pendant quatre jours de suite.

Si, après avoir redonné ce même médicament aux mêmes doses, en ayant eu soin de laisser quatre jours d'intervalle auparavant, nulle amélioration ne se produit, il faudra le cesser, et faire prendre :

Canabis et **Belladona**, 6e dilution, alternés ; un jour l'un, un jour l'autre.

Doses. — Quatre globules tous les matins, jusqu'à effet.

OPHTHALMIE PÉRIODIQUE.

Synonymie. — Fluxion périodique des yeux, fluxion lunatique, ophthalmie intermittente ou rémittente, lune, tour de lune, mal de lune.

Symptômes. — Cette ophthalmie, provoquée chez le cheval par la sortie des incisives mitoyennes, des crochets et des molaires postérieures, n'attaque d'ordinaire qu'un seul œil ; mais aussi, l'aversion pour la lumière, la tuméfaction et le larmoiement, sont plus considérables que dans l'ophthalmie aiguë.

Un symptôme persistant dans l'ophthalmie périodique, est que, quand on écarte les paupières, on voit nager au bas de la chambre antérieure, une substance jaune verdâtre, qui entre en mouvement dès que l'animal remue la tête. L'œil paraît terne et s'affaisse peu à peu, comme s'il rapetissait ; la cornée est blanche, bleuâtre ou plombée, et derrière la pupille dilatée, on aperçoit un corps blanchâtre, qui est le cristallin devenu opaque, indication d'un commencement de cataracte et terminaison de la maladie, quand elle se déclare pour la première fois, au bout de la sixième ou septième année, surtout lorsqu'elle a été traitée allopathiquement.

TRAITEMENT. — Il est plus long que celui de l'ophthalmie aiguë, mais il est aussi sûr. On donnera au début :

Euphrasia, 6ᵉ dilution.

Doses. — Quatre globules matin et soir, tous les deux jours, jusqu'à effet ; et si au bout de dix jours, le cheval n'est pas guéri, ou presque guéri, on alternera :

Canabis et **Euphrasia,** 6ᵉ dilution, tous les deux jour l'un, tous les deux jours l'autre.

Doses. — Six globules le matin, pendant seize jours de temps.

Si la cataracte est commençante, on administrera :

Canabis et **Pulsatilla,** 6ᵉ dilution, alternés ; tous les deux jours l'un, tous les deux jours l'autre.

Doses. — Six globules le matin, pendant seize jours.

Si ces deux médicaments n'ont, au bout de ce temps, produit aucun changement en mieux, on les cessera, et on donnera de la même manière et aux mêmes doses :

Euphrasia et **Causticum,** 6ᵉ dilution, pendant seize jours également.

Si, outre la tuméfaction inflammatoire, il y avait également des mucosités, on ferait prendre :

Hepar sulfur., 6ᵉ dilution.

Doses. — Quatre globules tous les matins, pendant trois ou quatre jours, et si cela ne suffisait pas :

Calcarea carbonica, et ensuite **Mercurius vivus,** 6ᵉ dilution.

Doses. — Les mêmes, et de la même manière qu'*hepar.*

Chez le bœuf. — Mêmes causes, mêmes symptômes et même traitement ; seulement, on doublera la dose de globules.

Chez la brebis. — Mêmes causes, même traite ment que pour le bœuf.

Chez la chèvre. — TRAITEMENT. — Si l'ophthalmie est ancienne, donner :

Sulfur et **Causticum,** 6e dilution, alternés ; tous les trois jours l'un, tous les trois jours l'autre.

Doses. — Dix globules le matin.

Si l'ophthalmie provient d'aliments lourds ou altérés, faire prendre :

Arsenicum, 6e dilution.

Doses. — Cinq globules de deux en deux jours, et donner une bonne nourriture.

Chez le lapin. — Cette affection se développe spécialement chez les très-jeunes lapins.

CAUSES. — Elle provient le plus souvent d'une grande malpropreté, ou de l'air vicié d'une cabane mal entretenue.

TRAITEMENT. — Donner :

Aconitum et **Pulsatilla,** 6e dilution, alternés ; un jour l'un, un jour l'autre.

Doses. — Quatre globules matin et soir, jusqu'à effet.

Chez le porc. — Mêmes causes, mêmes symptômes et même traitement, auquel il faut ajouter :

S'il y a chaleur interne et douleurs vives dans l'œil :

Spigelia, 6e dilution.

Doses. — Cinq globules matin et soir, pendant deux jours. Ce remède convient surtout, quand il y a vive inflammation des paupières, en même temps que douleurs atroces dans l'œil ; au reste, les ophthalmies sont rares chez les porcs, et se terminent heureusement.

Chez le chien. — Mêmes symptômes, même traitement que celui décrit pour les autres races d'animaux ; nous ajouterons seulement, que l'ophthalmie chronique chez les chiens se combat au moyen de :

Sulfur et **Conium maculatum**, 12ᵉ dilution, alternés ; tous les quatre jours l'un, tous les quatre jours l'autre.

Doses. — Six globules le soir, jusqu'à effet satisfaisant.

OPHTHALMIE INTERMITTENTE Voyez **Ophthalmie périodique**.

OREILLES (ULCÈRES AUX).

Chez les bêtes à cornes. — TRAITEMENT. — Le médicament par excellence, pour faire disparaître les petits boutons suppurants ou non suppurants, qui se forment sur la paroi interne de l'oreille des bêtes à cornes, est :

Arsenicum, 6ᵉ dilution.

Doses. — Sept à neuf globules tous les jours, jusqu'à effet.

Une fois les boutons disparus, on donnera :

Sulfur, 6ᶜ dilution.

Doses. — Dix globules deux jours de suite.

Chez les chevaux. — TRAITEMENT. — Le même.

Chez les chiens. — Donner :

Aranea diadema ou **Arsenicum**, 6ᵉ dilution.

Doses. — Cinq globules tous les soirs.

Si l'ulcère y résiste, et surtout s'il est situé au fond du conduit auditif, on donnera :

Pulsatilla et **Sulfur**, 6ᶜ dilution, alternés ; tous les deux jours l'une, tous les deux jours l'autre.

Doses. Sept globules le soir.

Contre la suppuration des oreilles, administrer :

Kynotorrhin, 3e dilution (médicament isopathique).

Doses. — Quatre globules par jour.

OREILLES (INFLAMMATION ET GONFLEMENT DES).

Chez les chiens. — Si c'est un corps étranger qui cause l'inflammation, il faut l'extraire, laver la plaie avec l'*eau arniquée*, et faire prendre :

Aconitum, 6e dilution.

Doses. — Quatre globules matin et soir, pendant deux jours.

Si l'inflammation provient d'un coup d'air, d'un refroidissement, faire prendre :

Aconitum et **Bryonia**, 6e dilution, alternés; tous les deux jours l'un, tous les deux jours l'autre.

Doses. — Sept globules le soir.

Si aucune cause ne peut être assignée, faire prendre :

Mercurius vivus et **Spongia**, 6e dilution, alternés.

Doses. — Les mêmes, et de la même manière qu'*aconitum* et *bryonia*. On peut attendre de grands services de :

Carbo vegetabilis, 6e dilution.

Doses. — Quatre globules trois fois par jour.

OREILLES (MALADIES DES).

Chez le bœuf. — CAUSES. — Introduction de corps étrangers dans l'oreille ; brins de paille, feuilles, insectes, larves.

SYMPTÔMES. — L'animal penche la tête du côté malade, la secoue souvent, frotte son oreille contre les corps résistants, ou y porte le pied de derrière. La conque de l'oreille est tuméfiée, pleine d'un liquide muqueux ou purulent, et plus ou moins enflammée.

TRAITEMENT. — S'il existe un corps étranger, l'enlever, et seringuer de l'*eau arniquée* dans l'oreille.

Si des insectes ou des larves y ont pénétré, y injecter de l'huile tiède.

Si l'inflammation est passée à la suppuration, employer les moyens indiqués à l'article Suppuration.

S'il se développe un abcès, faire prendre :

Arsenicum, 6e dilution.

Doses. — Six globules le matin et trois globules le soir, pendant deux ou trois jours; mais, *si l'abcès est profond*, donner :

Arsenicum, et **Pulsatilla**, 6e dilution, alternés; tous les deux jours l'un, tous les deux jours l'autre.

Doses. — Dix globules le matin.

Si la tumeur a été occasionnée par des insectes, y injecter de l'*eau arniquée*, et donner :

Petroleum, 6e dilution.

Doses. — Dix globules, pendant deux jours de suite, et donner ensuite :

Sulfur, 6e dilution.

Doses. — Deux doses de huit globules, à trois jours d'intervalle l'une de l'autre.

Chez le chien. — Deux affections des oreilles assez communes chez les chiens, sont : la *surdité* et l'*otite*.

TRAITEMENT. — Si la surdité est causée par du cérumen endurci, il faut le ramollir avec de l'eau de savon tiède, et l'enlever avec une curette. Si le chien est âgé, et qu'il soit sourd, comme les causes en sont difficiles à découvrir, la cure est presque désespérée; mais cependant, on peut lui donner :

Calcarea carbonica et **Sulfur**, 6e ou 12e dilution, alternés ; tous les deux jours l'une, tous les deux jours l'autre.

Doses. — Sept globules le soir, pendant seize jours.

Puis, après trois jours d'attente, lui faire prendre :

Belladona, 6e dilution.

Doses. — Quatre globules le soir, tous les deux jours, pendant six jours. Attendre ensuite neuf jours, et recommencer ce traitement encore une fois.

Si l'otite est due à des insectes, ou à du rhumatisme, le chien est inquiet, agité ; il se plaint, hurle, gratte son oreille avec sa patte, et semble réclamer du soulagement. Dans ce cas, il faut examiner l'intérieur de l'oreille au soleil, et si l'on y découvre des insectes, les extraire, ou les faire périr avec un peu d'huile tiède. Si l'on n'aperçoit rien, on tiendra l'animal chaudement, et on lui administrera :

Dulcamara et **Belladona**, 6e dilution, alternés ; un jour l'une, un jour l'autre.

Doses. — Quatre ou cinq globules tous les matins, pendant quatre jours ; si cela ne fait rien, on donnera de la même manière :

Mercurius vivus et **Pulsatilla**, 6e dilution, pendant six jours.

Doses. — Quatre globules matin et soir, pendant deux jours, puis, après deux jours de repos, donner une seule dose de six globules de *sulfur*, 12e dilution.

Contre les ulcères rongeants qui surviennent aux oreilles des chiens de chasse, on emploiera :

Arsenicum et **Sulfur**, 6e dilution, alternés.

Doses. — Sept globules tous les quatre jours. Ce traitement se continuera pendant seize jours, et, si cela ne suffit pas, on fera prendre :

Aranea diadema, 6e dilution.

Doses. — Quatre globules tous les deux jours, pendant huit à dix jours.

Chez le porc.—L'espèce porcine a de grandes oreilles, qui sont souvent atteintes de nombreuses gerçures ; elle est sujette à une inflammation causée par des insectes qui déposent leurs œufs dans ces gerçures, œufs qui plus tard, donnent naissance à des larves, qui causent de vives démangeaisons à l'animal. Aussi, il secoue souvent la tête pour chercher à s'en débarrasser, et se gratte les oreilles avec ses pattes.

TRAITEMENT. — Une fois les larves découvertes, les enlever avec un plumasseau d'étoupes fixées au bout d'un bâton ; laver l'oreille avec de l'eau tiède, et la lotionner ensuite, trois ou quatre fois par jour, avec de l'*eau arniquée.*

Si des vers se sont glissés dans la conque, les tuer au moyen d'huile tiède. Les tumeurs sanguines qui se développent aussi aux oreilles à la suite de contusions, se traitent ainsi : on en fait l'ouverture, après quoi, on lotionne la plaie avec de l'*eau arniquée.*

OS (EXOSTOSES, INFLAMMATIONS, GONFLEMENT, RAMOLLISSEMENT DES).

SYMPTÔMES. — Il n'y a pas de symptômes précurseurs.

CAUSES. — Ces affections proviennent presque toujours d'un vice interne.

TRAITEMENT. — Une méthode générale de traitement excellente, est de donner dans ces affections :

Calcarea et **Sulfur**, 6ᵉ dilution, alternés; tous les trois jours l'un, tous les trois jours l'autre.

Doses. — Sept globules, pendant une douzaine de de jours, puis donner :

Silicea, 6ᵉ dilution.

Doses. — Six globules tous les trois jours, pendant neuf jours, pour, après trois jours de repos, reprendre *calcarea* et *sulfur*, et continuer de même, jusqu'à effet.

OS (FRACTURES DES). Voyez **Fractures des os.**

OS (FRAGILITÉ DES). Voyez **Fragilité des os.** — (INFLAMMATION, GONFLEMENT, RAMOLLISSEMENT DES). Voyez **Exostoses et Gonflement des os.**

OTITE (INFLAMMATION DE L'INTÉRIEUR DE L'OREILLE).

Chez le cheval. — L'inflammation de l'oreille chez le cheval, donne souvent lieu à un gonflement considérable, qui lui cause de grandes douleurs. Aussi, secoue-t-il fréquemment la tête, et la tient-il penchée du côté malade.

TRAITEMENT. — Faire des lotions, ou injections d'*eau arniquée* dans l'oreille, et donner en même temps à l'intérieur :

Aconitum et **Bryonia**, 6ᵉ dilution, alternés ; une fois de l'un, une fois de l'autre.

Doses. — Quatre globules trois fois par jour, jusqu'à cessation des douleurs.

Si un abcès menace de se former, on donnera :

Hepar sulfur., 6ᵉ dilution.

Doses. — Quatre globules matin et soir, pendant quatre jours.

Si les douleurs sont très-vives, donner :

Pulsatilla, et **Mercurius vivus**, 6ᵉ dilution, alternés ; un jour l'une, un jour l'autre.

Doses. — Trois globules quatre fois par jour, pendant quatre jours.

Si l'abcès s'établit, faire prendre :

Arsenicum, 6e dilution.

Doses. — Trois ou quatre globules matin et soir, pendant deux ou trois jours.

Si l'abcès est situé profondément dans le conduit auditif, faire prendre :

Pulsatilla et **Silicea,** 6e dilution, alternés ; un jour l'une, un jour l'autre.

Doses. — Six globules tous les matins.

OUIE (DURETÉ DE L').

TRAITEMENT. — Cette affection se combat au moyen de quatre médicaments donnés comme suit :

Calcarea carbonica et **Sulfur,** 6e dilution.

Doses. — Six globules (ou douze globules pour le bœuf et la brebis) tous les deux jours, pendant un mois.

Attendre ensuite six jours et faire prendre de la même manière :

Pulsatilla et **Elapscoralina,** 6e dilution, pendant seize jours.

Attendre ensuite un mois, et faire encore une fois ce même traitement, qui doit rendre l'ouïe ; s'il ne produit rien, c'est que l'animal est incurable.

OVAIRE (CHUTE DE L'). Voyez **Chute.**
OZÈNE.

Chez le cheval. — SYMPTÔMES. — Teinte bleuâtre de la membrane pituitaire, inflammation, érosions ou pustules sur cette membrane.

TRAITEMENT. — Donner :

Calcarea carbonica et **Sulfur,** 6e dilution, alternés ; tous les trois jours l'un, tous les trois jours l'autre.

Doses. — Sept globules le matin, pendant un mois.

Attendre ensuite six jours, et faire prendre :

Aurum foliatum, 6ᵉ dilution.

Doses. — Six globules tous les deux jours, pendant dix jours.

Attendre ensuite une semaine, et recommencer encore une fois ce traitement.

Si, cependant, il ne produisait pas l'effet désiré (ce qui est rare), on donnerait :

Mercurius vivus et **Mezereum**, 6ᵉ dilution, alternés; tous les trois jours l'un, tous les trois jours l'autre.

Doses. — Sept globules le matin, pendant vingt et un jours.

S'il y a des érosions sur la membrane pituitaire, il faudra faire prendre :

Arsenicum et **Acidum phosphoricum**, 6ᵉ dilution, alternés; tous les deux jours l'un, tous les deux jours l'autre.

Doses. — Cinq globules le matin, jusqu'à cicatrisation des érosions.

Si une inflammation pustuleuse de la membrane survenait, donner :

Squilla, 6ᵉ dilution.

Doses. — Cinq globules tous les deux jours, jusqu'à effet.

Si la pituitaire prenait une teinte bleuâtre, il faudrait administrer :

Secale cornutum, 3ᵉ ou 6ᵉ dilution.

Doses. — Quatre globules matin et soir, jusqu'à modification de la couleur de la membrane.

Chez le bœuf et le mouton. — TRAITEMENT. — Le même.

Chez le chien. — Donner :

Arsenicum et **Mercurius vivus**, 6ᵉ dilution, tous les deux jours l'un, tous les deux jours l'autre.

Doses. — Six globules le matin ou le soir.

Si les ulcérations proviennent d'une lésion externe, donner :

Arnica, 6e dilution.

Doses. — Quatre globules tous les matins, pendant quatre jours.

PALAIS (GONFLEMENT ET INFLAMMATION DU).

Chez le cheval. — Cette maladie se complique souvent d'une inflammation du pharynx qui empêche le cheval de boire et de manger.

TRAITEMENT. — Donner contre cette affection qui atteint quelquefois les chevaux et les poulains :

Aconitum et **Mercurius vivus**, 6e dilution, alternés ; un jour l'un, un jour l'autre.

Doses. — Cinq globules tous les matins. S'il y avait inflammation vive, il vaudrait encore mieux remplacer *aconitum* par :

Belladona, 6e dilution.

S'il s'y forme des vésicules, faire prendre :

Lacerta agilis, 6e dilution.

Doses. — Cinq globules tous les matins, jusqu'à effet ; c'est un médicament souverain contre cette affection.

On emploie aussi *natrum muriatum*.

Doses. — Six globules tous les matins, pour combattre l'inflammation et le gonflement du palais.

Même traitement pour les autres animaux, mais en doublant les doses pour la race bovine et ovine.

Ti le gonflement, ou les vésicules du palais, provenaient d'une blessure, il faudrait y faire des lotions d'*eau arniquée*, et donner :

Arnica, 6e dilution.

Doses. — Cinq globules tous les matins.

PALPITATIONS DU COEUR. Voyez **Battements du cœur.**

PARALYSIE.

Chez le cheval. — Abolition du mouvement, par suite de la perte de l'influence vitale exercée par les nerfs sur les muscles. Cette affection peut dépendre de lésions mécaniques, d'un refroidissement, ou de causes internes.

Symptômes. — Résolution et immobilité, avec sensation de froid au toucher, dans la partie affectée; pouls plus fréquent que dans l'état habituel; appétit variable.

Traitement. — Une foule de médicaments ont été préconisés; nous ne nous arrêterons qu'aux plus certains dans leurs effets, à cause de leurs symptômes correspondant, aussi exactement que faire se peut, à la maladie et à ses causes.

Si la paralysie est survenue à la suite d'une parturition difficile, d'une chute, d'un coup, il faut donner :

Arnica, 6ᵉ dilution.

Doses. — Quatre globules de quatre en quatre heures, pendant un jour et une nuit; puis, si l'amélioration ne se produit pas, il faudra donner :

Rhus, 6ᵉ dilution.

Doses. — Les mêmes.

Si la paralysie a été causée par un refroidissement, il faut administrer :

Bryonia et **Dulcamara**, 6ᵉ dilution, alternées; un jour l'une, un jour l'autre.

Doses. — Quatre globules trois fois par jour.

Si ce traitement ne réussit point, on donnera :

Cocculus et **Causticum**, 6ᵉ dilution.

Doses. — De la même manière et aux mêmes doses.

Si la paralysie débute tout d'un coup et sans causes connues, faire prendre :

Veratrum album, 6ᵉ dilution.

Doses. — Quatre globules deux fois par jour, pendant trois jours ; puis, après trois jours de repos, recontinuer encore une fois le traitement.

Si la paralysie a une métastase humorale pour cause, on fera prendre :

Calcarea carbonica et **Sulfur**, 6ᵉ dilution, alternés; tous les deux jours l'un, tous les deux jours l'autre.

Doses. — Six globules le matin.

Si la paralysie a pour cause une congestion cérébrale, on fera prendre :

Arnica et **Opium**, 6ᵉ dilution, alternés; une fois de l'un, une fois de l'autre.

Doses. — Quatre globules, deux fois par jour.

Chez le bœuf ou la vache. — Traitement. — Le même, en doublant les doses, ou les donnant deux fois par jour, dans le cas où on ne les donne qu'une fois, chez le cheval.

PARALYSIE DE LA LANGUE.

Chez le cheval. — Symptômes. — Maladie fort rare chez l'espèce chevaline, dans laquelle l'animal qui en est atteint ne peut boire, et manque d'appétit, ou, s'il prend le fourrage, il le laisse retomber.

Traitement. — Donner :

Platina et **Ipeca**, 6ᵉ dilution.

Doses. — Cinq globules matin et soir, en les alternant (tous les deux jours l'un, tous les deux jours l'autre), et ce, pendant dix à douze jours.

Si, au bout de ce temps, nulle amélioration ne s'est produite, on fera prendre :

Belladona et **Aurum**, 6ᵉ dilution.

Doses. — De la même manière, et aux mêmes doses.

PAROTIDITE.

Chez le cheval. — Synonymie. — Avives ; inflammation de la grosse glande salivaire, située entre l'oreille, le bord postérieur de la mâchoire et le col.

Symptômes. — Tumeur assez étendue, chaude, rénitente et douloureuse à la pression ; difficulté, ou même impossibilité de boire et de manger ; fièvre, tête allongée en ligne droite, et un peu inclinée du côté non malade.

Traitement. — Donner :

Aconitum, 6ᵉ dilution.

Doses. — Quatre globules trois fois par jour, pendant un jour ou deux, selon que la fièvre sera plus ou moins forte.

Puis ensuite :

Sulfur et **Lycopodium**, 6ᵉ dilution, alternés; tous les jours l'un, tous les jours l'autre.

Doses. — Six globules tous les matins, jusqu'à effet.

Si la tumeur passe par suite de négligence à la suppuration, il se produit souvent une fistule salivaire qu'on guérit au moyen de :

Belladona, 6ᵉ dilution.

Doses. — Six globules tous les matins.

PARTIES GÉNITALES (CHANCRES AUX). Voyez **Chancres.**

— (INDURATION DES). Voyez **Indurations.**

PARTURITION DIFFICILE.

Chez la jument. — TRAITEMENT. — S'il y a grande agitation avant que les douleurs vraies paraissent, on fera prendre à l'animal :

Chamomilla et **Pulsatilla,** 6ᵉ dilution, alternées; une fois de l'une, une fois de l'autre.

Doses. — Quatre globules de deux en deux heures (ou même d'heure en heure).

Si les douleurs sont accompagnées de mouvements convulsifs, on donnera :

Secale cornutum, 6ᵉ dilution.

Doses. — Quatre globules d'heure en heure.

Et lorsque les convulsions ont cessé, on fera prendre :

Pulsatilla et **Opium,** 6ᵉ dilution, alternés; une fois de l'une, une fois de l'autre.

Doses. — Quatre globules d'heure en heure, ou de deux en deux heures.

Si l'arrière-faix tarde à sortir, on administrera :

Sabina, 6ᵉ dilution.

Doses. — Quatre globules d'heure en heure.

Et si, au bout de deux ou trois doses, rien ne se produit, on donnera :

Secale et **Pulsatilla,** 6ᵉ dilution, alternés; une fois de l'un, une fois de l'autre.

Doses. — Quatre globules d'heure en heure.

Si, bien que le placenta soit sorti, la jument fait toujours des efforts, on lui fera prendre :

Platina et **Sepia,** 6ᵉ dilution, alternés; une fois de l'un, une fois de l'autre.

Doses. — Quatre globules de deux en deux heures, jusqu'à effet.

Si le lait tarde à se montrer, on fera prendre :

Aconitum et **Chamomilla**, 6e dilution, une fois de l'un, une fois de l'autre.

Doses. — Quatre globules trois fois par jour, jusqu'à effet.

Si l'animal a beaucoup souffert, on lui donnera :

Arnica, 6e dilution.

Doses. — Cinq globules matin et soir, pendant un ou deux jours.

S'il est resté à l'animal de la faiblesse, ou une quasi-paralysie des reins, on lui fera prendre :

Nux vomica, 6e dilution.

Doses. — Cinq globules le matin, pendant deux ou trois jours.

S'il y a inflammation de la matrice, on donnera :

Arnica, et **Sabina**, 6e dilution, alternés ; une fois de l'un, une fois de l'autre.

Doses. — Quatre globules de deux en deux heures, jusqu'à résultat satisfaisant.

S'il survient des frissons fébriles après la délivrance, on les dissipera au moyen de :

Aconitum et **Pulsatilla**, 6e dilution, alternés; une fois de l'un, une fois de l'autre.

Doses. — Quatre globules de deux en deux heures, jusqu'à effet voulu.

Chez la vache, la brebis, la chèvre, la laie et la chienne. — Même traitement.

PARTURITION (FIÈVRE DE). Voyez **Fièvre de parturition**.

PATURON (TUMEUR AU).

Chez le cheval. — Les jeunes chevaux qui vont au pâturage par un temps humide sont sujets à cette affection, ainsi que ceux qui marchent souvent dans la neige fondue, ou sur un terrain mouvant.

SYMPTÔMES. — Gonflement de tout le paturon, avec vives douleurs, qui empêchent le cheval de poser le pied à terre ; plus tard, formation d'un abcès qui, ordinairement, crève sur le boulet ou sur le côté, ou sur le devant de la couronne, et laisse échapper une sérosité brune et infecte. La chair se détache ensuite par lambeaux, et souvent les tendons sont mis à nu.

TRAITEMENT. — Donnez dès le principe :
Arnica, 6ᵉ dilution.
Doses. — Cinq globules matin et soir, tous les deux jours.

Et faites de fréquentes lotions d'*eau arniquée* sur le pied malade.

Si le gonflement est très-douloureux, on fera prendre :
Calcarea carbonica et **Arsenicum**, 6ᵉ dilution, alternés ; un jour l'un, un jour l'autre.
Doses. — Cinq ou six globules tous les matins, jusqu'à calme des souffrances.

Si ces deux médicaments n'amenaient pas un mieux au bout de trois jours, on les cesserait, pour donner :
Indigo et **Squilla**, 6ᵉ dilution.
Doses. — Administrés comme *calcarea* et *arsenicum*.

On peut quelquefois employer très-utilement.
Dulcamara, 6ᵉ dilution.
Doses. — Cinq globules matin et soir.

Si la peau se mortifie et tombe en lambeaux, et qu'il y ait en outre une *sécrétion purulente*, il faudra administrer :

Secale cornutum, 6e dilution.

Doses. — Cinq globules matin et soir, jusqu'à amélioration de la plaie.

Si l'affection s'étend sympathiquement jusqu'à la fourchette, on fera prendre à l'animal :

Spiritus sulfuratus et Melampodium, 6e dilution, alternés ; un jour l'un, un jour l'autre.

Doses. — Six globules le matin, pendant quatre ou six jours.

La chute des poils au-dessus de la couronne n'est d'aucune conséquence.

PAUPIÈRES (CLOTURE SPASMODIQUE ET TUBÉROSITÉS AUX).

Contre la chute, ou l'occultion spasmodique des paupières, on fera prendre :

Hyoscyamus, 6e dilution.

Doses. — Quatre globules tous les matins.

Si *hyoscyamus* ne produisait aucun bon résultat, on attendrait un jour, et on ferait prendre :

Sepia, 6e dilution.

Doses. — Quatre globules matin et soir, pendant deux jours.

S'il y a spasmes des paupières, avec accès de suffocation, on donnera :

Chamomilla, 6e dilution.

Doses. — Cinq globules matin et soir, jusqu'à effet.

Contre les tubérosités aux paupières, on donnera, surtout si elles sont volumineuses et semblables à des tumeurs enkystées :

Staphisagria, 6e dilution.

Doses. — Quatre globules matin et soir, tous les deux jours seulement, jusqu'à effet.

On peut aussi, dans cette occasion, donner très-utilement :

Pulsatilla et **Lycopodium**, 6ᵉ dilution, alternés ; tous les deux jours l'une, tous les deux jours l'autre.

Doses. — Quatre globules le matin, et trois globules le soir.

PAUPIÈRES (GONFLEMENT DES). Voyez **Gonflement des yeux.** — (INFLAMMATION DES). Voyez **Blépharite.** — (SPASMES DES). Voyez **Spasmes.**

PEAU (CREVASSEMENT DE LA). Voyez **Crevasses.** — (ENDURCISSEMENT DE LA). Voyez **Endurcissement.** — (PRURIT A LA). Voyez **Prurit.** — (RUDESSE DE LA). Voyez **Rudesse.**

PÉNIS (CONDYLOMES AU). Voyez **Condylome.**

PÉPIE.

Chez les oiseaux de volière et de basse-cour. — SYMPTÔMES. — Cette maladie, commune à tous les oiseaux à langue pointue, et surtout aux dindons, règne quelquefois épizootiquement.

Elle se reconnaît à une pellicule blanche, ou jaune, qui, entourant le bout de la langue comme un étui, empêche l'oiseau de boire, et souvent même de manger.

TRAITEMENT. — Arracher cette pellicule parcheminée, en la prenant par la base avec un couteau bien tranchant posé à plat ; puis, lotionner la plaie avec de l'*eau arniquée*, et donner à l'intérieur :

Arnica, 6ᵉ dilution.

Doses. — Deux globules.

Puis, le lendemain :

Antimonium crudum, 6ᵉ dilution.

Doses. — Deux globules.

PÉRIPNEUMONIE. Voyez **Pneumonie.**

PÉRITONITE.

Chez le cheval. — CAUSES. — Une sous-ventrière trop serrée, des coups contre l'abdomen, une chute, un refroidissement subit, etc., sont, ou du moins peuvent être les causes de cette maladie.

SYMPTÔMES. — Au début, tranquillité; mais, au bout de quelques jours, douleurs qui l'obligent à se jeter à terre, puis, à se relever sur le champ ; l'animal regarde sans cesse ses flancs, et cherche à se frotter le ventre avec les pieds de derrière ; oreilles et cuisses froides ; pouls vite et dur; face interne des paupières très-rouge; sueurs abondantes.

TRAITEMENT. — Donner d'abord :

Aconitum, 6ᵉ dilution.

Doses. — Quatre globules tous les quarts d'heure, puis, toutes les demi-heures, puis, toutes les heures, au fur et à mesure que l'inflammation cédera, et que le pouls reviendra à son rhythme normal; mais il ne faudra reculer l'espace entre les doses, que quand un mieux bien certain se produira.

Il est rare qu'*aconitum* ne suffise pas, à lui seul, pour obtenir la guérison, et qu'on soit obligé de prescrire :

Bryonia, Nux vomica, et surtout *Arsenicum*.

Si un refroidissement est la cause du mal, on prescrira :

Bryonia et **Aconitum**, alternés ; une fois de l'une, une fois de l'autre.

Nux vomica, 6ᵉ dilution, s'alternera avec *aconitum*, s'il y a constipation;

Doses. — On les donnera, une fois de l'une, une fois de l'autre, à la dose de quatre globules, d'heure en heure.

S'il y a pissement de sang, donner :

Cantharis, 6e dilution.

Doses. — Six globules une fois pour toutes, sans en administrer davantage,

S'il y a des coliques atroces, donner :

Aconitum et **Belladona**, 6e dilution, alternés ; une fois de l'un, une fois de l'autre.

Doses. — Quatre globules de demi-heure en demi-heure.

Si ces deux médicaments ne les apaisaient pas, et surtout s'il y avait des matières fécales verdâtres, aqueuses et mélangées de sang, il faudrait prescrire :

Mercurius corrosivus, 12e dilution.

Doses. — Quatre globules d'heure en heure, **jusqu'à** effet voulu.

Si l'animal était pris subitement d'une grande faiblesse, et qu'on voie ses forces baisser à vue d'œil, lui administrer immédiatement :

Arsenicum album, 6e dilution.

Doses. — Quatre globules d'heure en heure, jusqu'à ce que les forces soient revenues.

Chez le bœuf. — Causes. — Les causes de cette affection sont les mêmes que celles relatées à l'article du cheval.

Symptômes. — Fièvre inflammatoire ; vive sensibilité de l'animal ; lorsqu'on lui touche les parois du ventre, il se retire, et cherche à fuir la main, en fléchissant la partie sensible. Le bœuf se couche peu ou pas, et, s'il le fait, il se roule aussitôt sur le dos ; il regarde souvent son ventre qui est enflé, ainsi que la région des flancs ; froid des extrémités que l'animal tient rapprochées autant que possible, en voûtant son dos en contre-bas ; ventre chaud, sensible ; oreilles froides ; pouls vite, sec et serré ; faiblesse et chancellement ; puis, chute avec sueur froide générale.

TRAITEMENT. — Donner :

Aconitum, 3e ou 6e dilution.

Doses. — Huit à dix globules tous les quarts d'heure, pendant six à huit heures ;

Puis, au bout de ce temps, administrer :

Arsenicum, 6e dilution.

Doses. — Cinq globules de demi-heure en demi-heure, pendant deux heures.

On donnera :

Bryonia et **Nux vomica,** 6e dilution.

La première, en l'alternant avec *aconitum*, si la maladie a été causée par un refroidissement (une fois l'une, une fois l'autre).

Doses. — Huit à dix globules de quart d'heure en quart d'heure ; la seconde, en l'alternant aussi de la même manière avec *aconitum*, s'il y a constipation.

Si les extrémités sont faibles et comme paralysées, ainsi que les lombes, on donnera :

Rhus toxicodendron, 6e dilution.

Doses. — Dix globules tous les matins ou tous les soirs.

S'il y a difficulté d'uriner, on fera prendre :

Cantharis, 6e dilution.

Doses. — Une seule et unique dose, de huit à dix globules.

Ces deux médicaments ne se donneront contre ces

deux affections qu'une fois, lorsque la péritonite sera presque guérie, et que tout danger sera passé.

PERTE DE L'APPÉTIT. Voyez **Anorexie.**

PETITE VÉROLE. Voyez **Clavelée.**

PHTHIRIASE.

Chez les animaux domestiques. — Différents animaux domestiques (bœufs, veaux, chèvres, etc.) sont parfois tellement couverts de poux, qu'ils en souffrent et dépérissent.

Ces parasites se tiennent de préférence au garrot, à la nuque, sur les côtés du fanon, derrière les cornes et les oreilles.

Traitement. — On les détruit en peu de jours, en lavant ou frottant les parties atteintes de poux, avec une décoction de *tabac* ou de *staphisagria*, ou avec une pommade composée de *trois parties d'axonge*, et deux parties de *graines de persil écrasées*. Quelques jours après, on leur donne trois doses de *sulfur*, 12e dilution, à huit jours d'intervalle l'une de l'autre.

PHTHISIE NASALE. Voyez **Morve.**

PHTHISIE PULMONAIRE.

Synonymie. — Toux, pneumonie chronique, pleurésie chronique, pleuro-pneumonie chronique.

Chez le bœuf. — Causes. — Les mêmes que celles du cheval, et la pneumonie négligée ou mal traitée.

Symptômes. — Perte des poils, surtout ceux des sourcils; perte d'appétit, maigreur, toux creuse, rumination irrégulière, avec troubles dans la digestion, météorisation; puis mort.

Traitement. — Au début de cette maladie (ce qui n'est pas facile à reconnaître), donner :

Nitrum, 3ᵉ dilution.

Doses. — Dix globules trois fois par jour, jusqu'à guérison, en l'alternant avec *sulfur*, 6ᵉ dilution (tous les trois jours de l'un, tous les trois jours de l'autre). *Sulfur* se donnera aux mêmes doses que *nitrum*.

Si la phthisie est déjà développée, donner :

Stanum et **Phosphorus,** 6ᵉ dilution, alternés ; tous les trois jours l'un, tous les trois jours l'autre.

Doses. — Dix globules trois fois le jour.

Contre la météorisation qui se produit souvent dans le cours de cette maladie, on donnera :

Colchicum, 6ᵉ dilution.

Doses. — Dix globules tous les jours, pendant quatre jours.

On a préconisé aussi contre la phthisie :

Mercurius vivus et **Hepar sulfur,** 6ᵉ dilution.

Doses. — Administrer, comme *stannum* et *phosphorus*.

Chez le cheval. — Causes. — Cette redoutable affection est la conséquence du développement des tubercules pulmonaires, et de leur passage à la suppuration.

Symptômes. — Le cheval est gai, mange de bon appétit, et cependant, il diminue notablement, perd son embonpoint, a la respiration courte, et éprouve une toux continuelle, tantôt sèche ou grasse. Dans ce dernier cas, il y a émission, par les narines, d'une grande quantité de mucus d'un vilain aspect. Plus tard (surtout si on le fatigue et le soigne mal), la difficulté de respirer et la toux augmentent rapidement ; l'écoulement des mucosités nasales change de nature, et se transforme en pus d'une odeur cadavéreuse ; la faiblesse augmente (surtout l'après-midi), les poils de la crinière tombent ; le poil est lisse et brillant, des tubercules apparaissent au garrot, la diarrhée se déclare, et l'animal périt.

TRAITEMENT. — Donner comme remède de fond : *China* et *Calcarea carbonica*, 6ᵉ dilution. Savoir :

China, 6ᵉ dilution.

Doses. — Huit globules trois fois par jour, pendant trois jours ;

Laisser un jour de repos, puis donner :

Calcarea, 6ᵉ dilution.

Doses. — Les mêmes, et pendant le même nombre de jours.

Cela fait, donner :

Lycopodium et **Stannum**, 6ᵉ dilution.

Doses. — Les mêmes et de la même manière que *china* et *calcarea*.

Puis, après deux jours de repos, faire prendre :

Nitrum, 6ᵉ dilution.

Doses. — Huit globules trois fois par jour, pendant trois jours. Attendre ensuite trois jours, et recommencer le traitement pour le continuer de même, jusqu'à terminaison heureuse ou fatale.

S'il se présente des symptômes de glandage, donner après *nitrum :*

Dulcamara, 6ᵉ dilution.

Doses. — Les mêmes que *nitrum ;* puis, attendre trois jours, et recommencer tout le traitement comme il vient d'être dit.

PICOTE. Voyez **Clavelée.**

PIED COMBLE.

Chez le cheval. — Défectuosité du pied qui consiste en ce que la sole, au lieu d'y former, comme à l'état normal, une espèce de voûte élastique, est, au contraire, incurvée ou tombée en bas, de façon à dépasser le bord inférieur de la paroi. Il en résulte que c'est surtout la sole qui, avec la fourchette, appuie sur le terrain.

TRAITEMENT. — Donner :

Squilla, 6e dilution.

Doses. — Huit globules le matin, pendant trois jours de suite.

Mais, quelquefois, on est obligé de donner après *squilla ;*

Sulfur et **Sepia**, 6e dilution, alternés; tous les deux jours l'un, tous les deux jours l'autre.

Doses. — Sept globules le matin.

PIED PLAT.

TRAITEMENT. — Donner :

Sulfur, 6e dilution.

Doses. — Six globules tous les matins, pendant trois jours de suite.

Attendre ensuite quinze jours, et donner :

Squilla, 6e dilution.

Doses. — De la même manière, et aux mêmes doses.

Attendre ensuite quinze jours, et administrer :

Graphites, 6e dilution.

Doses. — Comme on a administré *sulfur.*

Attendre encore quinze jours, puis donner :

Mercurius vivus, 6e dilution, pendant trois jours de temps.

Doses. — Six globules par jour. Laisser encore quinze jours d'intervalle, puis faire prendre :

Antimonium crudum, et **Sepia**, 6e dilution, alternés; un jour de l'un, un jour de l'autre.

Doses. — Six globules le matin, pendant une semaine de temps.

PIED (MALADIES DU).

Chez le bœuf. — TRAITEMENT. — Si un corps étranger s'est introduit dans le pied ; l'extraire, laver la plaie avec l'*eau arniquée*, et donner à l'intérieur :

Arnica, 6ᵉ dilution.

Doses. — Huit globules une ou deux fois, à trois ou quatre heures de distance l'une de l'autre.

Si une vive inflammation s'est déjà déclarée, donner :

Aconitum et **Squilla**, 6ᵉ dilution, alternés ; une fois de l'un, une fois de l'autre.

Doses. — Quatre globules de quatre en quatre heures (ou trois doses par jour), jusqu'à effet.

S'il y a de vives douleurs, donner :

Arsenicum et **Acidum phosphoricum**, 6ᵉ dilution.

Doses. — Les mêmes, et de la même manière que les précédents.

Si le pied est atteint d'une tuméfaction chaude et tendue, donner :

Bryonia, 6ᵉ dilution.

Doses. — Trois doses, de six globules chaque par jour, pendant vingt-quatre heures, et plus, s'il le faut.

Si la peau, rouge et brillante, se laisse voir à travers les poils, donner alors :

Pulsatilla, 6ᵉ dilution.

Doses. — Les mêmes doses que *bryonia*.

Si l'inflammation est érysipélateuse, donner :

Belladona, 6ᵉ dilution.

Doses. — Trois doses, de six globules chaque, par jour, jusqu'à effet.

Contre l'inflammation de l'articulation du boulet, donner :

Ruta, 6e dilution.

Doses. — Les mêmes que *belladona*.

Chez la chèvre et le chien. — TRAITEMENT. — Le même, ainsi que pour les brebis ; seulement, les doses pour le chien seront diminuées de moitié.

Voyez aussi *Fourchet*, *Onglons*, *Clou de rue*, *Aggravée*.

PIEDS (POURRITURE DES). Voyez **Pourriture**.

PIÉTIN. Voyez **Fourchet**.

PIQURES D'ABEILLES. Voyez **Abeilles**, **Insectes**. **Guêpes**.

PIS (GONFLEMENT, INDURATION, INFLAMMATION ÉRYSIPÉLA-TEUSE, GLANDULEUSE ET GANGRÉNEUSE DU). Voyez **Maladies des mamelles**.

PISSE SANG. Voyez **Maladie de sang**.

PISSEMENT DU SANG. Voyez **Hématurie**.

PLAIES (EN GÉNÉRAL). Voyez **Blessures**.

PLAIES ET MALADIES DE LA LANGUE.

Contre les lésions ou plaies de la langue, laver plusieurs fois avec l'*eau arniquée;* et donner du fourrage tendre à l'animal (il est bien entendu que, si un corps étranger s'y était implanté, il faudrait, avant tout, en faire l'extraction).

Si la langue s'indurait, donner :

Carbo vegetabilis, 6e dilution.

Doses. — Deux doses par jour, de quatre globules.

S'il s'y joint une abondante salivation, donner :

Mercurius vivus et **Carbo vegetabilis**; 6e dilution, tous les jours l'un, tous les jours l'autre.

Doses. — Une seule dose de huit globules par jour, le matin, en les alternant :

Si les plaies de la langue sont considérables, donner, outre les lotions d'*eau arniquée* :

Arnica, 6e dilution.

Doses. — Huit globules tous les matins.

Si l'inflammation de la langue était très-vive, faire prendre :

Aconitum et **Mercurius vivus**, 6e dilution, alternés; un jour l'un, un jour l'autre.

Doses. — Trois doses, de six globules chaque, par jour.

Voyez aussi *Glossanthorax* et *Glossite*.

PLAIES DES MAMELLES. Voyez **Mamelles.**

PLAIES DU NEZ.

TRAITEMENT. — Contre les lésions, donner intérieurement et extérieurement :

Arnica (lotions).

S'il y a lésions des os ou du périoste, administrer :

Symphytum, 6e dilution, intérieurement et extérieurement.

A l'extérieur, on emploie la teinture mère mêlée à l'eau, absolument comme pour l'*eau arniquée*. Voyez aussi *Ozène*.

PLAIES DES YEUX.

TRAITEMENT. — Les lésions des yeux, provenant de causes externes (blessures, coups de fouet, etc.), se combattront par :

Aconitum, 6e dilution.

Doses. — Deux ou trois doses de quatre globules, à deux heures de distance; puis, par :

Arnica, 6e dilut., intérieurement, et extérieurement en lotions.

S'il reste un peu de trouble dans la vue, on fera prendre :

Conium, 6e dilution.

Doses. — Quatre globules tous les matins.

Ou bien :

Cannabis et **Belladona**, 6e dilution, alternés ; un jour l'un, un jour l'autre.

Doses. — Cinq globules tous les matins, jusqu'à effet, si *conium* ne suffisait pas.

Les contusions de l'œil, et les piqûres par un corps pointu, demandent :

Conium, 6e dilution.

Doses. — Quatre globules matin et soir.

Ou bien :

Ledum palustre, 6e dilution, à l'intérieur.

Doses. — Les mêmes que *conium*, et la *teinture de ledum* mêlée à de l'eau pure (mêmes proportions que pour l'*eau arniquée*) en lotions à l'extérieur.

Dans les contusions de la cornée. qui amènent, ou se traduisent par un point obscur sur cette membrane, on fera prendre :

Conium et **Euphrasia**, 6e dilution, alternés ; un jour l'un, un jour l'autre.

Doses. — Quatre globules matin et soir.

Mais si la contusion est compliquée d'épanchement de sang dans l'humeur aqueuse, on donnera :

Arnica, employé intérieurement et extérieurement.

Doses. — Mêmes que plus haut.

Voyez aussi *Ophthalmie* et *Inflammation des yeux.*

PLEURÉSIE.

Chez le cheval. — Inflammation de la plèvre ou membrane tapissant l'intérieur de la poitrine, et se repliant sur les poumons de manière à les envelopper.

SYMPTÔMES. — L'animal se couche peu ou point; frissons, avec tête basse; chaleur au nez et aux oreilles; gêne dans la respiration, avec dilatation des naseaux; battement des flancs et ébrouement; pouls dur; toux; douleur vive à tout contact, sur un point quelconque de la poitrine; constipation ou déjections sèches et noires; perte d'appétit; urine rouge et fièvre légère.

TRAITEMENT. — Deux médicaments suffisent contre cette affection; ce sont :

Aconitum et **Bryonia**, 6ᵉ dilution, alternés; une fois de l'un, une fois de l'autre.

Doses. — Quatre globules d'heure en heure, ou de deux en deux heures, selon la gravité du cas.

Chez le bœuf. — SYMPTÔMES. — Les mêmes que chez le cheval, plus ceux-ci : Froid, suivi d'un accroissement de chaleur aux cornes, aux oreilles et au nez; allongement du cou et tête basse; coudes écartés du corps; mouvement prononcé du ventre; tussiculation faible; déjections sèches, noirâtres, brillantes, profondément sillonnées, ou bien nulles.

TRAITEMENT. — Le même que pour le cheval, mais à doses doubles.

Le même traitement également pour les autres espèces d'animaux.

PLEURÉSIE CHRONIQUE. Voyez **Phthisie pulmonaire.**

PLEUROPNEUMONIE CHRONIQUE. Voyez **Pneumonie.**

PNEUMONIE.

Chez le cheval. — CAUSES. — Un refroidissement

brusque, lorsque l'animal est en sueur ; de l'eau froide bue ayant très-chaud ; le laisser longtemps exposé aux injures du temps, lorsqu'il est froid et humide, sont les causes les plus ordinaires de l'inflammation des poumons, maladie grave, qui non-seulement entraîne souvent la mort, mais encore amène, chez le cheval, la phthisie, l'hydrothorax, etc.

SYMPTÔMES. — L'animal a la tête pendante ; battement précipité du ventre et des côtés, avec respiration très-accélérée ; haleine brûlante, et naseaux largement dilatés ; appétit nul, avec soif que rien ne peut éteindre ; toux fréquente et sèche (ce qui est un des principaux symptômes). Déjections alvines et urines presque nulles ; impossibilité de se coucher et chancellement ; ébrouement ; pouls dur, rapide, et jambes de devant écartées l'une de l'autre.

TRAITEMENT. — Les spécifiques de cette maladie sont :

Aconitum et **Bryonia,** 6ᵉ ou 3ᵉ dilution, alternativement ; une fois de l'un, une fois de l'autre.

Doses. — Six globules d'heure en heure, ou de deux en deux heures, jusqu'à rémission bien constatée de tous les symptômes.

Ensuite, on se contentera d'en donner (toujours alternativement) une dose de six globules matin et soir, jusqu'à guérison.

On obtient le même effet avec :

Ranonculus glacialis, 3ᵉ ou 6ᵉ dilution.

Doses. — Quatre globules d'heure en heure.

Une fois la guérison bien avancée, donner :

China et **Sulfur**, 6ᵉ dilution, alternés ; tous les deux jours l'un tous les deux jours l'autre.

Doses. — Six globules le matin, pendant une semaine.

Chez le bœuf. — SYMPTÔMES. — Les mêmes.

TRAITEMENT. — Le même que pour le cheval, en ayant soin seulement de doubler les doses.

Chez la brebis. — SYMPTÔMES. — Les mêmes ; et de plus : lenteur de la rumination, constipation, ou crottins très-secs ; oreilles, museau et jambes, tantôt froids, tantôt chauds, avec démarche chancelante.

TRAITEMENT. — Le même que pour le bœuf.

Chez la chèvre. — SYMPTÔMES. — Les mêmes.

TRAITEMENT. — Le même que pour la brebis et le bœuf.

Chez le chien et le chat. — SYMPTÔMES. — Les mêmes ; il faut ajouter : chaleur sèche à la peau, aux oreilles et à la tête, avec rougeur et larmoiement des yeux ; l'animal tousse, et regarde fréquemment sa poitrine.

TRAITEMENT. — Le même que celui déjà décrit plus haut, pour le cheval.

Chez le porc. — SYMPTÔMES. — Violent battement des flancs, avec respiration courte ; tête basse et plaintes ; le grognement est faible et rauque ; l'appétit nul, la soif intense ; l'animal se couche peu ou point, et appuie souvent son groin sur la terre qu'il fouille de temps en temps ; il y a roideur dans les membres du devant.

TRAITEMENT. — Le même que pour le chien et le chat.

POILS (CHUTE DES). Voyez **Alopécie.**

POINTE DE VENT. Voyez **Pousse**.

POITRINE (HYDROPISIE DE LA). Voyez **Hydrothorax.** — (INFLAMMATION DE LA). Voyez **Inflammation.** — (MALA-DIES ANCIENNES DE). Voyez **Phthisie pulmonaire** et **Pneumonie**.

POLYPES DU NEZ.

TRAITEMENT. — Contre cette affection, on prescrira : **Sthaphisagria**, 6e dilution.

Doses. — Quatre globules matin et soir, tous les trois ou quatre jours seulement.

Si, au bout de deux mois, nul changement ne s'est opéré, il faudra faire prendre :

Calcarea carbonica et **Teucrium marum**, 6e dilution, alternés ; tous les quatre jours l'un, tous les quatre jours l'autre.

Doses. — Les mêmes que *staphis*.

On peut aussi souffler, dans les narines, de la poudre très-fine de *teucrium marum*.

POMMELIÈRE. Voyez **Phthisie pulmonaire du bœuf.**

POULES (MALADIES DES).

Les poules sont sujettes à plusieurs maladies, qui sont : la diarrhée, la goutte, la maladie du croupion, la pépie, les pustules, la roupie, la toux et la vermine (V. ces mots).

POURRITURE.

Chez le bœuf. — CAUSES. — Maladie causée par la présence des douves, dans le foie (Fasciola hepatica) ou dans les canaux biliaires.

SYMPTÔMES. — Tristesse et abattement ; tête basse, perte de l'appétit, yeux rouges larmoyants, puis plus tard, jaunâtres et pleins de pus ; battements du cœur faibles ; respiration difficile ; nez, bouche, gencives et langue, prenant une mauvaise couleur et odeur ; excréments blancs, aqueux et infects ; au bout de peu de temps, amaigrissement, ébranlement des dents, fièvre, ventre ramassé, offrant de la fluctuation, extrémités froides, et mort. Les années humides, pluvieuses, et les contrées basses, marécageuses, y prédisposent l'animal.

TRAITEMENT. — Donner d'abord :

Sulfur, 1re dilution.

Doses. — Dix à douze globules tous les deux jours, pendant un mois.

Ensuite, attendre six jours, et faire prendre :

Graphites et **Lycopodium**, 6e dilution, alternés; tous les deux jours l'un, tous les deux jours l'autre.

Doses. — Dix à douze globules le matin.

Si la gêne de la respiration était très-grande, il faudrait donner, pendant quatre à six jours :

Helleborus niger, 6o dilution.

Doses. — Six globules matin et soir, et :

Mercurius vivus, 6e dilution.

Doses. — Huit globules par jour, si les excréments devenaient blancs et fétides.

Chez la brebis. — SYMPTÔMES. — Marche lente, tête branlante et oreilles basses; l'animal reste en arrière du troupeau et se laisse arrêter sans résistance aucune ; reins cédant à la moindre pression; œil terne, larmoyant; paupières tuméfiées; lèvres, gencives, et palais, d'une teinte très-pâle; peau d'un blanc jaune œdématisée, et conservant l'impression du doigt; laine terne, s'arrachant sans effort, et enlevant quelquefois avec elle des lambeaux de peau; déjections molles;

urine rare, d'une teinte foncée ; formation, à la région supérieure du col et de la ganache, d'une tumeur pâteuse, indolente, qui se dissipe la nuit, et revient le jour; perte d'appétit; soif, cessation de la rumination ; larmoiement abondant, avec mucosités dans le nez; ascite, faiblesse, maigreur, diarrhée, pouls vite et mou, refroidissement, et mort.

Les causes occasionnelles sont celles rapportées à l'article *Pourriture chez le bœuf*, puis, les fourrages de mauvaise qualité, et la pneumonie mal traitée.

TRAITEMENT. — Donner :

Arsenicum album et **China**, 6e dilution, alternés.

Doses. — Dix globules trois fois par jour (un jour l'un, un jour l'autre), pendant huit jours.

Attendre deux jours, puis, redonner ce même traitement s'il a fait du bien.

Sinon, faire prendre :

Bryonia et **Veratrum album**, 6e dilution.

Doses. — De la même manière que les précédents.

Puis, après deux jours de repos, donner :

Acidum muriaticum, 3e dilution.

Doses. — Quatorze globules par jour (sept le matin, et sept le soir), pendant quatre jours; attendre ensuite trois jours, et recommencer le traitement.

Si l'on suppose la présence des *filiaires* dans les poumons, on donnera :

Dulcamara et **Sulfur**, 6e dilution, alternés; tous les deux jours l'un, tous les deux jours l'autre, pendant douze jours.

Doses. — Douze globules.

POURRITURE DE LA BOUCHE. Voyez **Stomacace.** — **DE LA FOURCHETTE.** Voyez **Fourchette.** — **DES PIEDS. Chez les bêtes à laine.** — Voyez **Fourchette.**

POURRITURE DES SOIES.

Chez le porc. — Cette maladie est contagieuse, et s'accompagne souvent du feu de Saint-Antoine.

Symptômes. — Agitation et grognements continuels; l'animal ne cesse de se frotter, et ses soies tombent par plaques plus ou moins larges, dans lesquelles la peau, mise à nu, laisse transsuder un liquide sanguinolent. Peau boursouflée, ecchymosée, semée de taches rougeâtres, bleuâtres, ou brunes; soies s'arrachant sans nul effort, et dont les racines sont gonflées, noirâtres et sanguinolentes. Le porc est triste, mou, paresseux; il perd l'appétit, boite, traîne ses membres, et ne peut se tenir debout. Alors, une fièvre violente s'établit; la langue se parsème de pustules, une diarrhée se déclare, et la mort arrive.

Traitement. — Donner :

Aconitum et **Arsenicum**, 6ᵉ dilution, alternés; un jour l'un, un jour l'autre.

Doses. — Cinq ou six globules matin et soir, pendant trois ou quatre jours.

Attendre ensuite un ou deux jours, et lui faire prende la même manière, et aux mêmes doses :

Cocculus et **Rhus toxicodendron**, 6ᵉ dilution.

Puis, après un jour de repos, donner :

Sulfur, 6ᵉ dilution.

Doses. — Six globules tous les matins, pendant trois jours.

Attendre ensuite quatre jours, et recommencer le traitement que nous venons de décrire, en commençant par *aconitum* et *arsenicum*, jusqu'à guérison.

On pourra, si l'animal est faible, lui donner pendant les jours de repos ou d'intervalle :

China, 6ᵉ dilution.

Doses. — Six globules matin et soir.

Comme soins hygiéniques indispensables, on doit changer le régime de l'animal, le mener tous les jours au grand air, et le faire baigner souvent.

POUSSE.

SYNONYMIE. — Coup de vent, pointe de vent, asthme.

Chez le cheval. — CAUSES. — Cette affection est presque toujours, chez le cheval, la conséquence d'une affection de la poitrine ou des organes respiratoires; aussi, est-ce plutôt la cause qu'on doit attaquer que la pousse ou l'asthme, qui rarement est essentiel.

SYMPTÔMES. — Respiration accélérée, et battement des côtes et des flancs, même pendant le repos. Dans le mouvement, ces symptômes prennent une effrayante intensité; les flancs battent vivement; les naseaux s'ouvrent et se ferment avec vivacité; la respiration devient bruyante, stertoreuse; l'haleine manque, et le cheval est menacé de suffocation. Ce n'est que longtemps après, que le calme se rétablit un peu. A ces symptômes se joignent de la toux et le rejet, par le nez, de gros flocons d'un mucus visqueux; le cheval ne se couche pas souvent, ne tourne jamais, ne peut boire qu'à petits coups, et en s'interrompant; l'appétit est bon, mais, s'il mange beaucoup de foin, il se trouve plus mal; l'animal est ordinairement maigre; son poil est terne et piqué.

Le temps humide et le fourrage vert diminuent la maladie; le contraire l'aggrave.

TRAITEMENT. — Donner d'abord :

Bryonia, 6ᵉ dilution.

Doses. — Quatre globules trois fois par jour, pendant deux ou trois jours.

Puis :

Squilla maritima, 6ᵉ dilution.

Doses. — Données de la même manière ;

Attendre ensuite un jour, et faire prendre :

Calcarea carbonica, 6ᵉ dilution.

Doses. — Cinq globules matin et soir, pendant deux jours.

Si ce traitement ne produit rien, donner :

Nitrum, 3ᵉ dilution.

Doses. — Six globules matin et soir, pendant deux jours.

Puis, redonner cette même dose, si elle a fait du bien.

Sinon, on administrera :

Arsenicum, 6ᵉ dilution.

Doses. — Six globules le matin, en l'alternant avec :

Stramonium, 6ᵉ dilution.

Doses. — Les mêmes (tous les trois jours l'un, tous les trois jours l'autre), pendant douze jours.

Si cela n'est pas suffisant ou ne produit rien, donnez alors :

Aconitum et **Bryonia**, 6ᵉ dilution, alternés ; un jour l'un, un jour l'autre.

Doses. — Cinq globules matin et soir, pendant six jours.

Chez le bœuf. — SYMPTÔMES. — Les mêmes. — TRAITEMENT. — Le même que chez le cheval, en ayant soin de doubler les doses.

POUX. Voyez **Phthiriase**.

PROLAPSUS DE L'UTÉRUS OU DU VAGIN. Voyez **Chute.**
PRURIT A LA PEAU. Voyez **Demangeaison.**
PTÉRYGION.

Chez le cheval. — Hypertrophie du tissu cellulaire, réunissant la conjonctive avec le globe de l'œil. Il occupe ordinairement la distance comprise entre l'angle interne de l'œil et le milieu de la cornée transparente. On ne peut assigner à cette affection aucune cause certaine ; la marche prolongée sous un soleil ardent, les nuages de poussière frappant les yeux, ne sont que des probabilités.

TRAITEMENT. — Les deux médicaments les plus importants à administrer sont :

Arnica et **Lachesis**, 6e dilution, alternés.

Doses. — Six globules le matin (tous les deux jours l'un, tous les deux jours l'autre), pendant seize jours.

Si, au bout de ce temps, nulle amélioration ne se produit, on donnera :

Cannabis et **Euphrasia**, 6e dilution.

Doses. — De la même manière, et aux mêmes doses ;

On laissera ensuite quatre jours de repos, et, si nul bien ne s'est produit, on donnera :

Sulfur et **Causticum**, 12e dilution, alternés ; tous les quatre jours l'un, tous les quatre jours l'autre, pendant vingt jours.

Attendre ensuite six jours, et redonner ce traitement de même, s'il en est besoin.

L'excision du ptérygion est une absurdité.

Chez le chien. — TRAITEMENT. — Le même que pour le cheval. Mais s'il est une conséquence de la variole (ce qui se présente quelquefois), il faudra donner :

Belladona et **Sulfur**, 6e dilution, alternés.

Doses. — Cinq globules le matin (tous les deux jours l'un, tous les deux jours l'autre), pendant vingt jours.

PULMONIE SUPPURANTE. Voyez **Pneumonie**.
PUSTULES.

Chez le cheval, le bœuf. —Voyez **Exanthème**.

Chez les poules.

SYMPTÔMES. — Pustules de la grosseur d'un grain de millet, se montrant en nombre assez considérable sur le cou et le corps de la poule.

TRAITEMENT. — Donner :

Dulcamara et Sulfur, 6e dilution, alternés; un jour l'un, un jour l'autre.

Doses. — Trois globules dans un peu de mie de pain, jusqu'à disparition de l'affection psorique.

Donner une alimentation rafraîchissante, et isoler les sujets malades, cette affection étant contagieuse.

PUTRÉFACTION DE LA VERGE.

Chez le bœuf. — Espèce de putréfaction envahissant la verge, dans une proportion plus ou moins grande, et dont les causes ne sont pas bien déterminées.

SYMPTÔMES. — Fourreau tuméfié, avec matière puante et visqueuse s'échappant de l'urètre, et se rassemblant dans le poil qui en cache l'extrémité. Urine ne s'échappant que goutte à goutte.

TRAITEMENT. — Donner d'abord :

Sulfur, 6e dilution.

Doses. — Dix globules le matin, pendant deux jours de suite.

Puis, attendre un jour, et faire prendre :

Arsenicum et **Secale**, 6e dilution, en les alternant; tous les deux jours l'un, tous les deux jours l'autre.

Doses. — Dix globules le matin.

QUEUE (MALADIE DE LA).

Chez le bœuf. — Symptomes.— Il arrive (mais rarement) que les poils de la queue tombent; des ulcérations s'en emparent, et peu à peu ces ulcères attaquent les vertèbres caudales, et déterminent la chute de longues portions de la queue. Parfois aussi il y a seulement ramollissement des vertèbres, mais la queue n'en tombe pas moins entièrement ou en partie, et lorsque le tronchon est atteint, la gangrène s'en empare, et la mort arrive.

Traitement. — Donner :

Sulfur et **Silicea**, 6e dilution, alternés; un jour l'un, un jour l'autre, pendant huit jours.

Doses. — Six globules matin et soir.

Laisser ensuite un jour de repos, et donner :

Arsenicum, 6e dilution.

Doses. — Dix globules le matin, pendant trois jours; puis, attendre quatre jours, et recommencer ce traitement jusqu'à guérison.

QUEUE DE RAT. Voyez **Arête**.
QUEUE A L'ANGLAISE.

Cette opération est quelquefois suivie d'accidents qui, étant négligés, peuvent entraîner de fâcheuses conséquences.

Traitement. — Aussitôt l'opération, donnez :

Arnica, 6e dilution.

Doses. — Six globules matin et soir, pendant trois jours, afin de prévenir la fièvre traumatique.

Si le tétanos survenait à la suite de l'opération, suivez les indications prescrites à l'article *Tétanos*.

Si la gangrène menaçait d'envahir la plaie, donnez :

Arsenicum, 6e dilution.

Doses. — Sept globules tous les matins, jusqu'à effet voulu.

Si, la première incision ayant été pratiquée trop haut, il survenait un ulcère fistuleux, suivez le traitement indiqué à l'article *Fistule*.

RAGE.

Synonymie. — Hydrophobie.

Chez le cheval. — La rage, ou l'empoisonnement par l'inoculation du virus rabique, est une des plus terribles maladies qui puisse attaquer le cheval et les autres animaux. La médecine allopathique est impuissante le plus souvent pour détruire cette maladie, lorsqu'elle est à sa première période. Hahneman n'aurait-il eu que le mérite d'opposer un traitement certain à cette affection redoutable, qu'il aurait droit à tous les honneurs, et à la reconnaissance de tous les peuples. Or, l'homœopathie seule a la prétention d'enrayer la marche de cette terrible maladie, et cette prétention est fondée.

Symptomes. — Le cheval mordu présente les symptômes suivants : Tristesse, tête basse et yeux fermés; perte d'appétit, poils hérissés, avec frissons; oreilles, bouche, et jambes froides.

Le second ou le troisième jour, il se déclare de violentes convulsions; un écoulement de mucosités a lieu par la bouche; le cheval se roule à terre et se relève sur-le-champ : la pupille est dilatée, le regard terrible et furieux. Enfin, du sixième au septième jour, après une agitation extrême, l'animal reste étendu à terre, battant des pieds et de la tête jusqu'à sa mort, au milieu d'effroyables convulsions.

TRAITEMENT. — Il est très-simple. Aussitôt l'accident, laver la plaie avec soin, puis la couvrir de compresses imbibées de la composition suivante.

Mettez vingt cuillerées à bouche d'eau fraîche dans un verre très-propre, et versez, dans ces vingt cuillerées d'eau, *vingt gouttes de teinture mère de belladona*. Ces compresses seront toujours entretenues mouillées de ce mélange, et en même temps, on donnera à l'intérieur :

Belladona, 3ᵉ dilution.

Doses. — Quatre gouttes dans une cuillerée d'eau (ou bien, huit globules) ; on donnera cette dose, tous les six jours seulement, pendant six semaines ; continuant toujours les compresses, jusqu'à ce que toute trace de plaie ait disparu.

On a préconisé aussi :

Hydrophobin, 3ᵉ dilution.

Doses. — Six globules tous les deux jours, pendant seize jours au moins ; le docteur C. Héring (1), qui l'a expérimenté, assure que ce médicament isopathique agit promptement et sûrement.

Chez le bœuf. — CAUSES. — Les mêmes que chez le cheval.

SYMPTÔMES. — Agitation, perte de l'appétit et de la rumination ; abdomen un peu gonflé, efforts pénibles et inutiles pour fienter et uriner ; l'animal secoue la tête

______

(1) *Médecine homœopathique domestique*, 4ᵉ édit. Paris, 1860, p. 124.

et le cou, et beugle sans cesse ; sa voix, dès le troisième jour, prend un timbre rauque et sourd ; regard fixe, œil rouge ; salive et écume coulant continuellement de la bouche ; fureur chez quelques-uns ; le bœuf enfonce ses cornes dans la muraille, attaque tous les êtres vivants, gratte du pied, et cherche à briser ses liens. D'autres sont plongés dans la stupeur.

Chez les vaches, le lait diminue de plus en plus. Du troisième au quatrième jour, des convulsions surviennent, puis, la paralysie des extrémités postérieures, et la mort arrive du cinquième au sixième jour.

TRAITEMENT. — Attacher l'animal par le col, les cornes et les quatres membres, puis lui donner :

Belladona, 3ᵉ dilution.

Doses. — Seize globules à sec, ou six gouttes de teinture de *belladona* dans une cuillerée d'eau.

Appliquer des compresses dans l'eau décrite à l'article *Rage chez le cheval*, pour les continuer jusqu'à cicatrisation de la plaie. Donner ensuite :

Belladona, 3ᵉ dilution.

Doses. — Douze globules, tous les jours, pendant six jours de suite ; puis ne plus donner cette dose que toutes les semaines, jusqu'à guérison.

Si un chien enragé s'est glissé dans un troupeau, on fera bien de donner tous les jours à chaque bête, pendant quinze jours de temps :

Belladona, 3ᵉ dilution.

Doses. — Douze globules par jour.

Chez la brebis. — CAUSES. — Morsure d'un chien enragé ; les symptômes ne se déclarent que trois, ou six semaines après l'accident.

SYMPTÔMES. — Perte d'appétit, absence de soif, inquiétude, agitation ; ardeur excessive pour la copulation (quels que soient l'âge et le sexe), yeux troubles, enflammés, démarche vacillante ; l'animal fait de grands sauts, et on peut à peine le retenir ; envie de mordre tout ce qui se présente ; faiblesse et mort.

TRAITEMENT. — Celui du bœuf.

Pour appliquer les compresses sur la plaie, on rasera la laine.

Chez le porc. — SYMPTÔMES. — Pesanteur, anxiété, défaut d'appétit, rougeur des yeux, grognement rauque, convulsions, fureur, sauts, et envie de mordre tout ce qu'il rencontre dans sa course ; plus tard, respiration gênée, paralysie, convulsions et mort. Il n'y a jamais horreur de l'eau chez le porc.

TRAITEMENT. — Celui de la brebis.

Chez le chien. — On distingue chez le chien deux variétés de cette terrible maladie ; la *rage proprement dite* et la *rage mue.*

1° *Rage proprement dite.*

SYMPTÔMES. — Ils sont subordonnés à la race, à l'âge et au tempérament.

Vivacité, irritabilité, ou tristesse et appesantissement ; agitation qui porte l'animal à quitter la maison pour errer au loin. Pendant presque toute la durée de la maladie, le chien reconnaît son maître et lui obéit (hors vers la fin, et au moment du développement des symptômes graves). Appétit presque nul ; le chien dévore toutes sortes de choses non alimentaires : du bois, du cuir, des étoffes, de la paille, etc.; *il boit dans toutes les périodes de la maladie,* et ne rejette l'eau que quand, par suite de la constriction spasmodique du pharynx, il ne peut plus l'avaler. La voix du chien devient rauque, désagréable, et son aboiement tient le milieu entre l'aboiement normal proprement dit et le hurlement ; l'envie de mordre ne se montre que par intervalles et n'est pas continuelle ; sans aboyer, l'animal se jette sur les objets qu'il rencontre, sur les chats d'abord ; puis, les chiens et les hommes, fût-ce même son propre maître ; il happe fréquemment l'air, comme s'il voulait prendre des mouches ; yeux rouges, se fermant et s'ouvrant alternativement, et devenant plus tard troubles et ternes ; amaigrissement rapide, queue pendante (quand la rage est avancée), avec faiblesse paralytique du train de derrière.

Quand il a encore sa vigueur, il ne diffère en rien, pour les allures, d'un autre chien bien portant ; les convulsions, la paralysie, puis la mort, sont la terminaison de cette maladie.

2° Rage mue.

Symptômes. — Les mêmes symptômes que l'autre variété. Elle n'en diffère que parce que, dans la rage mue, la mâchoire inférieure est pendante, et comme paralysée dès le début ; de sorte que l'animal ne peut presque pas avaler de liquides qu'il tient parfois la langue pendante entre ses dents, et que la salive lui coule continuellement de la gueule. Il mord moins que dans la rage proprement dite ; mais comme il peut, quand on l'irrite, recouvrer pour un instant la faculté de fermer la gueule et par conséquent de mordre, il est aussi à craindre que dans l'autre cas.

L'hydrophobie n'est pas un signe de la rage, car un chien, à un degré assez avancé de rage, boit, nage et ne craint point l'eau.

L'écoulement de la bave n'a lieu que dans la *rage mue*, et la queue entre les jambes ne signifie rien, car tous les chiens qu'on effraie ou qu'on chasse en font autant.

Le chien enragé ne court en ligne droite que quand il est poursuivi ; autrement, il change de direction comme les autres chiens.

La rage, chez le chien et le loup, est *spontanée* ou *communiquée*. Je crois, jusqu'à preuve du contraire, qu'un insecte microscopique, ou visible à l'œil, mais non observé, vivant seulement dans nos pays, et attaquant de préférence la race canine, par une raison que je ne saurais expliquer, produit par sa piqûre la rage chez ces animaux, en y déposant un virus particulier. J'ai habité l'Asie, l'Amérique et l'Inde ; on n'y a jamais connu la rage ; elle y est à l'état de mythe ; et cependant des milliers de chiens y errent continuellement, mourant de faim et de soif pour ainsi dire, sous une température qui ne s'élève pas moins à *cinquante* degrés centigrades au-dessus de zéro ; cependant, aucun cas de rage ne s'y est jamais déclaré. Il ne faut donc invoquer ni la chaleur, ni la faim, ni la soif.

Si la rage se déclare ordinairement pendant les temps chauds, c'est que, sans doute, l'insecte problématique se développe ou éclot dans cette saison, et y exerce le pouvoir terrible de sa plus terrible inoculation encore.

Je donne cette idée pour ce qu'elle vaut ; cependant,

elle mérite qu'on y réfléchisse; certaines mouches, certains insectes enfin, ont une prédilection spéciale pour telle ou telle plante, ou tel ou tel animal, soit pour y déposer leurs œufs, soit pour y pomper des sucs nourriciers ; qui sait, si celui dont je parle n'aurait pas choisi la race canine préférablement à toute autre, pour une cause qui nous échappe ?

TRAITEMENT. — Le même que pour le cheval.

On peut aussi essayer à l'intérieur :

Hydrophobinum, 3e dilution.

Doses. — Les mêmes doses que *belladona.*

Un haut personnage russe a assuré à un docteur en médecine que je connais, et dont le nom n'est point étranger à la science, que lorsqu'un chien était enragé et en avait mordu d'autres, on excitait contre lui toute une meute (*y compris ceux mordus*), qu'ils mettaient l'animal enragé en pièces, et qu'il suffisait qu'ils eussent avalé un peu de sang du chien enragé pour que les chiens atteints soient guéris de la rage.

Dans le même pays, on fait boire à l'homme enragé de son propre sang, et il guérit. Ce moyen isopathique serait à vérifier dans les cas désespérés.

RALEMENT.

Chez les veaux. — TRAITEMENT. — Quand un veau râle ou rend un son strident en respirant, comme si une feuille se trouvait à l'entrée de la trachée artère, on lui fait prendre :

Piper hispanicum, 6e dilution.

Ou, à défaut de ce médicament :

Capsicum annum, 6e dilution.

Doses. — Quatre globules matin et soir, tous les deux jours, pendant une semaine.

RAMOLLISSEMENT DES OS. Voyez **Exostoses et Os**.

RAPPE.

Chez le cheval. — On nomme ainsi vulgairement, une éruption dartreuse particulière aux chevaux, ayant de l'analogie avec la maladie nommée *eaux aux jambes*.

SYMPTÔMES. — Croûtes et gerçures brunâtres ou jaunâtres, laissant suinter une humeur rousse, qui corrode les poils environnants ; claudication, ou marche gênée.

CAUSES. — Cette affection peut être causée par une longue marche forcée dans des chemins boueux, comme elle peut être le signe d'un vice interne.

TRAITEMENT. — Donner :

Tuya et **Sassaparilla**, 6e dilution, alternés ; un jour l'un, un jour l'autre.

Doses. — Quatre globules matin et soir, pendant huit jours.

Si, au bout de ce temps, le cheval ne va pas mieux, donner de la même manière :

Dulcamara et **Sulfur**, 6e dilution, alternés.

Doses. — Cinq globules le matin, tous les deux jours l'un, tous les deux jours l'autre, pendant dix-huit jours.

Si, l'éruption passée, il reste de la claudication, on fera prendre :

Petroleum, 6e dilution.

Doses. — Six globules tous les deux jours, pendant dix jours.

Voyez aussi *Malandres*.

RATE (APOPLEXIE CHARBONNEUSE DE LA). Voyez **Maladie de sang**.

RATE (INFLAMMATION DE LA). Voyez **Splénite**.

RECTUM (CHUTE DU). Voyez **Chute**.

REFROIDISSEMENT.

Chez le cheval et le bœuf. — SYMPTÔMES. — Les symptômes varient selon la cause du refroidissement, qui toujours, et dans tous les cas, est accompagnée de fièvre plus ou moins forte, et porte un nom particulier, selon les organes atteints généralement ou isolément.

TRAITEMENT. — Donner :

Aconitum, 6ᵉ dilution.

Doses. — Quatre globules trois fois par jour.

Puis, le lendemain, donner :

Dulcamara, 3ᵉ ou 6ᵉ dilution.

Doses. — Les mêmes qu'*aconitum*.

On continuera ainsi l'alternance de ces deux médicaments, jusqu'à disparition des symptômes maladifs.

On donnera aussi utilement, dans les cas où le refroidissement a amené un rhumatisme (voyez ce mot) :

Bryonia, Rhus toxicodendron et **Nux vomica**, alternées.

Doses. — Quatre globules matin et soir.

Si la digestion a été troublée par une boisson trop froide, ou que les accidents survenus proviennent de cette cause, on administrera :

Arsenicum, 6ᵉ dilution.

Doses. —Quatre globules tous les matins, jusqu'à effet.

REFROIDISSEMENT (COLIQUES PAR). Voyez **Coliques**.

REGARD FURIEUX.

Ce symptôme qui apparaît dans diverses maladies est grave ; on doit attentivement le surveiller, quand il est porté à un haut degré.

TRAITEMENT INTERCURRENT : *Belladona, Stramonium,*

Arsenicum, *Opium* et *Aconitum*, 6ᵉ dilution, sont, par rang d'ordre, comme ci-dessus, ceux sur lesquels on doit le plus compter pour combattre la fureur du regard. en les associant à ceux réclamés par l'état général de l'animal.

Doses. — Quatre globules matin et soir.

REINS (EFFORT DE). Voyez **Effort.** — (INFLAMMATION DES).
Voyez **Néphrite**.

REINS (LUXATION DES).

Chez le cheval et le bœuf. — TRAITEMENT. — Donner, si la luxation des reins est récente, les lotions d'*eau arniquée* à l'exterieur et à l'intérieur :

Rhus toxicodendron, 6ᵉ dilution.

Doses. — Voyez *Luxations*.

Si la luxation est chronique et que des concrétions cartilagineuses se soient déjà formées, la guérison en est alors très-difficile. Cependant, on pourrait essayer le traitement ci-après :

Calcarea carbonica et **Sulfur**, 12ᵉ dilution, alternés ; tous les cinq jours l'un, tous les cinq jours l'autre.

Doses. — Huit globules, pendant un mois.

Attendre ensuite cinq jours, et faire prendre :

Rhus toxicodendron et **Silicea**, 12ᵉ dilution.

Doses. — Les mêmes, et de la même manière que les précédents.

Attendre ensuite cinq jours et donner :

Conium, 6ᵉ dilution.

Doses. — Quatre globules tous les matins, pendant trois jours.

Cela fait, laisser écouler une semaine, et reprendre ce traitement encore une ou deux fois, en commençant par *calcarea* et *sulfur*.

RENVERSEMENT DE LA MATRICE. Voyez **Chute.**
RÉTENTION D'URINE.

Chez le cheval et le bœuf. — Il faut bien distinguer la rétention d'urine provenant de la non sécrétion des reins, de la suppression consistant en une diminution ou une suspension de cette sécrétion. Dans la suppression, l'exploration de la vessie par le rectum fait connaître qu'elle est vide ; dans la rétention, au contraire, elle est pleine et souvent distendue outre mesure.

Symptômes. — Le cheval se campe souvent comme dans la suppression, et fait des efforts, mais il ne rend point d'urine, ou n'en rend seulement que quelques gouttes, et éprouve de vives douleurs qu'il traduit par des gémissements. Si le mal ne cède pas dans quarante-huit heures, le cheval meurt, par suite de la rupture de la vessie.

Traitement. — Donner :
Aconitum, 6ᵉ dilution.
Doses. — Huit globules.
Puis, vingt minutes après :
Cantharis, 6ᵉ dilution.
Doses. — Six globules.
Si, au bout d'une heure, rien ne se produit, donner :
Hyoscyamus, 6ᵉ dilution.
Doses. — Sept globules.
On a aussi recommandé :
Petroselinum, 3ᵉ dilution.
Doses. — Les mêmes.
Mais *aconitum, cantharis* et *hyoscyamus* suffisent dans presque tous les cas.

Si un coup sur les reins était la cause de la maladie, il faudrait donner d'abord :

Arnica, 6e dilution.

Voyez aussi Cystite et Néphrite.

Chez le chien. — TRAITEMENT. — Le même.

Si la cause de la rétention provenait d'un coup reçu dans la région lombaire, donner :

Arnica, 6e dilution.

Doses. — Quatre globules matin et soir, pendant un jour, puis, suivre le traitement décrit pour le cheval.

RÉTIF.

TRAITEMENT. — *Si le cheval est chatouilleux et susceptible au toucher*, faites-lui prendre :

Pulsatilla, 6e dilution.

Doses.—Cinq globules tous les jours, pendant dix jours.

Puis, après deux jours de repos, donner :

Nux vomica, 6e dilution.

Doses. — Quatre globules tous les quatre jours, pendant seize jours.

Si le cheval regimbe et ne se laisse pas seller, faites-lui prendre :

Veratrum album, 6e dilution.

Doses. — Quatre globules tous les trois jours, pendant seize jours.

S'il ne se laisse pas prendre les oreilles ni ne se laisse brider, donnez-lui :

Ipeca et **Pulsatilla**, 6e dilution, alternés ; tous les trois jours l'un, tous les trois jours l'autre.

Doses. — Quatre globules le matin, et cela, pendant dix-huit jours.

Puis, après six jours de repos, donnez :

Bovista, 6e dilution.

Doses. — Quatre globules tous les quatre jours, pendant douze jours.

RHINITE. Voyez **Morve.**

RHUMATISME.

Chez le cheval. — SYMPTÔMES. — Le rhumatisme dans les membres s'annonce chez le cheval par des atteintes de paralysie, qui se font sentir tantôt sur un point, tantôt sur un autre, et qui sont intermittentes. Assez souvent il y a des frissons fébriles, avec chaleur genérale; tristesse; difficulté à se mouvoir; pieds ramassés sous le ventre; sabots chauds et douloureux à la pression.

TRAITEMENT. — S'il y a fièvre, donner :

Aconitum, 6ᵉ dilution.

Doses. — Quatre globules de quatre en quatre heures, puis le traitement décrit à l'article *Fourbure* (voyez ce mot).

Dans le cas de rhumatisme avec paralysies erratiques et partielles, faire prendre :

Acidum nitri, 6ᵉ dilution.

Doses. — Cinq globules trois fois par jour, pendant deux jours.

Puis :

Nux vomica et **Sulfur,** 6ᵉ dilution, alternés; un jour l'une, un jour l'autre.

Doses. — Quatre globules matin et soir, pendant huit jours.

Si le mal ne cède pas, donner :

Bryonia, 3ᵉ dilution.

Doses. — Huit globules tous les matins, pendant trois jours.

Chez le bœuf. — CAUSES. — Il est le plus ordinairement la suite d'un refroidissement et s'accompagne d fièvre plus ou moins vive.

SYMPTÔMES. — Démarche raide et douloureuse, avec

parfois craquement dans les articulations ; l'animal reste couché, se lève avec peine, et la douleur lui cause des tremblements. Impossibilité de plisser la peau, qui adhère aux parties sous-jacentes ; appétit variable. Si le mal augmente, l'animal reste sur la litière, paralysé des quatre membres, et ne pouvant se supporter que sur les genoux. Chez les vaches, le lait se tarit ou diminue.

TRAITEMENT. — Donner :

Aconitum, 6e dilution.

Doses. — Dix globules.

Et, le lendemain :

Arsenicum, 6e dilution.

Doses. — Dix globules également.

Attendre ensuite vingt-quatre heures, et continuer ce même traitement jusqu'à effet.

S'il y avait paralysie des pieds, il faudrait faire prendre :
Bryonia, 6e dilution.

Doses. — Dix globules tous les matins, jusqu'à guérison.

Si la maladie a été causée par des boissons froides ou un excès de nourriture ; si le bœuf marche avec les plus grandes précautions et tremble après avoir bu froid, il faudra faire prendre :

Arsenicum, 6e dilution.

Doses. — Dix globules tous les matins, jusqu'à bon résultat.

Si une grande fatigue a causé la maladie, il faut faire prendre :

Rhus toxicodendron, 6° dilution.

Doses. — Les mêmes qu'*arsenicum*.

Si, chez les vaches, la sécrétion du lait s'est supprimée, donner après la guérison du rhumatisme :

Chamomilla, 6e dilution.

Doses. — Dix globules le matin, jusqu'à effet.

Chez le chien. — SYMPTÔMES. — Le chien boite d'une patte, ou la tient constamment levée en l'air ; s'il la pose à terre, il fait entendre des plaintes ou des hurlements ; le membre malade ne présente aucune lésion ; seulement, les articulations sont chaudes et enflées. Un refroidissement est la cause la plus ordinaire de cette maladie.

TRAITEMENT. — Tenir l'animal chaudement, à l'abri des intempéries de l'air ; lui ôter toute nourriture animale (viande), et lui faire prendre :

Bryonia et **Dulcamara**, 6 dilution, alternées ; un jour l'une, un jour l'autre.

Doses. — Quatre globules matin et soir, pendant cinq à six jours.

Quand le mal est invétéré, on donne après l'usage de *bryonia* et *dulcamara :*

Nux vomica, 6e dilution.

Doses. — Cinq globules le matin seulement, pendant deux jours.

Puis, après un jour de repos, redonner :

Bryonia et **Dulcamara**.

Doses. — Comme il a été dit.

RHUME DE CERVEAU. Voyez **Catarrhe, Coryza et Morfondure.** — **DE POITRINE.** Voyez **Bronchite.**

ROGNON (MAL DE). Voyez **Mal de Rognon.**

ROTULE (LUXATION DE LA). Voyez **Luxation.**

ROUGEOLE.

Chez la brebis, chez le porc. — SYMPTÔMES. — Maladie caractérisée par l'apparition de taches rouges aux yeux, aux oreilles, au ventre, auxquelles succède la desquammation. Inappétence, vomissements, fièvre, toux légère, yeux rouges, chassieux, et quelquefois diarrhée ; puis enfin, apparition de taches rouges au ventre, aux cuisses, aux yeux et aux oreilles.

TRAITEMENT. — Donner :

Aconitum et **Pulsatilla**, 6e dilution, alternés ; un jour l'un, un jour l'autre.

Doses. — Cinq globules matin et soir, jusqu'à guérison.

Si l'éruption exanthémique se faisait mal, ou était répercutée, il faudrait donner alors :

Bryonia et **Rhus toxicodendron**, 6e dilution.

Doses. — Alternés de la même manière qu'*aconitum* et *pulsatilla*.

Contre la toux que la maladie laisse parfois à sa suite, on administrera :

Nux vomica et **Bryonia**, 6e dilution, un jour l'une, un jour l'autre.

Doses. — Cinq globules tous les matins, jusqu'à amélioration ou guérison.

ROUPIE.

Chez les poules. — SYMPTÔMES. — Affection contagieuse, caractérisée par un écoulement d'humeurs, du tremblement, et des yeux éteints.

TRAITEMENT. — Donner :

Mercurius vivus et **Sulfur**, 15e dilution, donnés ; un jour l'un, un jour l'autre.

Doses. — Trois globules par jour, jusqu'à effet.

Donner une bonne nourriture aux poules, et les tenir chaudement.

RUDESSE ET CREVASSEMENT DE LA PEAU.

TRAITEMENT. — Donner :

Arnica et **Arsenicum**, appliqués extérieurement, lorsque le mal a été contracté dans des lieux marécageux.

Chamomilla, **Conium** et **Mercurius solubilis**, lorsque la peau est très-dure.

Sepia lorsque la peau devient écailleuse après l'application de ces médicaments.

Phosphori acidum, lorsqu'après la chute de la peau rugueuse, les parties qu'elle recouvrait se rident.

Phosphorus, dans un seul cas, celui où une excroissance fongueuse cautérisée par le feu, a laissé une plaie douloureuse et fendillée.

Sépia a réussi dans le cas suivant : de larges morceaux de peau desséchée s'étaient détachés des jambes, et la jeune peau commençait à durcir ; elle ne tarda pas à tomber elle-même. Trois doses rétablirent les parties lésées, dans l'espace d'un mois.

Sulphuris acidum et **Mercurius solubilis**, lorsque la peau est dure et comme recuite, ou lorsque les poils sont tombés.

Sulphuris spiritus et **Rhus Toxicodendron**, lorsque les gerçures de la peau des jambes donnent lieu à un suintement.

Rhus Toxicodendron réussit aussi bien lorsque les crevasses sont sèches, que lorsqu'elles sont humides.

Zincum, dans un seul cas, celui où le fendillement de la peau est accompagné de paralysie de la hanche.

Doses. — Ces médicaments, à partir de *chamomilla*, se donneront aux doses ordinaires. Quatre globules matin et soir.

RUMINATION (TROUBLE DE LA).

Après une maladie, l'acte de la rumination peut ne s'être pas rétabli, ou ne l'être que d'une manière incomplète.

Traitement. — On fera prendre à l'animal :

Arsenicum, 6e dilution.

Doses. — Dix globules tous les matins, pendant deux ou trois jours.

Si, au bout de ce temps, la rumination ne se fait point, on donnera :

Arsenicum et **Aconitum**, 6e dilution, alternés.

Doses. — Dix globules un jour l'un, un jour l'autre, pendant quatre jours.

Si le trouble de la rumination est passé à l'état chronique, ou si cette fonction ne s'opère que de temps en temps, il faudra donner :

Pulsatilla, 6e dilution.

Doses. — Douze globules tous les trois jours, pendant huit jours de temps.

RUT, CHALEUR.

Pour exciter, on fera prendre :

Lycopodium, 6e dilution.

Doses. — Huit globules le matin, et huit le soir, pendant un jour seulement.

Pour produire l'effet contraire, donner :

Cantharis, 6e dilution.

Doses. — Dix globules le matin, une fois seulement.

SABOT (CORPS ÉTRANGERS DANS LE). Voyez **Clou.** — (GERÇURE, CREVASSEMENT DU). Voyez **Bleimes.**

SANG DE RATE. Voyez **Maladie de sang**.

SANG (CONGESTION DU). Voyez **Congestion.** — COUP DE).

Voyez **Apoplexie**. — (CRACHEMENT DE). Voyez **Hémoptysie**. — (PISSEMENT DE). Voyez **Hématurie**, — (VOMISSEMENT DE). Voyez **Hémoptysie**.

SATYRIASIS.

Appétit désordonné ou insatiable du coït.

Chez le cheval. — TRAITEMENT. — Donner :

Cantharis et **Platina**, 6e dilution, alternés; un jour l'une, un jour l'autre.

Doses. — Six globules le matin, pendant quatre jours.

SCROTUM (INFLAMMATION DU). Voyez **Inflammation**.
SEIME.

Chez le cheval. — On donne ce nom à des fissures se formant au sabot, quand il est sec et cassant dans le sens de ses fibres, et qu'on désigne par les noms de *soie ou seimes en pied de bœuf*, et *seimes quartes ou en quartiers*, suivant qu'elles attaquent le devant, les parties latérales, ou les quartiers de l'ongle. Ces fissures sont ou superficielles, ou profondes; dans ce dernier cas, elles occasionnent une claudication considérable.

TRAITEMENT. — Donner :

Arnica et **Phosphorus**, 6e dilution, alternés; un jour l'un, un jour l'autre.

Doses. — Six globules tous les matins, pendant quatre jours, puis les répéter à la même dose (toujours en les alternant), tous les deux jours seulement, pendant un mois.

Si, au bout de ce temps, nulle amélioration ne se produit, on les remplacera par :

Sepia et **Silicea**, 6e dilution, alternées.

Doses. — Données de la même manière que les précédents pendant un mois.

Puis, ce temps écoulé, attendre six jours et faire prendre :

Squilla et **Sulfur,** 6e dilution, alternés ; tous les trois jours l'une, tous les trois jours l'autre.

Doses. — Sept ou huit globules le matin, pendant un mois. Attendre ensuite six jours, et recommencer le traitement par *sepia* et *silicea*, pour le continuer ainsi jusqu'à guérison.

SELLE (TUMEURS PRODUITES PAR LA). Voyez **Mal de garrot**.

SIFFLAGE. Voyez **Catarrhe**.

SOIE. Voyez **Pourriture des soies**.

SOLBATURE.

On nomme ainsi l'affection que contracte la sole, lorsqu'un cheval déferré par accident continue de marcher sur un chemin raboteux et dur, ou sec et pierreux. La sole alors devient souvent chaude et sensible, ce qui produit une claudication plus ou moins prononcée.

TRAITEMENT. — Administrer :

Arnica, 3e dilution.

Doses. — Quatre globules matin et soir, pendant un ou deux jours.

Si la sole est douloureuse au point que l'animal ne puisse poser son pied à terre, il faudra donner au cheval :

Arsenicum et **Acidum phosphoricum,** 6e dilution, alternés ; un jour l'un, un jour l'autre.

Doses. — Six globules le matin, jusqu'à effet.

S'il y a de la claudication, donner :

Rhus toxicodendron, 6e dilution.

Doses. — Six globules pendant trois ou quatre matins de suite.

Si le pied a été blessé par la ferrure, changer cette dernière, faire des lotions d'*eau arniquée* sur la plaie, et donner, si cela est nécessaire, c'est-à-dire, si la plaie est large :

Arnica et **Conium**, 6e dilution, un jour l'un, un jour l'autre.

Doses. — Six globules le matin, pendant quatre jours.

SOLE (CORPS ÉTRANGERS DANS LA). Voyez **Clou de rue.**

SPASMES.

Chez les chiens. — Assez souvent les chiens sont atteints de convulsions dans les membres, à la suite de la maladie.

TRAITEMENT. — Faire prendre :

Anacardium, 6e dilution.

Doses. — Quatre globules tous les matins, pendant trois jours.

Attendre ensuite trois jours, et donner :

Platina et **Spigelia**, 6e dilution, un jour l'un, un jour l'autre.

Doses. — Quatre globules le matin, pendant six jours.

Attendre ensuite douze jours, et recommencer ce traitement de la même manière, si cela est nécessaire, c'est-à-dire, si l'animal ne va pas mieux.

Contre les crampes dont les chiens sont pris tout à coup, en courant ou en marchant, faire des frictions avec la main, et donner pour en prévenir le retour :

Cocculus et **Ipeca**, 6e dilution, un jour l'un, un jour l'autre.

Doses. — Quatre globules le matin, pendant six jours de suite.

SPASMES DES PAUPIÈRES.

Occlusion spasmodique des paupières.

TRAITEMENT. — On a donné avec succès à l'animal :

Hyoscyamus, 6e dilution.

Doses. — Six globules tous les matins, pendant six jours.

Dans le cas où *hyoscyamus* serait sans effet, donner :
Sepia, 6e dilution.

Doses. — Les mêmes, et de la même manière.

On a aussi recommandé :
Chamomilla, 6e dilution.

Doses. — Comme les médicaments ci-dessus.

Voyez aussi *Paupières (chute spasmodique des)*.

SPASMES DE VESSIE. Voyez **Cystospasmes**.
SPERMATORRHÉE.

Chez les étalons. — SYMPTÔMES. — Cette affection consiste en un écoulement d'un liquide semblable à de la semence ; l'animal maigrit, perd son poil, et meurt de fièvre hectique, si l'on n'y porte un prompt remède.

TRAITEMENT. — Donner d'abord :
China, 6e dilution.

Doses. — Quatre globules trois fois par jour, à quatre heures de distance, pendant trois jours.

Puis, faire prendre :
Sepia et **Sulfur,** 6e dilution, alternés ; tous les deux jours l'une, tous les deux jours l'autre.

Doses. — Quatre globules matin et soir, pendant six jours.

SPLÉNITE.

Chez le cheval et le bœuf. — SYNONYMIE. — Inflammation de la rate.

SYMPTÔMES. — L'animal a le regard fixe, la tête tendue en avant et la langue brune ; le pouls, d'abord dur, est tendu, puis petit, mou et imperceptible au toucher ; il témoigne la douleur la plus vive, quand on porte la main dans la région de la rate, du côté de laquelle il tourne fréquemment la tête. Cette affection rare chez les chevaux, les tue presque aussi promptement que le typhus.

Traitement. — Au moment du début de la maladie, on peut guérir rapidement en donnant :

Aconitum, 6ᵉ dilution.

Doses. — Six globules tous les quarts d'heure, pendant deux heures.

S'il y a respiration profonde, avec agitation générale, il faut faire prendre :

Aconitum et **Bryonia**, 6ᵉ dilution, alternés; une fois de l'un, une fois de l'autre.

Doses. — Quatre globules de quart d'heure en quart d'heure, jusqu'à effet.

Si le cheval se regarde souvent le flanc, donner :

Aconitum et **Nux vomica**, 6ᵉ dilution.

Doses. — Alternés comme les précédents.

Si la couleur brune de la langue devient de plus en plus foncée, donner, comme remède intercurrent :

Arsenicum, 6ᵉ dilution.

Doses. — Quatre globules de demi-heure en demi-heure, pendant une heure.

Si le cas est opiniâtre, le pouls petit, la tête haute et le regard fixe ; si l'animal est insensible et ne tressaille que lorsqu'on touche la région malade, on lui fera prendre :

Laurocerasus, 6ᵉ dilution.

Doses. — Quatre globules de demi-heure en demi-heure, pendant une heure et demie.

SPLENORRHAGIE. Voyez **Maladie de sang**.

SQUIRRE. Voyez **Tumeurs**.

STOMACACE.

Chez le bœuf, le cheval et la vache. — Synonymie. — Pourriture de la bouche.

Cette maladie est ordinairement inséparable de la limace, et attaque souvent le troupeau tout entier.

Symptômes. — Au début, on remarque : rougeur et chaleur de la bouche; diminution de l'appétit et de la sécrétion du lait qui est aqueux. Au bout de vingt-quatre à
trente-six heures, apparition de petits points rouges, qui
grossissent peu à peu et se transforment en vésicules
blanches, depuis la grosseur d'une graine de pavot jusqu'à celle d'un pois, et qui, lorsqu'elles s'ouvrent, laissent
une croûte sur la peau. Douleurs empêchant l'animal de
manger; il boit et bave beaucoup; quand la maladie
doit se terminer favorablement, la langue se nettoie peu
à peu; sinon, il se forme des vésicules livides confluentes,
laissant à leur place des ulcères rongeants, qui font tomber la membrane muqueuse de la bouche en lambeaux.
Inflammation de la gorge et fétidité de l'haleine; toux,
amaigrissement et mort. Dans quelques circonstances,
la netteté de la langue semble annoncer la terminaison
de la maladie, mais la fièvre reprend, et les symptômes
de la limace apparaissent. (Voyez *Limace.*)

Les deux formes de la maladie sont contagieuses.

Traitement. — Donner :

Bustomacacinum et **Mercurius solubilis,** 3ᵉ dilution,
un jour l'un, un jour l'autre.

Doses. — Douze globules le matin, pendant huit jours.

S'il y a ulcération de la bouche, avec salive fétide,
filante et visqueuse, il faudra faire prendre :

Acidum phosphoricum et **Mercurius solubilis,** 6ᵉ dilution, l'un le matin, l'autre le soir.

Doses. — Dix globules jusqu'à effet.

Comme médicaments intercurrents, si les gencives sont douloureuses au toucher, on donnera :

Staphys agria, 6e dilution.

Doses. — Huit globules dans l'après-midi.

Si les gencives sont fongueuses et l'animal très-abattu, donner :

Helleborus niger, 6e dilution.

Doses. — Les mêmes.

Chez la brebis. — Symptômes. — Les mêmes que chez le bœuf et la vache.

Traitement. — Donner :

Mercurius solubilis et **Acidum sulfuricum**, 3e dilution, un jour l'un, un jour l'autre.

Doses. — Huit globules matin et soir, jusqu'à effet désiré.

Comme médicament intercurrent, on pourra donner dans l'après-midi, si les gencives sont molles et l'animal fort triste :

Hyoscyamus, 3e dilution.

Doses. — Six globules matin et soir, pendant un jour.

STRANGURIE.

Chez le cheval. — Symptômes. — Douleur vive pour uriner et en urinant ; urine claire, rouge, parfois sanguinolente et rendue en petite quantité ; l'animal piétine, cherche à se coucher, mais ne le fait que rarement ; mouvement horizontal de la queue, avec agitation du train de derrière, et vains efforts pour uriner, avec gémissements.

Traitement. — Si l'animal ne parvient pas à uriner, on lui donnera :

Aconitum, 6e dilution.

Doses. — Six globules répétés encore une fois, au bout d'un quart d'heure.

Puis, une demi-heure après, on administrera :

Cantharis, 6e dilution.

Doses. — Six globules.

Si, au bout de quelque temps, il n'urine encore pas, on lui fera prendre :

Hyoscyamus, 6e dilution.

Doses. — Six globules, qu'on répétera au bout d'une demi-heure.

Si le cheval réussit à uriner, on lui donnera :

Acidum phosphoricum, 6e dilution.

Doses. — Six ou sept globules répétés de deux en deux heures, jusqu'à calme et émission de l'urine.

Si l'urine est claire comme de l'eau, et ne sort qu'avec de vives douleurs, on prescrira :

Pulsatilla et **Nitrum**, 6e dilution, une fois de l'une, une fois de l'autre.

Doses. — Sept globules de trois en trois heures, jusqu'à effet voulu.

Si l'urine est rouge et que les flancs soient troussés, on fera prendre :

Staphys agria, 6e dilution.

Doses. — Six globules de deux heures en deux heures, jusqu'à amélioration.

Si l'urine devenait sanguinolente, on prescrirait :

Ipeca, 6e dilution.

Doses. — Quatre globules trois fois par jour, jusqu'à cessation de ce symptôme.

Si l'hématurie était passée à l'*état* chronique, on donnerait :

Sulfur, 12e dilution.

Doses. — Quatre globules tous les matins, pendant six jours, pour, après six jours de repos, redonner ce même médicament aux mêmes doses.

Si l'urine sort froide, donner :

Acidum nitri, 6e dilution.

Doses. — Quatre globules de quatre en quatre heures, jusqu'à effet voulu.

SUEUR EXCESSIVE.

Chez le cheval. — Traitement. — Donner comme médicament isopathique :

Hipposudorin, 3e dilution.

Doses. — Huit globules pendant deux jours.

Faire prendre aussi :

Nux vomica, 6e dilution.

Doses. — Quatre globules matin et soir pendant un jour.

Attendre ensuite six jours, puis donner :

Mercurius vivus, 6e dilution.

Doses. — De la même manière.

Attendre ensuite six jours, et donner pendant un jour seulement :

Sulfur, 12e dilution.

Doses. — Les mêmes.

Je recommande aussi comme très-utile :

Sepia et **Natrum muriaticum,** 6e dilution.

Doses. — Les mêmes que les précédentes.

SUEUR ROUGE.

Chez le porc. — Symptômes. — Diverses parties du corps, surtout la ligne médiane, se couvrent d'une crasse rouge, qui s'étend à d'autres régions du corps ; alors apparaissent : grande démangeaison, peau rouge, perte des soies, et dépérissement progressif.

Traitement. — Donner :

Dulcamara, 3e dilution.

Doses. — Sept globules tous les matins, pendant huit à dix jours.

SUINTEMENT DE LA FOURCHETTE. Voyez **Crapaud et Fourchette**.

SUPPRESSION D'URINE.

Traitement. — Donner :

Aconitum, 6e dilution.

Doses. — Six globules.

Puis, une heure après :

Cantharis, 6e dilution.

Doses. — Six globules également.

Si, au bout de quelques heures, l'animal ne pisse pas, répéter *cantharis* encore une fois ; et si, au bout de deux heures, rien ne se produit, donner :

Hyoscyamus, 6e dilution.

Doses. — Six globules.

Répéter au bout d'une heure si cela est nécessaire.

Je recommande aussi comme un bon médicament :

Lycopodium, 6e dilution.

Doses. — Six globules, trois fois par jour.

SUPPURATION DE LA FOURCHETTE. Voyez **Fourchette**.

SURCHARGE D'ESTOMAC. Voyez **Estomac et Indigestion**.

SUROS (MALADIES DES). Voyez **Exostose et Os**.

SYNCOPE.

Chez le cheval. — Symptômes. — Souvent, après de graves hémorrhagies, ou après une opération qui a entraîné une perte de sang considérable, le cheval éprouve quelquefois une syncope qui se traduit ainsi : faiblesse, chancellement avec tremblement, sueur froide, l'animal s'affaisse sur lui-même, mais une fois sur le sol, il remue les membres et se ranime.

Traitement. — Dans ce cas, donner :

China, 3e dilution.

Doses. — Huit globules, qu'on renouvelle encore deux heures après.

Si la syncope a été produite par suite d'un travail immodéré, poussé au delà de l'heure des repas, et si le cheval a reçu peu ou point de nourriture ; dans ce cas, il faudra lui faire prendre :

Pulsatilla, 6e dilution.

Doses. — Six globules qu'on répétera encore une fois trois heures après.

Si, chez le cheval, la syncope était complète, ce qu'on reconnaît lorsqu'après avoir chancelé un peu, il tombe privé de sentiment, de mouvement, et reste comme mort, avec le nez, les oreilles et les pieds froids ; dans cette circonstance, il faut lui administrer :

Sepia, 6e dilution.

Doses. — Quatre globules de quart en quart d'heure, jusqu'à effet.

Lorsqu'en tombant ainsi, *le cheval éprouve des convulsions*, il est épileptique. (Voy. *Épilepsie.*)

SYPHILIS.

Chez l'espèce bovine. — Affection assez commune dans l'espèce bovine, elle semble surtout attaquer spécialement les vaches, et est assez énigmatique.

Causes. — Rien de positif n'existe sur les causes qui peuvent la produire. Elle paraît être héréditaire et n'est point contagieuse.

Symptômes. — Excitation très-vive de l'appétit véné-

rien, avec propension continuelle à cet acte ; la vache
entre en chaleur tous les mois et même quelquefois plus
souvent ; aussi, ne conçoivent-elles point, et si elles le
font, tout symptôme de la maladie disparaît, mais l'a-
vortement se produit fort souvent. Lorsque la maladie
est plus avancée, on remarque chez l'animal, une toux
sèche, qui ne s'accompagne de nul autre accident ; mais,
au bout d'une ou de plusieurs années, l'animal, quoique
ayant bon appétit, maigrit ; le poil devient terne, piqué ;
la toux sèche, violente et sourde ; l'œil est pâle et terne ;
la pression sur le sternum est douloureuse, et des tubercules se montrent au col et à la poitrine.

Le pouls, alors, devient petit, accéléré, peu sensible,
et l'animal meurt de consomption, en présentant souvent un écoulement purulent par les naseaux. Cette
affection ne serait-elle pas plutôt une phthisie particulière, propre à la vache?...

Traitement. — Chez les jeunes animaux, ouvrir le
traitement par :

Baryta carbonica, 6e dilution.

Doses. — Douze globules pendant trois jours de suite,
pour accélérer ou déterminer l'ouverture des tubercules
extérieurs.

Chez les animaux âgés, on donnera d'abord :

Hepar sulfur., 6e dilution.

Doses. — Douze globules pendant deux jours de suite.
Puis, après :

Baryta carbonica, 6e dilution.

Doses. — Comme il a été dit plus haut.

Pour combattre la tendance continuelle à l'acte vénérien, donner :

Aurum muriaticum et **Cantharis**, 6ᵉ dilution, un jour l'un, un jour l'autre.

Doses. — Douze globules tous les matins, pendant quatre jours de suite.

S'il survenait un pissement de sang ou une strangurie chez l'animal, on cesserait *cantharis*, et on lui donnerait :

Camphora, 3ᵉ dilution.

Doses. — Vingt globules.

Contre la toux creuse et sèche, on fera prendre :

Ammonium muriaticum, 6ᵉ dilution.

Doses. — Douze globules tous les matins, et si, au bout de six jours, la toux ne va pas mieux, on cessera *ammonium muriaticum*, pour donner :

Drosera, 6ᵉ dilution.

Doses. — De la même manière.

Contre la douleur produite par la pression sur le sternum, on fera prendre :

Silicea, 6ᵉ dilution.

Doses. — Sept globules matin et soir, pendant deux ou trois jours.

S'il y avait gêne de la respiration, donner :

Lycopodium, 6ᵉ dilution.

Doses. — Les mêmes, et de la même manière que *silicea*.

Contre la toux brève et sèche, donner :

Carbo vegetabilis, 6ᵉ dilution, et **Spiritus sulfuratus,** 6ᵉ dilution, un jour l'un, un jour l'autre.

Doses. — Dix globules tous les matins, jusqu'à amélioration dans la toux.

Chez les étalons et juments. — Causes. — Toujours la conséquence d'une infection vénérienne.

Symptômes. — Chez l'étalon, enflure du fourreau,

ulcères à la verge, avec gonflement des testicules et des
glandes inguinales ; au bout d'un temps qui peut varier,
il se produit un écoulement nasal, avec la tuméfaction
des glandes de l'auge. Chez la jument, on remarque
peu avant la mort : enflure et prurit à la vulve et au vagin, avec formation de petites vésicules se transformant
en ulcères, qui augmentent sans cesse en largeur et profondeur. L'étalon et la jument ont une démarche raide
et forcée ; ils deviennent tristes, maigrissent peu à peu,
et la mort a lieu par une fièvre putride ou une apoplexie
(ce dernier cas est rare).

TRAITEMENT. — Donner :

Mercurius vivus, 6e dilution.

Doses. — Cinq globules matin et soir, tous les deux
jours. (Ce médicament guérit promptement et facilement
cette maladie.)

Si la maladie est ancienne, après avoir donné *mercurius vivus,* comme il est dit, pendant huit jours, on fera
prendre :

Arsenicum, 6e dilution.

Doses. — Cinq globules tous les matins, pendant trois
jours.

Puis attendre trois jours, et redonner encore :

Mercurius vivus, 6e dilution.

Doses. — Cinq globules matin et soir, tous les deux
jours.

On attendra ensuite deux jours, et on fera prendre :

Tuya, 6e dilution.

Doses. — Cinq globules tous les matins, pendant trois
jours.

Attendre ensuite trois jours, et redonner :

Mercurius.

Doses. — Comme il a été dit pour le cas d'ancienneté de la maladie, et continuer le traitement comme on vient de le prescrire, jusqu'à guérison.

TABES DORSALES. Voyez **Marasme**.

TACHES. Voyez **Exanthème**.

TOENIA. Voyez **Vers**.

TAIE. Voyez **Albugo**.

TARISSEMENT DU LAIT. Voyez **Lait**.

TAUPE (MAL DE).

Chez le cheval. — On désigne ainsi une tumeur assez considérable et fort douloureuse, qui se développe immédiatement derrière les oreilles. C'est toujours une affection grave, attendu que la tumeur entre en suppuration et dégénère presque toujours en ulcères du plus mauvais caractère, qui, par des trajets fistuleux, amènent la destruction des muscles, des ligaments, et même des os, et, par suite, la mort de l'animal.

TRAITEMENT. — Donner de prime abord :

Aconitum, 3e ou 6e dilution.

Doses. — Quatre globules quatre fois par jour, pendant un jour ou deux; ce qui suffit, lorsqu'il n'y a encore qu'une simple inflammation, pour faire disparaître la tumeur.

Donner ensuite :

Sulfur et **Pulsatilla**, 6e dilution, un jour l'un, un jour l'autre.

Doses. — Cinq globules matin et soir, pendant six jours.

Attendre ensuite deux ou trois jours, et donner :

Arnica et **Mercurius vivus**, 6e dilution.

Doses. — De la même manière.

Attendre enfin quatre jours, et recommencer le traitement de la même manière, en commençant par *sulfur* et *pulsatilla*, pour continuer ainsi jusqu'à guérison.

TEIGNE. Voyez **Crapaud et Fourchette.**

TENDONS (DISTENSION DES).

TRAITEMENT. — Pour combattre le relâchement des tendons, on fera prendre à l'intérieur :

Rhus toxicodendron, 6ᵉ dilution.

Doses. — Cinq globules matin et soir, pendant trois ou quatre jours, et on bassinera les parties externes lésées, avec l'*eau arniquée.*

TENDON DES JAMBES (GONFLEMENT DU GROS).

Chez le cheval. — TRAITEMENT. — Si le gonflement du tendon des jambes de devant fait boiter l'animal, on lui donnera :

Rhus toxicodendron, 6ᵉ dilution.

Doses. — Une dose de six globules, tous les matins.

Et on fera des lotions d'*eau arniquée* sur la partie malade.

Si, au bout de quelques jours, les médicaments ci-dessus sont restés sans effet, on donnera :

Silicea et **Sulfur**, 6ᵉ dilution, tous les deux jours l'un, tous les deux jours l'autre.

Doses. — Quatre globules matin et soir, pendant quatre jours.

Si l'amélioration ne se produit encore pas, attendez deux jours, et faites prendre :

Sepia et **Phosphorus**, 6ᵉ dilution.

Doses. — De la même manière et aux mêmes doses que les précédentes.

Si le gonflement des tendons est tenace ou chronique, donner :

Conium, 6e dilution.

Doses. — Une dose de sept globules tous les deux jours.

Si le tendon gonflé est dur au toucher, donnez :

Mercurius solubilis, 6e dilution.

Doses. — Comme *conium*.

Si la peau a l'air d'être cuite, administrez :

Lycopodium, 6e dilution.

Doses. — Les mêmes que les précédents.

Si le gonflement est opiniâtre et rebelle au traitement, faites prendre :

Belladona et **China**, 6e dilution.

Tous les deux jours l'une, tous les deux jours l'autre, si la tumeur est indurée et s'il s'y forme de petits boutons ; ces deux médicaments se continueront jusqu'à effet voulu, en laissant toutes les semaines un intervalle de six jours entre leur administration.

TESTICULES (INFLAMMATION DES). Voyez **Bourses**.

TÉTANOS.

Chez le cheval. — Maladie excessivement dangereuse, qu'on observe plus souvent chez le cheval que chez les autres animaux.

SYMPTÔMES. — Au début, légères coliques avec mouvement de la queue, puis raideur telle des mâchoires, qu'on les briserait plutôt que de les ouvrir; oreilles raides et col de même ; yeux ouverts, avec strabisme ; peu à peu, le spasme envahit le corps tout entier ; l'animal est partout dur comme un bloc de marbre; la respiration est bruyante, accélérée, et le corps est couvert d'une sueur froide. L'animal, incapable de faire un mouvement, se tient debout, les jambes fort écartées, et meurt d'inanition du huitième au dixième jour. Les causes les plus connues de cette affection sont les blessures dans une partie riche en tendons ou tissus nerveux, ou un grand refroidissement après s'être échauffé.

TRAITEMENT. — Le médicament dont l'efficacité ne s'est jamais démentie dans ce cas, est :

Nux vomica, 6e dilution.

Doses. — Six globules de quatre en quatre heures, pendant vingt-quatre ou trente-six heures, puis ensuite, à la dose de six globules, trois fois par jour, tous les deux jours, puis tous les trois jours.

S'il reste de la raideur dans les jambes, on fera prendre :

Arsenicum, 6e dilution.

Doses. — Quatre globules matin et soir, jusqu'à effet, puis on redonnera :

Nux vomica, 6e dilution.

Doses. — Six globules le matin, de deux en deux jours, pendant une semaine.

S'il y a perte d'appétit, on fera prendre :

Ipeca, 6e dilution.

Doses. — Six globules le matin et six le soir, pendant un jour seulement.

Si, dans le tétanos, il y avait perte de connaissance, il faudrait alterner :

Belladona et **Nux vomica**, 6e dilution.

Doses. — Celles citées plus haut, en commençant le traitement.

Chez le bœuf et le mouton. — SYMPTÔMES. — Les mêmes.

TRAITEMENT. — Le même que pour le cheval.

TÉTÉ (INCOMMODITÉS DES ANIMAUX QUI ONT TROP).

TRAITEMENT. — Si les poulains, les veaux ou les agneaux sont constipés, donner :

Nux vomica, 6e dilution.

Doses. — Une dose le matin et une dose le soir, pendant un jour.

S'il y a diarrhée comme de l'eau (ou aqueuse), avec faiblesse. donner :

Arsenicum, 6e dilution.

Doses. — Six globules le matin, et autant le soir.

S'il y a diarrhée, avec coliques ou douleurs dans le ventre, faites prendre :

Chamomilla, 6e dilution.

Doses. — Six globules matin et soir,

Si la diarrhée s'accompagne de froid général, surtout aux oreilles et aux cornes, administrez :

Pulsatilla, 6e dilution.

Doses. — Cinq globules matin et soir.

S'il y a diarrhée ou constipation, avec gonflement des articulations et paralysie des membres, on administrera :

Bryonia et **Nux vomica,** 6e dilution, alternées ; un jour l'une, un jour l'autre.

Doses. — Quatre globules matin et soir, jusqu'à effet.

Mais si la courbature prend un caractère grave, il faudra donner :

Arsenicum, 6e dilution.

Doses. — Quatre globules matin et soir.

S'il y a diarrhée avec grand abattement, on fera prendre :

Kali sulfuricum, 6ᵉ dilution.

Doses. — Quatre globules tous les matins.

S'il y a diarrhée, avec affaiblissement, on donnera .

China, 6ᵉ dilution.

Doses. — Quatre globules matin et soir.

S'il y a diarrhée ou constipation, avec exonération pénible, on fera prendre :

Alumina, 6ᵉ dilution.

Doses. — Quatre globules matin et soir.

TÊTE (GONFLEMENT DE LA).

Chez le cheval. — TRAITEMENT. — Contre le gonflement des os de la mâchoire supérieure, donner :

Angustura, 6ᵉ dilution.

Doses. — Quatre globules tous les matins (huit pour les bœufs et brebis), jusqu'à effet.

Si le gonflement provient de la pression du joug sur le front, faire prendre :

Arnica, 6ᵉ dilution.

Doses. — Six globules matin et soir, avec des lotions d'*eau arniquée.*

Si, chez le cheval, la tête est très-enflée et les oreilles immobiles, il faudra donner :

Arsenicum, 6ᵉ dilution.

Doses. — Six globules tous les matins.

S'il y a gonflement des os de la tête, avec tumeurs isolées, faire prendre :

Aurum foliatum, 6ᵉ dilution.

Doses. — Une dose tous les soirs.

S'il y a tumeurs lardacées dans la gorge ou à la tête, ou si l'enflure a la dureté de la pierre, il faudra donner :

Baryta carbonica, 6ᵉ dilution.

Doses. — Six globules tous les jours.

Si, derrière l'oreille gauche, il se présente une tumeur froide et gloussante chez un bœuf, une vache, ou un bélier, on fera prendre :

Belladona, 6e dilution.

Doses. — Cinq globules tous les deux jours pour un cheval, et cinq globules tous les jours pour un bœuf.

Si le gonflement est tendu et brûlant, on prescrira :

Bryonia, 6e dilution.

Doses. — Quatre globules matin et soir.

Si le gonflement consiste en un grand nombre de petites tumeurs, on fera prendre :

Ledum Palustre, 6e dilution.

Doses. — Une dose tous les matins et tous les soirs.

TIC.

Chez le cheval. — SYMPTÔMES. — Mauvaise habitude qu'ont les chevaux atteints de ce défaut, d'appuyer, pendant qu'ils mangent ou après avoir mangé, les dents incisives supérieures, sur le bord de la mangeoire ou sur tout autre corps résistant, en faisant entendre un bruit particulier, venant du fond du pharynx.

On en distingue deux sortes : celui dont nous venons de parler est dit le *tic d'appui;* l'autre est dit *tic d'ours,* parce qu'au lieu d'appuyer ses dents, l'animal balance la tête, le corps ou les jambes.

Le tic annonce toujours un trouble dans les fonctions de l'appareil digestif, ce qui explique l'état de maigreur dans lequel ils tombent.

TRAITEMENT. — Donner :

Nux vomica et **Arsenicum**, 6ᵉ dilution, tous les deux jours l'une, tous les deux jours l'autre.

Doses. — Six globules le matin jusqu'à guérison.

Les jeunes chevaux, placés à côté d'un cheval tiqueur, contractent également cette habitude par esprit d'imitation. Pour les guérir et la leur faire perdre, il faut les séparer, ou éloigner d'eux tous les objets contre lesquels ils pourraient trouver un point d'appui.

Chez la vache. — Synonymie. — Malacie.

Affection chronique non fébrile, amenant le marasme et la mort chez les vaches qui en sont atteintes, et consistant en un appétit dépravé, qui leur fait rechercher et avaler avec avidité du bois, du cuir, de la terre, des chiffons, du papier, etc., en même temps qu'elles rejettent les aliments ordinaires.

Symptômes. — Au bout de quelque temps, le lait devient aqueux, puis tarit; le poil se pique, l'œil devient terne, la démarche lente, et l'animal meurt dans le marasme, atteint la plupart du temps d'un ramollissement bien prononcé des os.

Traitement. — Le premier médicament de fond, et le spécifique, si on peut s'exprimer ainsi, est :

Pulsatilla, 6ᵉ dilution.

Doses. — Douze globules tous les matins, pendant une semaine.

Au bout de ce temps, on attendra trois jours, et on fera prendre :

Nux vomica, 6ᵉ dilution.

Doses. — Dix globules deux jours de suite, le matin à jeun.

Au début, lorsque l'animal dédaigne sa nourriture et montre un appétit dépravé, on lui donnera :

Natrum muriaticum, 6e dilution.

Doses. — Douze globules pendant trois jours de suite.

Puis, après avoir attendu deux jours, on donnera :

Pulsatilla, 6e dilution.

Doses. — Comme *natrum*.

Si l'accroissement d'appétit vient d'une affection ver-mineuse, on suivra le traitement décrit à l'article *Vers* (voyez ce mot).

TOUR DE LUNE. Voyez **Ophthalmie périodique**.

TOUR DE REINS. Voyez **Effort de reins**.

TOURNIS OU TOURNOIEMENT.

Chez le bœuf. — CAUSES. — Cette affection est rare chez l'espèce bovine ; on croit qu'une hydatide au cer-veau en est la cause.

SYMPTÔMES. — Toutes les fois qu'on fait sortir l'ani-mal, il tourne de suite en rond, la tête toujours tournée du côté du centre du cercle décrit, puis il chancelle, se laisse tomber, se relève, et se remet à tourner, ou reste quelques heures en repos. Plus le mal est chronique, plus l'animal atteint tourne souvent et vite.

TRAITEMENT. — Au début, un médicament qui réussit toujours est :

Belladona, 6e dilution.

Doses. — Douze globules répétés trois fois par jour, pendant tout le temps de la persistance des symptômes, en laissant quatre heures de distance entre chaque prise des globules. Une fois les symptômes disparus, on ne donne plus que deux doses (ou vingt-quatre globules), par jour, puis une dose, etc.

Et, au bout de quelques jours, ou fera prendre :

Sulfur, 12ᵉ dilution.

Doses. — Douze globules trois jours de suite.

Chez la brebis. — Maladie dangereuse, propre aux bêtes à laine, et n'attaquant d'ordinaire que les antenois ; on l'observe rarement chez les brebis de deux ans, et moins encore chez les adultes.

Symptômes. — Démarche incertaine, vacillante, la brebis reste en arrière du troupeau, a le regard égaré, la tête basse, l'œil pâle et bleuâtre. Bientôt, l'animal commence à tourner, ou tombe à terre. Avec le temps, les accidents augmentent d'intensité ; des moutons décrivent, pendant des heures entières, des cercles concentriques, font quelques pas, s'arrêtent, et recommencent à tourner ; plus le mal est chronique, plus l'animal tourne. Peu à peu, l'appétit diminue, la maigreur augmente, et la maigreur amène la mort.

L'hydatide est, à ce qu'il paraît, la cause de cette maladie ; on en trouve dans le cerveau un nombre variable (de un à six), et la grosseur de ces vers varie depuis celle d'une noisette, jusqu'à celle d'un œuf de pigeon. On les trouve sous la boîte osseuse du crâne, sous la dure-mère, et jusque dans l'encéphale lui-même.

Traitement. — Donner :

Belladona, 3ᵉ dilution.

Doses. — Douze globules tous les matins, pendant six jours de suite ; puis ensuite, tous les deux jours seulement ; puis, tous les trois jours, etc., en diminuant ainsi peu à peu, jusqu'à guérison.

On terminera le traitement par :

Sulfur, 6ᵉ dilution, pendant deux jours.

Doses. — Douze globules par jour.

Au début de cette maladie, *belladona* guérit toujours l'animal.

TOUX.

Chez le cheval. — La toux n'est le plus souvent qu'un symptôme propre à certaines maladies, et qui disparaît avec elles. Aussi, ne parlerons-nous ici que de la toux simple et isolée de toute complication.

TRAITEMENT. — Si elle s'est déclarée à la suite d'un refroidissement, on fera prendre :

Dulcamara, 6e dilution.

Doses. — Cinq globules tous les matins, jusqu'à effet.

Si elle exige des efforts, et coupe la respiration, on administrera :

Squilla et **Bryonia**, 6e dilution, alternées ; un jour l'une, un jour l'autre.

Doses. — Cinq globules tous les matins.

Si elle est chronique, donner :

Belladona et **Drosera**, alternées ; un jour l'une, un jour l'autre.

Doses. — Cinq globules tous les matins.

Si elle revient par quintes fréquentes :

Hyoscyamus, 6e dilution.

Doses. — Même dose tous les matins.

Si elle est sèche, et revient tous les deux ou trois jours, on donnera :

Nux vomica, 6e dilution.

Doses. — Six globules tous les deux jours (douze globules pour bœuf, vache et mouton).

Si elle est sèche, fréquente, avec perte d'appétit, sécheresse des crottins, donner :

Pulsatilla, 6e dilution.

Doses. — Cinq globules tous les matins.

Si la toux est sèche, avec diarrhée, donner :

Chamomilla, 6ᵉ dilution.

Doses. — Cinq globules tous les matins.

Si elle est ancienne, sèche, venant par quintes, et si elle fait perdre au cheval la gaieté et l'embonpoint, on lui donnera :

Cuprum metallicum, 6ᵉ dilution.

Doses. — Six globules tous les deux jours.

Si le cheval bâille avant ou après avoir toussé, on donnera :

Lycopodium, 6ᵉ dilution.

Doses. — Cinq globules tous les matins.

Si la toux est âpre et opiniâtre, on fera prendre :

Sulfur, 6ᵉ dilution.

Doses. — Six globules tous les deux ou trois jours.

Si la toux survient après que l'animal a bu, faire prendre :

Aconitum et **Arsenicum**, 6ᵉ dilution, alternés; un jour l'un, un jour l'autre.

Doses. — Cinq globules tous les matins.

Chez le bœuf. — TRAITEMENT. — Le même que ci-dessus ; seulement, donner les doses doubles.

Chez la brebis. — CAUSES. — La toux, chez la brebis, provient presque toujours d'un refroidissement.

TRAITEMENT. — Donner :

Dulcamara, 6ᵉ dilution.

Doses. — Douze globules tous les matins, jusqu'à guérison.

Chez la chèvre. — TRAITEMENT. — Le même que chez le bœuf ou la brebis.

Chez le chien. — CAUSES. — Les chiens trop bien

nourris sont souvent pris d'une toux sèche et sonore, surtout en se mouvant vivement, ou en mangeant des choses froides; plus tard, cette toux dégénère en asthme.

TRAITEMENT. — Diminuer la nourriture; faire prendre de l'exercice, et donner à l'animal :

Antimonium crudum, 6e dilution.

Doses. — Quatre ou cinq globules tous les matins, pendant quatre jours.

Si une amélioration ne se prononce pas, et si la toux semble venir du fond de la poitrine, on donnera :

Nitrum, 6e dilution.

Doses. — Cinq globules tous les matins, pendant quatre jours.

Chez les poules. — CAUSES. — Elle est ordinairement produite par une accumulation de vers presque microscopiques, dans la gorge.

TRAITEMENT. — Donner :

Cina, 3e dilution.

Doses. — Trois globules tous les matins, dans de la mie de pain, jusqu'à effet; et deux heures après, faire avaler une cuillerée à café d'huile d'olives, à l'animal.

TRANCHÉES. Voyez **Colique. — ROUGES.** Voyez **Colique rouge.**

TREMBLANTE.

Chez la brebis. — Cette affection attaque de préférence les brebis de race perfectionnée :

SYMPTÔMES. — Agitation; l'animal court çà et là, la tête haute, en grinçant des dents; roideur dans les jambes, et démarche mal assurée; faiblesse du train de derrière telle, que, chez l'animal, ce train oscille à droite et à gauche, et qu'il finit par le traîner. La pression sur le sacrum le fait tomber ; tremblement de tout le corps, surtout à la tête et aux oreilles, avec besoin de se frotter contre tous les corps que la brebis rencontre, de telle façon, que la laine s'use, et la peau se couvre de plaies ; amaigrissement et faiblesse ; l'animal ne peut plus se lever, et est atteint d'une diarrhée colliquative qui amène la mort du deuxième au quatrième mois.

Cette affection n'est point contagieuse.

Traitement. — Le spécifique est :

Acidum sulfuricum, 1ᵉ dilution.

Doses. — Douze globules matin et soir, pendant un jour seulement, puis, douze globules tous les deux jours.

TRESSAILLEMENT DES MEMBRES.

Chez le chien. — Causes. — Les chiens, à la suite de la maladie, sont souvent sujets au tressaillement des membres.

Traitement. — Pour les guérir de cette affection, on leur donnera :

Cuprum metallicum, 6ᵉ dilution.

Doses. — Quatre globules tous les quatre jours, jusqu'à guérison.

TRISME DES MACHOIRES.

Chez le cheval. — Maladie rare chez les bêtes à cornes, qui ne se déclare peut-être jamais qu'à la suite d'une castration mal faite.

Traitement. — Celui du *Tétanos* (voyez ce mot). On peut aussi, quand c'est à la suite de la castration que l'affection survient, donner :

Arnica et **Nux vomica,** 6ᵉ dilution, alternés; une fois de l'un, une fois de l'autre.

Doses. — Douze globules, de trois en trois heures.

TUBERCULES.

Chez le cheval. — Synonymie. — Exanthèmes, gourme, taupe, abcès, tumeurs, boutons.

Traitement. — Contre les boutons ou tubercules opiniâtres, on administrera :

Ledum et **Silicea,** 6ᵉ dilution, alternés; un jour l'un, un jour l'autre.

Doses. — Six globules tous les matins, jusqu'à effet.

Si les boutons sont causés par un refroidissement, il faudra donner :

Bryonia et **Dulcamara**, 6ᵉ dilution.

Doses. — Les mêmes, et de la même manière que *ledum* et *silicea.*

Si les boutons sont causés par une grande chaleur, on fera prendre :

Aconitum, 6ᵉ dilution.

Doses. — Six globules tous les matins.

Si les boutons sont produits par des piqûres d'insectes, on administrera :

Arnica et **Belladona**, 6ᵉ dilution, alternés; tous les deux jours l'un, tous les deux jours l'autre.

Doses. — Six globules le matin.

Les boutons qui surviennent sur tous les points du corps, à la suite de mauvaises digestions répétées souvent, demandent l'emploi de :

Arsenicum, 6ᵉ dilution.

Doses. — Six globules tous les deux jours.

Les boutons, ou tubercules froids et indolents, demandent :

Arnica, 6ᵉ dilution.

Doses. — Cinq globules pendant trois jours de suite. Puis ensuite :

Mercurius vivus, 6ᵉ dilution.

Doses. — Six globules tous les deux jours, pendant huit à dix jours.

Les boutons qui siégent à la mâchoire inférieure réclament :

Baryta carbonica, 6ᵉ dilution.

Doses. — Cinq globules tous les deux jours, jusqu'à effet.

Les boutons pruriteux, et surtout les tubercules qui naissent aux bords des paupières, sont promptement guéris par :

Staphis agria, 6ᵉ dilution.

Doses. — Quatre globules tous les matins, jusqu'à effet.

Les tubercules, boutons, ou tuméfactions déterminés par une contusion ou autres lésions extérieures, demandent :

Arnica, 6ᵉ dilution.

Doses. — Cinq globules tous les deux jours, et lotions d'*eau arniquée.*

Si les boutons sont nombreux et très-pruriteux, on fera prendre :

Rhus toxicodendron et **Ledum**, 6ᵉ dilution, alternés; un jour l'un, un jour l'autre.

Doses. — Quatre globules le matin.

Si les boutons se transforment en abcès; voir *Abcès,* et suivre le traitement décrit.

Chez le bœuf ou la vache. — Traitement. — Le même que pour le cheval, en observant ceci. Si des boutons ou tubercules se développent ou envahissent les mamelles, on fera prendre :

Chamomilla et **Bryonia**, 6ᵉ dilution, alternées ; tous les deux jours l'une, tous les deux jours l'autre.

Doses. — Douze globules le matin, jusqu'à guérison.

TUBÉROSITÉS. Voyez **Tubercules et tumeurs**.

TUBÉROSITÉS DES PAUPIÈRES. Voyez **Paupières**.

TUMÉFACTION DES MAMELLES. Voyez **Mamelles**.

TUMEURS EN GÉNÉRAL.

Chez le cheval. — TRAITEMENT. — Les tumeurs froides, de volume variable, dures et douloureuses seulement lorsqu'on les presse fortement, qui surviennent quelquefois à la cuisse des chevaux, cèdent toujours à un traitement de un mois environ, lorsqu'on emploie :

Arnica, 6ᵉ dilution.

Doses. — Six globules tous les trois jours, le matin, pendant neuf jours.

Donner ensuite :

Mercurius vivus, 6ᵉ dilution.

Doses. — Sept globules tous les deux jours, jusqu'à ce que la tumeur s'ouvre ou devienne assez molle, pour en pratiquer facilement l'ouverture.

Une fois la tumeur ouverte, donner :

Silicea, 6ᵉ dilution.

Doses. — Six globules le matin, pendant trois jours de suite.

Les tumeurs qui surviennent à la tête proviennent ou d'une lésion externe, ou d'un refroidissement, ou bien d'un vice interne. Dans le premier cas, les unes sont dures ; dans le second, elles sont spongieuses, aqueuses, chaudes, tendues, et parfois crépitantes à la pression.

Celles provenant de lésions externes réclament :

Arnica, 6e dilution.

Doses. — Quatre globules matin et soir, avec des lotions d'*eau de symphytum*, jusqu'à guérison.

Si elle tarde à se prononcer, on donnera :

Acidum sulfuricum, 6e dilution.

Doses. — Six globules tous les deux jours, pendant une semaine.

Les tumeurs tuberculeuses nécessitent l'emploi du remède suivant :

Angustura, 6e dilution.

Doses. — Six globules tous les deux jours, jusqu'à effet.

Les chaudes et tendues réclament :

Bryonia, 6e dilution.

Doses. — Les mêmes qu'*angustura*.

Les froides et crépitantes nécessitent :

Belladona et **Sulfur**, 6e dilution, alternés; tous les deux jours l'une, tous les deux jours l'autre.

Doses. — Six globules le matin, jusqu'à effet.

Les tumeurs petites et nombreuses se traiteront par :

Ledum, 6e dilution.

Doses. — Quatre globules tous les matins, jusqu'à guérison.

Les tumeurs sanguines, provenant d'un coup, d'une chute, de la rupture d'un petit vaisseau, qui ont déterminé un épanchement de sang dans le tissu cellulaire, réclament :

Arnica, 6e dilution.

Doses. — Quatre globules matin et soir, et des lotions d'*eau arniquée*.

Chez le bœuf, la brebis et la chèvre. — TRAITEMENT. — Le même, en doublant le nombre de globules.

Chez le porc. — TRAITEMENT. — Les tumeurs provenant d'une cause externe demandent :

Arnica, 6e dilution.

Doses. — Quatre globules matin et soir, et lotions d'*eau arniquée*, jusqu'à guérison.

Les tumeurs naissant spontanément, et surtout l'enflure de la tête qui, souvent, entraîne la mort, demandent :

Belladona, 6e dilution.

Doses. — Six globules matin et soir, jusqu'à effet.
Voyez aussi *Boutons* et *Tubérosités*.

TUMEUR MOBILE. Voyez **Capelet**.
TUMEUR AU PATURON. Voyez **Paturon.**
TUMEURS PRODUITES PAR LA PRESSION DE LA SELLE.
Voyez **Garrot** (MAL DE).
TYMPANITE.

Chez le porc. — CAUSES. — Cette maladie, qui se complique ou s'allie souvent à la gastrite ou à l'entérite, est causée par des aliments venteux, pris en trop grande quantité.

SYMPTÔMES. — Les gaz, dans ce cas, distendent tellement l'estomac et les intestins, que le ventre est énorme, ballonné, et résonne comme un tambour, quand on frappe dessus.

L'animal est agité, inquiet, ne mange pas, et meurt, si l'on ne vient pas à son aide.

TRAITEMENT. — Le spécifique contre cette affection est :

Colchicum autumnale, 3ᵉ dilution.

Doses. — Six à huit globules, de vingt en vingt minutes, jusqu'à guérison (trois doses suffisent pour dissiper les accidents en moins d'une heure).

Voyez aussi *Météorisation.*

TYPHUS.

Chez le cheval. — Affection plus rare, chez le cheval, que dans l'espèce bovine. Elle débute ordinairement pendant les chaleurs de l'été ; elle suit une marche rapide ou lente ; dans le premier cas, elle tue l'animal en vingt-quatre heures ; dans le second, la mort arrive du quatrième au septième jour.

Ils sont quelquefois variables ; nous donnerons ici ceux qui se présentent presque toujours.

Au début : tristesse, œil trouble et fixe, respiration profonde, gémissements ; gorge chaude et langue couverte d'un enduit blanchâtre ; oreilles et pieds froids ; perte d'appétit, ou grande voracité, avec haleine infecte et froide ; écoulement, par le nez, d'un mucus de mauvaise couleur, avec gargouillements dans le ventre ; souvent, enflûre des jambes de derrière, avec apparition, au ventre ou à la poitrine, de petites tumeurs qui grossissent ou disparaissent avec rapidité (ce qui est promptement suivi de mort). Saignement de nez, et naissance, à la partie interne des cuisses, de pustules d'ou s'échappe une sérosité sanguinolente. Tête basse ; pieds ramassés sous le ventre ; poil piqué ; chaleur alternant avec froid, puis chaleur brûlante, avec tressaillement de la peau et sueur froide visqueuse ; yeux rouges, avec photophobie (sensibles à la lumière du jour) ; ouïe diminuée ; ventre ballonné et tendu ; angles des yeux remplis de mucosités gluantes, avec écoulement de mucosités brunes et sanguinolentes par le nez, et d'un ichor infect par le rectum ; météorisme ; tuméfaction de la tête, rendant souvent la mastication impossible.

La paralysie atteint les membres, lorsque la tuméfaction les a envahis ; chez d'autres animaux, il y a vertiges, stupeur ou hébétude ; d'autres ont des coliques, se roulent, enflent çà et là, et des ulcères se forment sur la langue.

Le signe caractéristique du typhus, chez les chevaux, est l'écoulement sanguinolent par le nez ; alors le pouls, comme toujours, est petit, faible et très-accéléré ; aux approches de la mort, il se produit presque toujours un écoulement sanguinolent par l'anus, et une écume sanglante autour des naseaux.

Dans le typhus rapide, on remarque pour symptômes précurseurs : le froid aux jambes (surtout celles de devant) et aux oreilles ; une démarche vacillante du train de derrière ; frissons et violents tremblements ; anxiété, toux, respiration rapide et difficile ; l'animal se jette à terre, et alternativement reste tranquille comme frappé de stupeur, ou semble atteint de vertige ou bien de coliques avec constipation ; il se roule, et enfle en divers points du corps ; puis, l'écoulement rougeâtre par le nez survient, et la mort arrive au milieu de convulsions affreuses. Dans la marche plus lente du typhus, les symptômes sont moins prononcés, et il se développe, dans diverses parties du corps, des tumeurs ou bubons (il n'en vient qu'un le plus souvent), qui s'ouvrent, et laissent échapper une sanie rougeâtre ; quand ces tumeurs rentrent, la mort arrive subitement.

TRAITEMENT.— Le traitement, appliqué à temps, guérit sûrement et rapidement cette maladie ; il consiste à faire prendre à l'animal :

Arsenicum, 3e ou 6e dilution.

Doses. — Six globules deux fois par jour, si les prodromes de la maladie commencent seulement ; ou une dose de six globules toutes les dix minutes, jusqu'à guérison, si la maladie est déjà développée.

On recommande aussi, dans un grand nombre de cas :

Anthrax, 6e dilution.

Doses. — De la même manière qu'*arsenicum*.

Chez le bœuf. — CAUSES. — On a beaucoup écrit pour rechercher les causes de cette maladie, et l'on est loin encore de les connaître.

SYMPTÔMES. — L'animal atteint cesse tout à coup de manger et de ruminer ; il est comme frappé d'hébétude, et, en l'observant, on remarquera ce qui suit : Tête pendante, ou posée sur la mangeoire, ou portée brusquement en haut et de côté, avec plaintes ; fureur ; le bœuf attaque les gens qui le soignent ; yeux fixes, larmoyants ; cornes, oreilles et nez, tantôt froids et tantôt très-chauds, d'une minute à l'autre ; parfois, on remarque, chez les uns, l'émission d'un mucus sanguinolent par le nez ; chez d'autres, un grincement de dents, et chez presque tous, l'écoulement par la bouche d'une bave visqueuse.

Respiration parfois courte et gênée, avec toux et bat-

tement des flancs ; selles et urines supprimées, ou excréments secs, durs, en petites boules, et plus tard,
sortie de mucus ou de sang (annonce de mort prompte
ou de guérison). Peau tantôt collée au corps, tantôt
présentant des emphysèmes qui crépitent sous la main ;
poil terne, rude et piqué ; suppression du lait chez les
vaches dès le début ; lorsqu'on appuie la main sur l'épine
du dos, l'animal fuit la pression, gémit ou beugle, et
tremble de tout son corps, ou du train de derrière seulement. Plus le tremblement est prononcé, plus le danger approche. L'animal est faible sur ses jambes ; il les
écarte, marche en trébuchant, tombe, se relève, retombe, et meurt dans les convulsions, ou subitement.

Après la mort, du sang s'échappe par l'anus ou par la
bouche et le nez, et la putréfaction s'empare du cadavre.

La durée de la maladie varie de vingt-quatre heures
à trois ou quatre jours ; mais souvent, le typhus tue
comme la foudre ; un animal, qui se portait fort bien,
est pris tout à coup de tremblement, et meurt au bout
de quelques minutes.

Traitement. — Dès qu'on aperçoit les premiers symptômes caractéristiques de la maladie, qui sont : Perte
d'appétit, cessation de la rumination, tremblement des
jambes de derrière, avec trébuchement en marchant ;
poil piqué et terne ; yeux noyés d'eau ; alternatives de
froid et de chaleur aux oreilles et aux cornes ; suppression du lait, etc., etc, quand ces symptômes, dis-je, se
présenteront, il faudra donner immédiatement et comme
suit, le médicament suivant, qui est le spécifique certain
de cette maladie :

Arsenicum, 6ᵉ dilution.

Doses. — Douze globules toutes les dix minutes, quand le cas est grave, jusqu'à ce que l'amélioration se prononce nettement.

Dans les cas moins graves, on peut laisser une heure de distance entre chaque dose.

On reconnaît que le médicament agit dans le sens de la guérison, lorsque l'animal sort de sa stupeur, regarde autour de lui, fait attention à celui qui le soigne et lorsque le tremblement diminue, ou cesse tout à fait ; que les oreilles sont moins froides ou moins chaudes ; que le poil se couche, que l'œil perd sa fixité, et que l'appétit revient. (Chez les vaches, la sécrétion laiteuse se rétablit.) Dans ce cas, il faut laisser agir quelque temps les doses, avant de les répéter, et pour cela, se baser sur l'intensité plus ou moins grande des symptômes persistants.

Cette maladie est sujette à récidive, et cette récidive peut avoir lieu au bout de quatre à seize heures. Il est donc urgent de surveiller l'animal pendant un ou deux jours, et lui faire prendre :

Arsenicum, 6ᵉ dilution.

Doses. — Douze globules toutes les quatre ou six heures.

Si la récidive avait lieu, on traiterait l'animal de la même manière qu'au début.

Après la guérison, il se manifeste quelques accidents sans gravité qui sont : Tumeurs froides, molles, dures ou indolentes, qui se développent dans diverses régions du corps.

Indurations au fourreau ou aux mamelles, avec suppression ou diminution du lait, ou lait altéré dans sa qualité.

La peau se couvre d'un exanthème, avec ou sans prurit.

Le poil reste piqué, les déjections dures et rares ; il y a emphysème de la peau, avec crépitation ; l'appétit et la rumination ne se rétablissent point, et la peau, excessivement dure, n'obéit point à l'action des muscles.

Tous les accidents ci-dessus cèdent à l'usage prolongé de :

Arsenicum, 6e dilution.

Doses. — Douze globules le matin, et douze globules le soir, pendant trois ou quatre jours.

S'il reste absence d'appétit, ou constipation opiniâtre, on fera prendre :

Nux vomica, 6e dilution.

Doses. — Douze globules matin et soir, pendant un ou deux jours.

Si l'exanthème persiste, on donnera :

Spiritus sulfuratus, 6e dilution.

Doses. — Douze globules tous les deux jours, jusqu'à effet.

Comme préservatif certain du *typhus*, on donnera aux animaux :

Arsenicum, 3e dilution.

Doses. — Huit globules matin et soir, toutes les vingt-quatre heures ; puis ensuite, toutes les douze heures, pendant toute la durée de l'épidémie.

ULCÈRES (SUPPURATION DES). Voyez **Suppuration.** — AU NEZ. Voyez **Nez.** — AUX OREILLES. Voyez **Oreilles.** — AUX YEUX. Voyez **Yeux.**

URINE (FLUX IMMODÉRÉ DE L'). Voyez **Diabète.** — INCONTI-

NENCE D'). Voyez **Incontinence**. — (RÉTENTION D').
Voyez **Rétention et Diabète**.

USURE DES ONGLONS. Voyez **Onglons**.

VARICES.

Chez le cheval. — CAUSES. — Tumeur molle, élastique, produite par la dilatation de la veine saphène, dans l'endroit où elle passe sur la face interne de l'articulation, par suite de trop grands efforts de tirage. Cet accident entraîne souvent la claudication, et cause de la douleur à l'animal.

TRAITEMENT. — *Pulsatilla* et *rhus toxicodendron* sont les seuls remèdes vraiment curatifs de cette affection; on les administrera comme suit :

Pulsatilla, 6ᵉ dilution.

Doses. — Cinq globules matin et soir, tous les deux jours, pendant une semaine.

Attendre ensuite quatre jours, puis, faire prendre à l'animal :

Rhus toxicodendron, 6ᵉ dilution.

Doses. — Les mêmes, et de la même manière que *pulsatilla*. Laisser ensuite dix jours d'intervalle, et continuer ce même traitement, jusqu'à effet curatif.

On a aussi recommandé :

Ledum, 6ᵉ dilution.

Doses. — Les mêmes que les précédents.

VARIOLE.

Chez le chien. — Cet exanthème contagieux est commun chez les jeunes chiens, et demande un traitement prompt, tout en isolant ceux atteints de ceux bien portants.

SYMPTÔMES. — Grande agitation, respiration gênée:

puis, du troisième au quatrième jour, apparition sur le ventre de petites taches semblables à des morsures de puces, formant saillie au-dessus de la peau, et augmentant peu à peu de hauteur, tout en pâlissant au centre, et s'entourant d'une auréole rouge.

Peu après, elles s'emplissent de pus, puis s'affaissent, et forment une pustule qui se dessèche au bout d'un temps variable par sa durée plus ou moins longue. Quand les symptômes suivent la marche naturelle que nous venons de tracer, on ne doit faire aucun traitement ; mais si les taches ont une teinte très-foncée, si elles ne s'élèvent pas au-dessus de la peau et deviennent confluentes, la maladie entraîne souvent la mort.

Dans ce dernier cas, l'animal a le nez chaud, respire avec peine en tirant la langue, recherche la chaleur, mange peu, et boit beaucoup. Il y a aussi ordinairement constipation et rétention d'urine. Si le chien est jeune, il est perdu ; mieux vaut le détruire, afin qu'il n'infecte pas les autres.

TRAITEMENT. — Si l'animal est âgé, on lui fera prendre ce qui suit :

Rhus toxicodendron et **Arsenicum,** 6e dilution, alternés ; un jour l'un, un jour l'autre.

Doses. — Cinq globules matin et soir, jusqu'à quasi-guérison.

Puis on terminera le traitement par :

Dulcamara, 6e dilution.

Doses. — Six globules tous les matins, pendant une semaine.

VENTRE (HYDROPISIE DU). Voyez **Ascite.** — (MAL DE. Voyez **Colique.**

VENTS. Voyez **colique.**

VERGE (PUTRÉFACTION DE LA). Voyez **Putréfaction.**

VERMINE.

Chez les poules. — TRAITEMENT. — Laver les poules avec une décoction de *staphis agria*, et leur donner :

Sulfur, 15e dilution.

Doses. — Trois globules tous les trois jours, jusqu'à effet.

VERRUES.

Chez le cheval. — Excroissances de configuration variable, lisses ou rugueuses, arrondies, et pédiculées ou non pédiculées, dues à des irritations locales de la peau, ou à une cause interne. Les unes sont dures et sèches, les autres, spongieuses, humides, et plus ou moins douloureuses.

TRAITEMENT. — Contre les verrues dures et sèches, donner :

Dulcamara et **Sulfur,** 6e dilution, alternés; un jour l'un, un jour l'autre.

Doses. — Six ou sept globules le matin, pendant quatre jours.

S'il se produit autour des verrues une espèce de zone ulcérée, à bords renversés, il suffira de donner :

Arsenicum, 6e dilution.

Doses. — Cinq globules tous les matins, pour voir disparaître ces symptômes.

Si les verrues sont saignantes, suppurantes et douloureuses, on fera prendre :

Causticum, 6e dilution.

Doses. — Cinq globules tous les matins, jusqu'à effet.

Si les verrues sont grosses, croûteuses, humides, suppurantes et lobées ; d'un aspect sale et dégoûtant, il faudra employer :

Tuya et **Sepia**, 6e dilution, alternés ; tous les deux jours l'un, tous les deux jours l'autre.

Doses. — Cinq globules tous les matins, et lotionner les verrues avec de l'eau contenant deux gouttes de *teinture mère de tuya*, par cuillerées d'eau, jusqu'à guérison.

Contre les petites et nombreuses verrues qui se manifestent surtout aux lèvres, faire prendre :

Calcarea carbonica, 6e dilution.

Doses. — Cinq globules tous les matins.

Chez le bœuf. — Les verrues, chez le bœuf ou la vache, se présentent à la mamelle, au ventre, au dos, au col, à la queue. Elles ont tantôt lisses, rondes, molles, larges ; tantôt pédiculées, déchiquetées, spongieuses, dures, sèches ou humides, sensibles ou insensibles.

Traitement. — Contre les verrues sèches, lisses, non pédiculées, on fera prendre :

Dulcamara, 6e dilution.

Doses. — Douze globules tous les matins, pendant trois jours, et le quatrième jour :

Sulfur, 12e dilution.

Doses. — Douze globules.

Les verrues qui s'ulcèrent demandent :

Arsenicum, 3e dilution.

Doses. — Douze globules tous les deux jours, le matin.

Celles qui saignent et sont douloureuses se traiteront par :

Causticum, 6e dilution.

Doses. — Douze globules le matin, de deux en deux jours.

Les verrues nombreuses et petites qui croissent aux lèvres se traiteront par :

Calcarea carbonica, 6e dilution.

Doses. — Administrée comme *causticum.*

Les fics, ou excroissances humides, croûteuses, déchiquetées, d'un volume énorme et d'un aspect dégoûtant, se traiteront par :

Tuya, 6e dilution.

Doses. — Douze globules le matin, de deux en deux jours, en même temps qu'on fera des lotions de *tuya*, comme il est dit pour le cheval.

Chez le chien. — Cette affection est peu commune chez les chiens.

Traitement. — Cette affection réclame la ligature.

Si elles sont déchiquetées, suintantes et saignantes, on fera des lotions avec :

Eau................................... 30 grammes.
Tuya, teinture mère................... 4 gouttes.
et on donnera à l'intérieur ce médicament (6e dilution).

Doses. — Quatre globules tous les deux jours, le soir.

VERRUES DES MAMELLES. Voyez **Mamelles.**

VERS.

Chez le cheval. — Animaux parasites en quantité innombrable dans l'organisme, et étant toujours le produit d'une cause interne psorique.

On les trouve surtout chez les chevaux mal nourris, ou chez les jeunes poulains sevrés de trop bonne heure.

On distingue plusieurs espèces de vers qui sont, savoir :

1° *Les larves d'œstres*, qui habitent dans l'estomac et le rectum.

Symptômes. — Le cheval qui en est atteint gratte des pieds de devant, pousse son poitrail en avant sur la mangeoire, appuie sa tête, a le regard farouche, et des coliques.

Traitement. — Donner :

China et **Nux vomica**, 6e dilution alternés ; un jour l'un, un jour l'autre.

Doses. — Six globules tous les matins, pendant une semaine.

Puis, attendre deux jours, et donner :

Marum verum, 3e dilution.

Doses. — Huit globules tous les matins, pendant cinq jours.

2° *Les lombrics*, habitant l'intestin grêle.

Symptômes. — La rétraction des flancs est le seul signe qui annonce leur présence.

Traitement. — Donner :

China et **Mercurius solubilis**, 3e dilution, alternés.

Doses. — Les mêmes, et de la même manière que *china* et *nux vomica*.

Puis, après deux jours de repos, donner pendant cinq jours :

Absinthium, 3e dilution.

Doses. — Les mêmes que *marum verum*.

3° *Les ascarides*, dont le siége principal est le rectum.

Symptômes. — Le prurit causé par eux porte souvent le cheval à se frotter le derrière, et le rend quelquefois furieux.

TRAITEMENT. — Donner :

Digitalis et **Ignatia**, 6ᵉ dilution, alternées ; un jour l'une, un jour l'autre.

Doses. — Quatre à six globules le matin, pendant une semaine, comme spécifique.

On recommande aussi, dans le cas où *digitalis* et *ignatia* seraient suffisantes :

Veratrum album, 3ᵉ dilution.

Doses. — Cinq globules tous les matins, pendant six jours.

Si le cheval devenait furieux, on lui donnerait :

Stramonium, 6ᵉ dilution.

Doses. — Quatre globules de demi-heure en demi-heure.

4° *Les fascioles*, vivant dans le foie et les conduits biliaires.

SYMPTÔMES. — Leur présence se décèle par la teinte jaunâtre des yeux du cheval, qui, en outre, se repose souvent sur la jambe gauche de derrière, qu'il place très-avancée sous le ventre.

TRAITEMENT. — Donner :

Graphites et **Petroleum**, 3ᵉ dilution, alternés ; un jour l'un, un jour l'autre.

Doses. — Six globules le matin, pendant une semaine.

Attendre ensuite quatre jours, puis donner :

Magnesia muriatica, 3ᵉ dilution.

Doses. — Cinq globules tous les matins, pendant huit jours.

Attendre ensuite une semaine, puis recommencer ce même traitement jusqu'à effet. Cette même recommandation s'applique aux autres traitements mentionnés plus haut.

Chez le bœuf. — Les vers les plus communs dans l'espèce bovine sont : les *ascarides*, les *oxyures* et les *tœnias*.

Traitement. — Contre les ascarides, donner les médicaments recommandés pour le cheval.

Contre les oxyures, faire prendre :

Cina, 6ᵉ dilution.

Doses. — Douze globules, trois fois par jour, pendant trois jours ;

Et ensuite :

Sulfur, 6ᵉ dilution.

Doses. — Douze globules tous les deux jours, pendant une semaine.

Les tœnias réclament :

Kousso, teinture mère.

Doses. — Quatre gouttes, données dans une cuillerée d'eau tous les matins, pendant une semaine.

Puis, après six jours de repos, faire prendre :

Granatum, 3ᵉ dilution.

Doses. — Douze globules tous les matins, pendant six jours.

Attendre ensuite une semaine, et continuer ce même traitement jusqu'à rendement des vers dans les selles.

On recommande aussi :

Filix mas, 2ᵉ dilution.

Doses. — Donner comme *granatum*.

Chez la brebis. — Traitement. — Le même que pour le cheval et le bœuf.

(Voyez aussi, *Cachexie*, *Pourriture* et *Tournis*.)

Chez les chiens. — Traitement. — Le même que pour le cheval.

VERTIGE OU VERTIGO.

Chez le cheval. — Maladie chronique du cheval, s'annonçant par un trouble des facultés sensitives, apportant une perturbation dans les fonctions ordinaires de la vie.

Causes. — L'insolation, le séjour dans des écuries chaudes et mal aérées, un refroidissement, une fatigue, des coups, des heurts à la tête ; la crainte des châtiments (de l'éperon surtout), y donnent parfois naissance chez les animaux irritables ou sensibles. On ne l'observe guère que pendant la saison chaude ; au début de l'été, par exemple.

Symptômes. — Lenteur et tristesse ; yeux ternes, avec paupières demi-closes ; regard fixe, stupide. L'animal se tient dans le coin le plus obscur de l'écurie, la tête pendante ou appuyée sur le râtelier, et comme endormi. Sa démarche est lente, lourde et incertaine ; il lève les pieds très-haut, et les pose à terre en appuyant la sole entière sur le terrain, soulevant et baissant les membres machinalement, comme un automate et à son propre insu. Maladresse pour se retourner et aller à reculons, avec propension à pencher à droite ou à gauche en marchant.

A mesure que le mal fait des progrès, il devient insensible aux impressions externes ; on peut lui tirer les oreilles, lui croiser les jambes, marcher sur ses sabots, sans qu'il se défende. Lenteur dans l'acte de la mastication ; l'animal mâche lentement le fourrage, n'en avale qu'une partie, et garde le reste dans sa bouche ; en buvant, il enfonce sa tête jusqu'au dessus des naseaux. Plus tard, l'animal court aveuglément jusqu'à ce qu'un obstacle l'arrête, ou bien, il tourne en rond, ou reste tranquille tête basse, et les jambes ramassées sous le ventre, sans pouvoir changer cette attitude, si on ne lui aide à le faire ; absence de fièvre ; respiration lente, profonde, avec langue sale, bouche sèche ou pâteuse.

TRAITEMENT. — Faire prendre :

Chamomilla, 6e dilution.

Doses. — Six globules matin et soir, pendant trois jours ;

Puis, après un jour d'intervalle, donner :

Nux vomica et **Sulfur**, 6e dilution, alternés ; un jour l'une, un jour l'autre.

Doses. — Six globules le matin, pendant douze jours.

Attendre ensuite six jours, et recommencer le traitement jusqu'à bon effet.

Comme médicaments intercurrents, on pourra donner :

Nux vomica, 6e dilution,

Si, pendant la marche, le cheval appuie à gauche.

Arnica, 6e dilution, s'il appuie à droite.

Doses. — Six globules, matin et soir, pendant un jour ou deux, en choisissant ceux de repos, pendant lesquels le cheval ne prend pas de remèdes principaux.

Dans les légers cas de vertige, on fera prendre :

Digitalis et **Opium**, 6e dilution, alternés ; un jour l'un, un jour l'autre.

Doses. — Six globules par jour.

Puis ensuite :

Belladona, 6e dilution.

Doses. — Six globules le matin, pendant trois jours de suite.

On doit ensuite donner après la guérison :

Sulfur, 6ᵉ dilution.

Doses. — Six globules tous les deux jours, pendant six jours.

Chez le bœuf. — CAUSES. — Le vertige se rencontre souvent chez les bœufs de trait, et semble être le résultat de grandes fatigues par un temps chaud.

SYMPTÔMES. — L'animal chancelle tout à coup, puis tombe à terre, ou reste quelque temps sans mouvement ; ce dernier caractère (*absence de mouvement*) différencie le vertige de l'épilepsie.

TRAITEMENT. — Donner :

Aconitum, 6ᵉ dilution.

Doses. — Douze globules de quatre en quatre heures, ou même de deux en deux heures.

Si le vertige est violent, on administrera d'abord :

Aconitum.

Doses. — Douze globules.

Puis, une heure après :

Stramonium et **Cocculus,** 6ᵉ dilution, alternés ; une fois de l'un, une fois de l'autre.

Doses. — Douze globules de quatre en quatre heures, pendant deux jours de suite.

Si l'animal semble ivre, et appuie la tête à droite ou la tient très-basse, on lui donnera :

Arnica, 6ᵉ dilution.

Doses. — Douze globules tous les matins, pendant quatre jours.

Si le moindre effort fatigue beaucoup le bœuf, on lui fera prendre :

China et **Cocculus**, 6ᵉ dilution, alternés; un jour l'un, un jour l'autre.

Doses. — Douze globules le matin, pendant quatre jours.

Chez la brebis. — SYMPTÔMES. — Tête basse; l'animal reste en arrière du troupeau, écarte les jambes, marche en trébuchant et se laisse tomber. Au bout d'un laps de temps fort court en général, la brebis se relève, rejoint le troupeau, et ne présente plus aucun signe de l'accès qu'elle vient d'éprouver.

Les bêtes jeunes, bien nourries, sont principalement attaquées de cette maladie.

TRAITEMENT. — Le même que celui du bœuf.

Chez la chèvre. — CAUSES. — Le vertige, chez ces animaux, est toujours la suite d'une insolation ou d'un afflux de sang vers le cerveau.

SYMPTÔMES. — Oreilles et cornes plus chaudes que d'habitude, yeux brillants, saillants et larmoyants; tête basse, l'animal ne mange ni ne boit, et erre à l'aventure.

TRAITEMENT. — Donner :

Aconitum, 6ᵉ dilution.

Doses. — Huit globules trois fois par jour, à quatre heures de distance, pendant deux jours de suite.

Chez le chien. — CAUSES. — Cette affection atteint les chiens trop bien nourris, ou pléthoriques.

SYMPTÔMES. — Chancellement et chute pendant la marche; le chien reste couché, ne mange pas, a la gueule chaude, les yeux saillants et étincelants.

TRAITEMENT. — Donner :

Aconitum et **Belladona**, 6ᵉ dilution, alternés; un jour l'un, un jour l'autre.

Doses. — Quatre globules matin et soir, jusqu'à guérison.

Chez l'oie. — SYMPTÔMES. — Ailes traînantes, cou allongé, secouement de la tête, inappétence.

TRAITEMENT. — Donner :

Aconitum, 6ᵉ dilution.

Doses. — Trois globules par jour, dans un peu de mie de pain (soit le matin, soit le soir), pendant trois jours de suite.

Chez le canard et le dindon. — TRAITEMENT.— Le même.

Chez le porc. — SYMPTÔMES. — L'animal tourne et chancelle (ordinairement du côté gauche), en grognant quelquefois ; il s'accroupit, tressaille, fouille la terre, bave, et se couche jusqu'à ce qu'il soit agité de nouveau.

TRAITEMENT. — Donner :

Aconitum et **Belladona**, 6ᵉ dilution, alternés ; un jour l'un, un jour l'autre.

Doses. — Six globules matin et soir, jusqu'à guérison.

Si le vertige était furieux, et qu'il ne voulût point céder à *Aconitum* et *Belladona*, il faudrait administrer :

Stramonium, 6ᵉ dilution.

Doses. — Huit globules par jour, soit tout à la fois, soit quatre globules le matin, et autant le soir.

VÉSICULES. Voyez **Ampoules, Exanthèmes.**
VESSIE (CALCULS DE LA). Voyez **Calculs.** — INFLAMMA-

TION DE LA). Voyez **Cystite.** — (SPASMES DE LA). Voyez **Cystospasmes.**

VESSIGONS. Voyez **Molettes et Capelets.**

VICES RÉDHIBITOIRES.

La loi du 28 mai 1838, modifiant l'article 1641 du Code Napoléon, répute vices rédhibitoires les maladies ou défauts ci-après, savoir :

Chez le cheval, l'âne et le mulet. — La fluxion périodique des yeux ; l'épilepsie ou le mal caduc ; la morve ; le farcin ; les maladies anciennes de poitrine ou vieilles courbatures ; l'immobilité ; le cornage chronique ; le tic sans usure des dents ; les hernies inguinales intermittentes ; la boiterie intermittente pour cause de vieux mal.

Chez l'espèce bovine. — La phthisie pulmonaire ou pommelière ; l'épilepsie ou mal caduc ; les suites de la non-délivrance, et le renversement du vagin ou de l'utérus après le part chez le vendeur.

Chez l'espèce ovine. — La clavelée ; cette maladie, reconnue chez un seul animal, entraînera la rédhibition de tout le troupeau, et le sang de rate.

Sans entrer dans la discussion de cette loi, je me contenterai de renvoyer à l'excellent livre qu'ont publié sur ce sujet MM. Ch. M. Galisset, et J. Mignon, qui ont mis en commun leurs connaissances spéciales, et se sont réunis pour donner un commentaire complet de la loi du 20 mai 1838 ; leur commentaire est en quelque sorte l'ouvrage d'un *jurisconsulte-vétérinaire* (1).

(1) *Nouveau traité des vices rédhibitoires ou Jurisprudence vétérinaire, contenant la législation et la garantie dans les ventes et échanges d'animaux domestiques, d'après les principes du code Napoléon*

Après avoir reproduit les textes de la législation, le tableau synoptique selon les anciens usages, et la loi de 1838, les auteurs examinent : 1° les principes généraux sur la garantie due par le vendeur et l'échangiste, suivant les dispositions du Code Napoléon, modifiées par cette loi ; 2° l'interprétation de ses divers articles. 3° Ils traitent de la vente et de l'échange des animaux atteints de maladies contagieuses, et de la vente de ceux destinés à la consommation.

Ils décrivent les procédures à suivre devant les tribunaux et des arbitres, en y joignant les formules des différents actes à faire : requêtes, ordonnances, assignations, compromis, sentences arbitrales et de tiers arbitres.

Ils donnent la description médicale des vices rédhibitoires pendant la vie et après la mort de l'animal ; la nature, les traits distinctifs, et la marche à suivre, par les experts, pour en constater l'existence.

Les auteurs donnent ensuite les formules des actes judiciaires à rédiger pour les différents cas, et des modèles de procès-verbaux dressés et signés, pour la plupart, par les hommes les plus estimés dans la science vétérinaire.

VOMISSEMENTS.

Chez le porc. — Les vomissements auxquels sont

et la loi modificatrice du 20 mai 1838, la procédure à suivre, la description des vices rédhibitoires, le formulaire des expertises, procès-verbaux et rapports judiciaires, et un précis des législations étrangères. Troisième édition, mise au courant de la jurisprudence et augmentée d'un appendice sur les épizooties et l'exercice de la médecine vétérinaire. Paris, 1864. In-18 jésus de 542 pages.

sujets certains porcs, leur ôtent l'appétit, les font maigrir, et peuvent causer leur mort, s'ils durent trop longtemps.

TRAITEMENT. — Si le vomissement tient à la gloutonnerie ou à une affection stomacale, il faudra leur faire prendre :

Arsenicum, 6e dilution.

Doses. — Cinq globules tous les matins, pendant une semaine.

Si *arsenicum* ne produit aucun bon effet, donner :

Antimonium crudum, 6e dilution.

Doses. — Les mêmes, et de la même manière.

Dans tout autre cas si, par exemple, les vomissements tiennent à des spasmes, on fera prendre :

Veratrum album et **Belladona**, 6e dilution, alternés; tous les deux jours l'un, tous les deux jours l'autre.

Doses. — Six globules le matin, jusqu'à effet.

Si ces deux médicaments ne remplissent pas l'effet désiré, donner en place :

Cuprum metallicum, 6e dilution.

Doses. — Six globules tous les matins, pendant trois jours; puis, la même dose de trois en trois jours seulement.

Dans le cas de vomissements par gloutonnerie, faire prendre un médicament qui rendra aussi de grands services :

Pulsatilla, 6e dilution.

Doses. — Les mêmes qu'*arsenicum*.

Chez le chien.—Si le vomissement ne vient que par suite d'avoir trop mangé, il ne faut pas y faire attention.

Mais s'il dure trop longtemps, on donnera :

Cocculus, 6e dilution.

Doses. — Six globules le matin, tous les deux jours, jusqu'à guérison.

Si le vomissement existait en même temps qu'une diarrhée chez l'animal, il faudrait lui administrer :

Veratrum, 6ᵉ dilution.

Doses. — Quatre globules matin et soir, tous les deux jours seulement.

Et si la guérison n'allait pas assez vite, on donnerait :

Cuprum metallicum, 6ᵉ dilution.

Doses. — Cinq globules tous les deux jours, le matin.

VOMISSEMENTS DE SANG. Voyez **Hémoptysie**.

VUE (OBSCURCISSEMENT DE LA). Voyez **Obscurcissement**.

YEUX (MALADIES DES).

Chez le cheval. — Les diverses maladies des yeux peuvent se rapporter à trois catégories, savoir : 1° l'inflammation des parties qui constituent ces organes ; 2° l'obscurcissement des parties constituantes de l'œil qui, à l'état normal, sont transparentes ; 3° la diminution ou l'abolition de la faculté de la vision, par suite de la suspension des fonctions du nerf optique.

Voyez *Albugo, Cataracte, Contusions, Goutte sereine, Ophthalmie*, etc.

Chez la brebis. — TRAITEMENT. — Si l'affection provient d'un corps étranger, qui a pénétré dans l'œil, on en pratique l'extraction, et on le bassine avec de *l'eau arniquée;* en même temps, on fera prendre à l'intérieur :

Aconitum et **Anica**, 6ᵉ dilution, alternés : un jour l'un, un jour l'autre.

Doses. — Douze globules le matin, pendant deux ou trois jours.

S'il reste du trouble dans l'œil, donner d'abord :
Cannabis, 6ᵉ dilution.

Doses. — Douze globules le matin, pendant deux jours.

Et si cela ne suffit pas, faire prendre :
Conium et **Belladona,** 6ᵉ dilution.

Doses. — Douze globules le matin (un jour l'une, un jour l'autre).

L'ophthalmie aiguë provenant d'un refroidissement demande :
Aconitum et **Belladona,** 6ᵉ dilution, alternés.

Doses. — Les mêmes, et de la même manière que *conium* et *belladona.*

Si la cornée présente des taches, faire prendre :
Cannabis, 6ᵉ dilution.

Doses. — Huit globules matin et soir, tous les deux jours seulement.

Si l'ophthalmie est chronique, et accompagnée de larmoiement, administrer :
Euphrasia, 3ᵉ ou 6ᵉ dilution.

Doses. — Douze globules tous les deux jours, pendant une semaine ;

Puis :
Pulsatilla et **Sulfur,** 6ᵉ dilution, alternés ; un jour l'une, un jour l'autre.

Doses. — Dix globules pendant douze jours.

Attendre ensuite quatre jours, et recommencer le traitement par :
Euphrasia.

Doses. — Comme il vient d'être dit.

Dans les ophthalmies survenues à la suite de la clave-lée, ou quand il se développe des pustules sur l'œil, il faut administrer :

Sulfur, 6ᵉ dilution.

Doses. — Douze globules tous les deux jours, jusqu'à guérison.

Dans celles occasionnées par un coup, une blessure, on fera le même traitement que celui décrit dans le cas d'*Ophthalmie provenant d'un corps étranger qui a pénétré dans l'œil*.

YEUX (GONFLEMENT DES). Voyez **Gonflement**. — (INFLAM-MATION DES). Voyez **Ophthalmie.** — (LÉSIONS DES). Voyez **Yeux** (MALADIES DES). — (PLAIES DES). Voyez **Plaies.**

YEUX (ULCÉRATIONS DES).

TRAITEMENT. — Contre les ulcérations des yeux qui peuvent survenir à la suite de violentes ophthalmies ou d'affections des yeux, négligées ou mal traitées, on pres-crira :

Mercurius vivus, 6ᵉ dilution.

Doses. — Une dose tous les matins si l'ulcération est récente, et une dose tous les deux ou trois jours seule-ment, si elle est chronique :

Si, outre l'ulcération, il y a vive inflammation, lar-moiement ou écoulement d'humeur aqueuse par les narines, on donnera :

Euphrasia, 6ᵉ dilution.

Doses. — Six globules tous les jours, ou tous les trois jours, selon le cas.

Si l'ulcération résiste, donner :

Hepar sulfur. et **Causticum**, 6ᵉ dilution, alternes ; un jour l'un, un jour l'autre. (Ou tous les deux jours l'un, tous les deux jours l'autre.)

Doses. — Six globules tous les matins ou tous les deux jours, pendant une semaine.

Puis, si l'ulcération est passée à l'état chronique, faire prendre :

Lycopodium, 6e dilution.

Doses. — Six globules tous les jours, ou tous les deux ou trois jours.

Si ces médicaments n'opèrent pas au bout de quelque temps, il faudra donner :

Calcarea carbonica et **Sulfur**, 12e dilution, alternés comme *hepar sulfur.* et *causticum.*

Si l'œil semble recouvert d'une peau blanche et transparente, avec agglutination des paupières, on administrera :

Conium, 6e dilution.

Doses. — Six globules tous les matins ou tous les trois jours, selon l'ancienneté ou la non-ancienneté de l'affection.

Si l'ulcération des yeux règne épizootiquement, faire prendre :

Sepia, 6e dilution.

Doses. — Huit globules matin et soir, pendant le temps de l'épidémie.

Si la suppuration des yeux est très-violente, donner :

Aurum foliatum et **Ledum** 6e dilution, alternés; tous les deux jours l'un, tous les deux jours l'autre.

Doses. — Huit à dix globules matin et soir, jusqu'à complète amélioration.

FIN.

VÉTÉRINAIRES HOMŒOPATHIQUES

ET LEURS

INDICATIONS THÉRAPEUTIQUES

A

Absinthum, vers.

Acide hydrochlorique, aphthes.

Acidum muriaticum, aphthes, cachexie aqueuse, démangeaison, fièvre nerveuse, pourriture.

Acidum nitri, alopécie, épointure ou éreinture, fièvre froide, glossite, rhumatisme, strangurie.

Acidum phosphoricum, aggravée, aphthes, atteinte, barres (blessures des), diabète, endurcissement de la peau, gonflement des os, inflammation de l'espace interdigité, limace, ozène, pied (maladies du), solbature, stomacace, strangurie.

Acidum sulfuricum, blessures, engravée, glossite, hernies, tremblante, tumeurs en général.

Aconitum, abcès, abeilles (piqûres d'), air (amas d'), ampoules, angine, anorexie, aphthes, apoplexie, asphyxie, asthme, atteinte, battements de cœur, blessures, bouche (maladies de la), brûlures, cachexie aqueuse, calculs de la vessie, catarrhe, catarrhe palmo-naire, démangeaison, diarrhée, douve, dyssenterie, dysurie, effort de cuisse, — d'épaule, — de hanche, encéphalite, enclouure, entérite, épaulure, épilepsie, épointure, érysipèle, étourdissements, fatigue, faux-écart, fièvre inflammatoire, — de parturition, — tuberculeuse, fourbure, fractures, gastrite, glossite, goitre, gonflement du sabot, — du mamelon, gorge (maladies de la), goutte, hématurie, hémorrhagie en général, hépatite, hernies, inflammation en général, — de l'arrière-gorge, — au bas-ventre, — du cou, — de l'espace interdigité, —des jambes, — de la poitrine, lait mêlé de sang, — (tarissement du), langue (inflammation de la), mal subtil des oiseaux, maladie des bois, mamelles (maladies des), métrite, météorisation, morfondure, mue des oiseaux, néphrite, nombril (abcès au), onglons (usure ou blessure des), ophthalmie aiguë, — périodique, oreilles (inflammation et gonflement des), otite, palais (gonflement et inflammation du), parotidite, parturition difficile, périto-nite, pied (maladies du), plaies et maladies de la langue, — des yeux, pleurésie, pneumonie, pourriture des soies, pousse, refroidissement, rétention d'urine, rhumatisme, rougeole, rumination (troubles de la), splénite, strangurie, suppression d'urine, taupe (mal de), toux, tubercules, vertige ou vertigo, yeux (maladies des).

Agaricus, alopécie, fourreau (gonflement du), larmoiement, lippitude.

Alumina, mal de cerf, tête (incommodité des animaux qui ont trop).

Ammonium carbonicum, exostose, gonflement des os, goutte sereine, maladie anglaise des chiens.

Ammonium muriaticum, asthme, cachexie tuberculeuse, catarrhe pulmonaire, syphilis.

Anacardium, goutte sereine, spasmes.

Angustura, gonflement des os, tête (gonflement de la), tumeurs en général.

Anthracin, charbon à la langue, maladie de sang.

Anthrax, typhus.

Antimonium crudum, amaigrissement, angine, anorexie, diarrhée, éponge, gastrite, glandes (gonflement des), indigestion, météorisme, onglons (usure ou blessure des), pepie, pied plat, toux, vomissements.

Antimonium tartaricum, lait acide.

Apis mellifica, alopécie.

Aranea diadema, oreilles (maladies des), — (ulcères aux).

Argentum, glandes (gonflements des).

Argilla, mal de cerf.

Arnica, aggravée, albugo, ampoules, angine, asphyxie, atrophie, avant-cœur, avortement, barres (blessures des), bleimes, blessures, bouche (maladies de la), boulet (entorse du), bourses (inflammation des), brûlures, calculs de la vessie, capelet, castration, cataracte, catarrhe, dysurie, ecchymoses, écorchure au genou, effort de cuisse, — de reins, — d'épaule, — de hanche, endurcissement de la peau, enflure de la cuisse, — du genou, — des jambes, — de la tête, engravée, entérite, entorse, éparvin, épaulure, épointure, éponge, étourdissements, excroissances fongueuses, exostoses, fatigue, faux-écart, fièvre inflammatoire, — nerveuse, fongus au genou, forme, foulure, fourbure, fractures, glandes (gonflement des), gonflement des os, hématurie, hémoptysie, hémorrhagie en général, hernies, incontinence d'urine, inflammation du cou, — de l'espace interdigité, — du nez, — du scrotum, jambes (gonflement des), kystes, lait mêlé de sang, — (écoulement spontané du), — (tarissement du), langue (lésion à la), lippitude, limace, luxation en général, mamelles (maladies des), métrite, météorisation, molettes, morfondure, néphrite, nez (maladies du), nombril (gonflement du), œsophage (corps étrangers dans l'), onglons (usure ou blessure des), ozène, palais (gonflement et inflammation du), paralysie, parturition difficile, paturon (tumeur au), pepie, pied (maladies du), plaies et maladies de la langue, — du nez, — des yeux, ptérygion, queue à l'anglaise, rétention d'urine, rudesse et crevassement de la peau, seime, solbature, taupe (mal de), tête (gonflement de la), trisme des mâchoires, tubercules, tumeurs en général, vertige ou vertigo, yeux (maladies des).

Arsenicum, abcès, aggravée, air (amas d'), alopécie, amaigrissement, anasarque, anorexie, aphthes, ascite, atrophie, atteinte, bleimes, blessures, bouteille, cachexie aqueuse, carie, castration, catarrhe pulmonaire, chancres aux parties génitales, charbon à la langue, chats (maladies des), démangeaison, diarrhée, dyssenterie, eaux aux jambes, échauboulures, écorchure au genou, enclouure, endurcissement de la peau, — enflure de la cuisse, — des jambes, engravée, entérite, éthisie, exanthèmes, farcin, fatigue, feu de Saint-Antoine, fièvre froide, — nerveuse, — muqueuse, — putride, fluxion acrimonieuse, fongus, fourbure, fourchette (abcès à la), furoncles, gale, gastrite, glandes (gonflement des), glossanthrax, glossite, gorge (maladie de la), hydrothorax, indigestion, inflammation du bas-ventre, — de l'espace interdigité, — de la poitrine, jaunisse, kystes, langue (inflammation de la), limace, mal de garrot, maladies des bois, — de sang, mamelles (maladies des), marasme, météorisation, météorisme, morve, nez (mucosités du), nymphomanie, œdème, ophthalmie périodique, oreilles (ulcères aux), — (maladies des), otite, ozène, paturon (tumeur au), pourriture, pied (maladies du), péritonite, pourriture des soies, pousse, putréfaction de la verge, queue (maladie de la), — à l'anglaise, refroidissement, rhumatisme, rudesse et crevassement de la peau,

rumination (troubles de la), solbature, splénite, syphilis, tétanos, tété (incommodité des animaux qui ont trop), tête (gonflement de la), tic, toux, tubercules, typhus, variole, verrues, vomissements.

Arum maculatum, aphthes.

Assa fœtida, blessures, carie, exostose, farcin, fluxion acrimonieuse, glandes (gonflement des), mal de garrot, mamelles (maladies des), morve.

Asarum, indigestion.

Asarum europæum, diarrhée.

Augustura, exostose.

Aurum, abcès, glandes, gonflement des), nez (maladies du), paralysie de la langue.

Aurum foliatum, alopécie, battements de cœur, carie, enflure de la tête, exostose, gastrocèle, gorge (maladies de la), inflammation du nez, lippitude, nez (ulcères du), muguet des agneaux, ozène, tête (gonflement de la), yeux (ulcérations des).

Aurum muriaticum, cachexie tuberculeuse, syphilis.

B

Baryta carbonica, abcès, alopécie, angine, cachexie tuberculeuse, enflure de la tête, éponge, fongus au genou, glandes (gonflement des), gorge (maladie de la), inflammation du nez, nez (maladies du), syphilis, tête (gonflement de la), tubercules.

Baume de soufre térébenthiné, gale.

Belladona, abcès, air (amas d'), albugo, anasarque, angine, anorexie, aphthes, asphyxie, blépharite, catarrhe, catarrhe pulmonaire, dents (ébranlement des dents), diabète, encéphalite, enflure de la tête, épilepsie, érysipèle, étourdissements, fièvre inflammatoire, — nerveuse, — de parturition, fistule salivaire, fourbure, fourreau (gonflement du), fureur, furoncles, glandes (gonflement des), glossite, goître, gorge (maladies de la), goutte, goutte sereine, inflammation du cou, — des jambes, — du nez, lait (tarissement du), — (écoulement spontané du), langue (inflammation de la), mal de cerf, mamelles (maladies des), molettes, morfondure, morve, néphrite, nerf féruré, nez (maladies du), nymphomanie, ophthalmie aiguë, oreilles (maladies des), palais (gonflement et inflammation du), paralysie de la langue, parotidite, péritonite, pied (maladies du), plaies des yeux, ptérygion, rage, tendon des jambes (gonflement du gros), tétanos, tête (gonflement de la), tournis, toux, tubercules, tumeurs en général, vertigo, vomissements, yeux (maladies des).

Borax, aphthes.

Bovista, rétif (animal).

Bryonia, abcès, alopécie, anasarque, angine, anorexie, asthme, battements de cœur, blessures, cachexie aqueuse, catarrhe pulmonaire, démangeaison, douve, effort de cuisse, — d'épaule, — de hanche, — enflure de la cuisse, — des jambes, — exanthèmes, épointure, faux-écart, fièvre froide, — nerveuse, fongus au genou, fourbure, fourreau (gonflement du), glandes (gonflement des), gonflement du mamelon, goutte, hépatite, indigestion, inflammation en général,

— du cou, — des jambes, — du nez, — de la poitrine, mal de garrot, mamelles (maladies des), morfondure, nez (maladies du), œdème, oreilles (inflammation et gonflement des), otite, paralysie, péritonite, pied (maladies du), pleurésie, pneumonie, pourriture, pousse, refroidissement, rhumatisme, rougeole, splénite, tété (incommodités des animaux qui ont trop), toux, tubercules, tumeurs en général.

Bustomacacinum, stomacace.

C

Calcarea carbonica, abcès, aggravée, atteinte, boulet (entorse du), carie, chats (maladies des), épilepsie, éponge, épointure, exostose, fongus au genou, fourbure, frayement aux ars, furoncles, gonflement des os, inflammation du nez, kystes, lait (écoulement spontané du), maladie anglaise des chiens, mamelles (maladies des), morve, nez (ulcères au), obscurcissement de la vue, ophthalmie périodique, oreilles (maladies des), os (inflammation, gonflement, ramollissement des), ouïe (dureté de l'), ozène, paralysie, paturon (tumeur au), phthisie pulmonaire, polypes du nez, pousse, reins (luxations des), verrues, yeux (ulcérations des).

Camphora, fourreau (gonflement du), mamelles (maladies des), syphilis.

Cannabis, albugo, calculs de la vessie, cataracte, fatigue, fourreau (gonflement du), goutte sereine, néphrite, nymphomanie, obscurcissement de la vue, ophthalmie aiguë, — périodique, plaies des yeux, ptérygion, yeux (maladies des).

Cantharis, calculs de la vessie, encéphalite, entérite, fourreau (gonflement du), hématurie, néphrite, nymphomanie, péritonite, rétention d'urine, rut, satyriasis, strangurie, suppression d'urine, syphilis.

Capsicum, enflure du genou.

Capsicum annuum, râlement.

Capsicum jamaicum, angine.

Carbo animalis, alopécie, glossite, langue (inflammation de la).

Carbo vegetabilis, abcès, cachexie tuberculeuse, carie, dents (ébranlement des), diabète, douve, entérite, gale, gastrite, inflammation du bas-ventre, mamelles (maladie des), oreilles (inflammation et gonflement des), plaies et maladies de la langue, syphilis.

Causticum, albugo, cataracte, éponge, faux-écart, goutte sereine, mamelles (maladie des), ophthalmie périodique, paralysie, ptérygion, verrues, yeux (ulcérations des).

Cendre de bois, ladrerie.

Chamomilla, abcès, anorexie, blepharite, blessures, catarrhe, catarrhe pulmonaire, diarrhée, dyssenterie, écorchure au genou, effort de cuisse, endurcissement de la peau, excroissances fongueuses, éponge, fièvre de parturition, fongus, — au genou, fourbure, glandes (gonflement des), gonflement des yeux ou des paupières, hépatite, indigestion, jaunisse, lait visqueux ou puriforme, — (tarissement du), maladie des bois, mamelles (maladie des), morfondure, parturition

difficile, paupières (clôture spasmodique et tubérosités des), rhumatisme, rudesse et crevassement de la peau, spasmes des paupières, tété (incommodités des animaux qui ont trop), toux, tubercules, vertige.

China, alopécie, amaigrissement, anasarque, anorexie, appétit dépravé, ascite, asphyxie, atrophie, avant-cœur, blessures, cachexie aqueuse, carie, diarrhée, enflure de la cuisse, — du genou, — des jambes, étourdissements, fièvre froide, — nerveuse, — putride, fourbure, hémoptysie, hémorrhagie en général, hydrothorax, indigestion, jambes (gonflement des), jaunisse, mal de cerf, maladie anglaise des chiens, marasme, météorisme, mue des oiseaux, muguet des agneaux, nerf féruré, œdème, phthisie pulmonaire, pneumonie, pourriture, pourriture des soies, spermatorrhée, syncope, tendon des jambes (gonflement du gros), tété (incommodités des animaux qui ont trop), vers, vertige.

Cicuta virosa, mal de cerf.

Cina, boulimie, épilepsie, marasme, toux, vers.

Cinabaris, muguet des agneaux.

Clematis erecta, exanthèmes, gale, inflammation du scrotum.

Cocculus, effort de hanche, — de reins, épointure, étourdissements, morve, néphrite, nymphomanie, paralysie, pourriture des soies, spasmes, vertige, vomissements.

Coffea cruda, fourbure, indigestion.

Colchicum autumnale,

anasarque, météorisation, météorisme, phthisie pulmonaire, tympanite.

Colocynthis, effort de cuisse, épointure ou éreinture, néphrite.

Conium, abcès, aggravée, albugo, avant-cœur, barres (blessures des), bleimes, blessures, boulet (entorse du), bourses (inflammation des), cataracte, capelet, endurcissement de la peau, enflure de la cuisse, — des jambes, engravée, exostose, étourdissements, éponge, fongus au genou, fourbure, fourreau (gonflement du), glossite, gonflement des os, goutte sereine, inflammation du scrotum, jarde, lait (écoulement spontané du), langue (inflammation de la), — (lésion de la), lippitude, mal de garrot, mamelles (maladies des), nerf féruré, obscurcissement de la vue, onglons (usure ou blessure des), ophthalmie aiguë, — périodique, plaies des yeux, reins (luxations des), rudesse et crevassement de la peau, solbature, tendon des jambes (gonflement du gros), yeux (maladies des), — (ulcérations des).

Crabria, guêpes (piqûres de).

Croton tiglium, exanthèmes.

Cuprum metallicum, catarrhe pulmonaire, morve, toux, tressaillement des membres, vomissements.

D

Digitalis, ascite, blépharite, catarrhe, hépatite, morfondure, vers, vertige.

Drosera, catarrhe pulmonaire, effort de cuisse, goître, syphilis, toux.

Dulcamara, alopécie, anasarque, arête, bouteille, cachexie aqueuse, catarrhe pulmonaire, démangeaison, échauboulures, enflure des jambes, épaulure, épointure, éponge, exanthèmes, farcin, fièvre tuberculeuse, fourbure, gale, gorge (maladie de la), goutte, indigestion, langue (inflammation de la), mamelles (maladies des), oreilles (maladies des), paralysie, paturon (tumeur au), phthisie pulmonaire, pourriture, pustules, rappe, refroidissement, rhumatisme, sueur rouge, toux, tubercules, variole, verrues.

E

Eau filtrée, excroissances fongueuses.

Eau fraîche, aggravée, ampoules, blessures, brûlures, eaux aux jambes, entérite, glossanthrax, verrues.

Elapscoralina, ouïe (dureté de l').

Euphrasia, albugo, cataracte, gonflement des yeux et des paupières, goutte sereine, larmoiement, lippitude, ophthalmie aiguë, — périodique, plaies d'yeux, ptérygion, taies, yeux (maladies des), — (ulcérations des).

F

Ferrum metallicum, diabète, diarrhée, épaulure, excroissances de la matrice, incontinence d'urine.

Ferrum muriaticum, effort d'épaule, faux-écart.

Filix mas, vers.

G

Granatum, vers.

Graphites, arête, battements de cœur, douve, exanthèmes, kystes, inflammation des jambes, induration des parties génitales, pied plat, pourriture, vers.

H

Helleborus niger, ascite, fièvre nerveuse, pourriture, stomacace.

Hepar sulfur., abcès, angine, furoncles, glandes (gonflement des), goitre, gonflement des os, gorge (maladies de la), inflammation du cou, langue (inflammation de la), lippitude, mamelles (maladies des), molettes, néphrite, nez (maladies du), ophthalmie périodique, otite, phthisie pulmonaire, syphilis, yeux (maladies des).

Hipposudorin, sueurs excessives.

Hippozœnium, farcin, morve.

Hydrocotyle asiatica, arête, exanthèmes, inflammation du nez, lèpre.

Hydrophobin, rage.

Hyoscyamus, catarrhe pulmonaire, dysurie, encéphalite, entérite, fièvre nerveuse, néphrite, paupières (clôture spasmodique et tubérosités aux), rétention d'urine, spasmes des paupières, stomacace, strangurie, suppression d'urine, toux.

I

Ignatia, blépharite, effort de cuisse, gonflement des yeux ou des paupières, vers.

Indigo, enflure des jambes, molettes, paturon (tumeur au).

Iodium, alopécie, amaigrissement, éponge, forme, goitre.

Ipeca, catarrhe pulmonaire, diarrhée, dyssenterie, effort de reins, épointure, étourdissements, fièvre froide, — putride, gastrite, hématurie, indigestion, lait mêlé de sang, mal de cerf, maladies des bois, paralysie de la langue, rétif, spasmes, strangurie, tétanos.

J

Jacea, exanthèmes, gale, malandres.

K

Kali carbonicum, alopécie, asthme, cachexie tuberculeuse, démangeaison, hydrothorax, ladrerie.

Kali sulfuricum, tété (incommodités des animaux qui ont trop).

Kalmia latifolia, battements de cœur.

Kousso, vers.

Kynolium, morve.

Kynotorrhin, oreilles (ulcères aux).

L

Lacerta agilis, ampoules, lampas, palais (gonflement et inflammation du).

Lachesis, angine, asphyxie, atteinte, carie, eaux aux jambes, épaulure, épilepsie, fistule à la couronne, jaunisse, ptérygion.

Laurocerasus, spénite.

Ledum palustre, abeilles (piqûres d'), démangeaison, échauboulures, effort de cuisse, éparvin, éponge, exanthèmes, enflure du genou, fongus au genou, guêpes (piqûre de), inflammation du nez, langue (lésion à la), larmoiement, lippitude, plaies des yeux, tubercules, tumeurs en général, varices, yeux (ulcérations des).

Lycopodium, albugo, alopécie, amaigrissement, anasarque, ascite, battements de cœur, cachexie tuberculeuse, diabète, douve, enflure du genou, épointure, exanthèmes, forme, frayement aux ars, gale, glossite, hépatite, hydrothorax, jaunisse, langue (inflammation de la), lippitude, morve, nerf féruré, parotidite, paupières (clôture spasmodique et tubérosités aux), phthisie pulmonaire, pourriture, rut, suppression d'urine, syphilis, tendon des jambes (gonflement du gros), toux, yeux (ulcérations des).

M

Magnesia carbonica, amaigrissement.

Magnesia muriatica, douve ou fasciole hépatique, hépatite, vers.

Marum verum, vers.

Melampodium, douve ou fasciole hépatique, paturon (tumeur au).

Mercurius corrosivus, dyssenterie, peritonite.

Mercurius solubilis, aphthes, blépharite, dents (ébranlement des), douve, éparvin, exostose, eaux aux jambes, endurcissement de la peau, forme, hépatite, jaunisse, lait (tarissement du), langue (lésion à la), muguet des agneaux, nerf féruré, rudesse et crevassement de la peau, stomacace, tendon des jambes (gonflement du gros, vers.

Mercurius vivus, abcès, ag-

gravée, angine, anorexie, arête, aphthes, barbes, blessures, capelet, chancres aux parties génitales, chats (maladies des), diabète, diarrhée, effort de cuisse, enflure de jambes, exanthèmes, fièvre inflammatoire, — nerveuse, fragilité des os, furoncles, glandes (gonflement des), glossite, gonflement du mamelon, — des os, gorge (maladie de la), hépatite, inflammation de l'arrière-gorge, — du cou, jaunisse, kystes, lampas, langue (inflammation de la), lippitude, mal de cerf, — de garrot, mamelles (maladies des), néphrite, nymphomanie, onglons (usure ou blessure des), ophthalmie périodique, oreilles (inflammation et gonflement des), — (maladies des), otite, ozène, palais (gonflement et inflammation du), phthisie pulmonaire, pied plat, plaies et maladies de la langue, pourriture, roupie, sueur excessive, syphilis, taupe (mal de), tubercules, tumeurs en général, yeux (ulcérations des).

Mezereum, carie, exanthèmes, exostose, gale, nymphomanie, ozène.

Miel de Narbonne, aphthes.

Millefolium, blessures.

N

Natrum muriaticum, alopécie, appétit dépravé, barbes, boulimie, douve, exanthèmes, fièvre nerveuse, — putride, lampas, sueur excessive, tic.

Nitri acidum, lait (tarissement du), langue (inflammation de la).

Nitrum, amaigrissement, catarrhe pulmonaire, dysurie, hydrothorax, inflammation de la poitrine, néphrite, phthisie pulmonaire, pousse, strangurie, toux.

Nux vomica, anorexie, appétit dépravé, asphyxie, boulimie, catarrhe pulmonaire, chats (maladie des), effort de hanche, — de reins, encéphalite, fatigue, entérite, épointure, étourdissement, fièvre muqueuse, — nerveuse, — de parturition, fourbure, furoncles, gastrite, goutte, goutte sereine, hépatite, indigestion, jaunisse, lait aqueux, — bleu, langue (inflammation de la), larmoiement, mal de cerf, marasme, météorisation, météorisme, morve, néphrite, nymphomanie, onglons (usure ou blessure des), parturition difficile, péritonite, refroidissement, rétif, rhumatisme, rougeole, splénite, sueur excessive, tétanos, tété (incommodités des animaux qui ont trop), tic, toux, trisme des mâchoires, typhus, vers, vertige.

O

Opium, asphyxie, catarrhe, encéphalite, enflure des jambes, entérite, étourdissements, fatigue, fièvre nerveuse, fourbure, inflammation de la poitrine, mal de cerf, morfondure, nymphomanie, paralysie, parturition difficile, vertige.

P

Petroleum, bleimes, boulet (entorse du), dyssenterie, fourbure, incontinence d'urine, malandres, oreilles (maladies des), rappe, vers.

Petroselinum, rétention d'urine.

Phosphori acidum, enclouure, exostose, fourchette (pourriture, suintement, suppuration de la), maladie anglaise des chiens, nez (maladies du), nymphomanie, onglons (usure ou blessure des), rudesse et crevassement de la peau.

Phosphorus, alopécie, carie, diarrhée, effort de reins, épointure, excroissances fongueuses, fongus aux cornes, forme, lait acide, — (mauvais goût du), — mêlé de sang, néphrite, nerf féruré, phthisie pulmonaire, rudesse et crevassement de la peau, seime, tendon des jambes (gonflement du gros).

Piper hispanicum, râlement.

Platina, nymphomanie, paralysie de la langue, parturition difficile, satyriasis, spasmes.

Plumbum, néphrite.

Psoricum, alopécie, gonflement des yeux et des paupières, larmoiement, lippitude.

Pulsatilla, abcès, aggravée, albugo, amaigrissement, anasarque, anorexie, appétit dépravé, avortement, bleimes, blépharite, blessures, boulimie, cataracte, catarrhe pulmonaire, diabète, diarrhée, effort de reins, enflure du genou, éponge, étourdissements, exanthèmes, fièvre inflammatoire, — de parturition, fistule, — au nez, gastrite, gelés (membres), glandes (gonflement des), gorge (maladie de la), goutte, goutte sereine, hydrothorax, incontinence d'urine, indigestion, inflammation en général, — des jambes, de la poitrine, jugulaire (fistule à la), lait aqueux, — bleu, — pulvre en crème, larmoiement, mal de garrot, mamelles (maladies des), marasme, molettes, nymphomanie, œdème, onglons (usure ou blessure des), ophthalmie périodique, oreilles (ulcères aux), — (maladies des), otite, ouïe (dureté de l'), parturition difficile, paupières (clôture spasmodique et tubérosités aux), pied (maladies du), rétif, rougeole, rumination (troubles de la), strangurie, syncope, taupe (mal de), tété (incommodités des animaux qui ont trop), tic, toux, varices, vomissements, yeux (maladies des).

R

Rana bufo, épilepsie.

Ranunculus glacialis, pneumonie.

Ranunculus sceleratus, air (amas d').

Rheum, diarrhée, dyssenterie, indigestion, maladies des bois.

Rhododendron, induration des parties génitales.

Rhus toxicodendron, anasarque, arête, atrophie, avortement, blessures, boulet (entorse du), brûlures, capelet, catarrhe, chats (maladie des), démangeaison, échauboulures, effort de cuisse, — de reins, — d'épaule, — de hanche, encastelure, endurcissement de la peau, enflure des jambes, engravée, entérite, entorse, épar vin, épaule (distension des muscles de l'), épaulure, épointure, éponge, exanthèmes, exostose, fatigue, faux-écart, fièvre nerveuse, — de parturition, — tuberculeuse, forme, foulure, fourbure, fourreau (gonflement du), gale, goutte, incontinence d'urine, inflammation

en général, — des jambes, jambes (gonflement des), jarde, limace, luxations en général, — de la rotule, maladie anglaise des chiens, mamelles (maladies des), météorisme, molettes, morve, nerf féruré, nez (maladies du), paralysie, péritonite, pourriture des soies, refroidissement, reins (luxation des), rhumatisme, rougeole, rudesse et crevassement de la peau, solbature, tendons (distension des), tendon des jambes (gonflement du gros), tubercules, varices, variole.

Ruta, boulet (entorse du), luxations en général, pied (maladies du).

Ruta graveolens, entorse.

S

Sabina, avortement, métrite, nymphomanie, parturition difficile.

Salamandra, épilepsie.

Sassaparilla, albugo, alopécie, calculs de la vessie, malandres, rappe.

Scabiendinum equorum, arête, démangeaison, gale, malandres.

Scirrhomin, induration des parties génitales.

Secale cornutum, anasarque, avortement, carie, eaux aux jambes, mamelles (maladies des), nez (maladie du), ozène, parturition difficile, paturon (tumeur au), putréfaction de la verge.

Sepia, abcès, anasarque, appétit dépravé, atrophie, blépharite, blessures, bouline, carie, écorchure au genou, encastelure, endurcissement de la peau, éponge, exanthèmes, excroissances fongueuses, fongus, gale, gonflement des yeux et des paupières, jambes (gonflement des), jarde, lippitude, molettes, parturition difficile, paupières (clôture spasmodique et tubérosités aux), pied comble, — plat, rudesse et crevassement de la peau, seime, spasmes des paupières, spermatorrhée, sueur excessive, syncope, tendon des jambes (gonflement du gros), verrues, yeux ulcérations des).

Silicea, abcès, blessures, boulimie, cachexie tuberculeuse, capelet, carie, eaux aux jambes, enflure du genou, éparvin, exostose, éponge, fistule, — au nez, fongus au genou, furoncles, glandes (gonflement des), glossite, gonflement des os, jugulaire (fistule à la), kystes, langue (inflammation de la), lippitude, mal de garrot, mamelles (maladies des), onglons (usure ou blessure des), os (inflammation, gonflement, ramollissement des), otite, queue (maladie de la), reins (luxation des), seime, syphilis, tendon des jambes (gonflement du gros), tubercules, tumeurs en général.

Solanum nigrum, maladie de Saint-Guy.

Spigelia, blépharite, incontinence d'urine, ophthalmie aiguë — périodique, spasmes.

Spiritus sulfuratus, arète, cachexie tuberculeuse, endurcissement de la peau, fourchette (pourriture, suintement, suppuration de la), gorge (maladie de la), paturon (tumeur au), syphilis, typhus. V. *Sulfuris spiritus*.

Spongia tosta, air (amas d'), angine, asthme, catarrhe, glandes (inflammation des), goitre, inflammation du cou, morfondure, crête (inflammation des).

Squilla, aggravée, asthme, atteinte, bleimes, enclouure, enflure des jambes, fourchette (abcès à la), — (pourriture, suintement, suppuration de la), fractures, inflammation de l'espace interdigité, onglons (usure ou blessure des), ozène, paturon (tumeur au), pied comble, — plat, — (maladies du), seime, toux.

Squilla maritima, encastelure, nez (maladie du), pousse.

Stannum, phthisie pulmonaire.

Staphisagria, aphthes, arète, démangeaisons, dents (ébranlement des), exanthèmes, fourbure, gale, lippitude, paupières (clôture spasmodique et tubérosités aux), polypes du nez, stomacace, strangurie, tubercules.

Stramonium, épilepsie, étourdissements, fièvre nerveuse, gastrite, gonflement des yeux ou des paupières, pousse, vers, vertige.

Sulfur, aggravée, albugo, alopécie, amaigrissement, ampoules, aphthes, arète, atrophie, atteinte, blépharite, blessures, boulet (entorse du), bourses (inflammation des), brûlures, cachexie aqueuse, — tuberculeuse, capelet, carie, castration, cataracte, catarrhe, catarrhe pulmonaire, chancres aux parties génitales, charbon à la langue, chats (maladies des), démangeaison, dents (ébranlement des), diarrhée, eaux aux jambes, échauboulures, effort de reins, encastelure, encéphalite, enclouure, enflure de la cuisse, — du genou, — des jambes, entorse, éparvin, épointure, éponge, éthisie, exanthèmes, exostose, farcin, faux-écart, fièvre nerveuse, — putride, fongus au genou, fourbure, fourreau (gonflement du), frayement des os, gale, gonflement des os, — des yeux ou des paupières, gorge (maladie de la), goutte sereine, inflammation de l'arrière-gorge, — du nez, — du scrotum, jaunisse, lait acide, — (mauvais goût du), —aqueux,— (écoulement spontané du), — (tarissement du), lampas, limace, mal subtil des oiseaux, maladie anglaise des chiens, malandres, mamelles (maladies des), marasme, morfondure, morve, nerf féruré, nez (maladie du), — (ulcère au), noir, nymphomanie, obscurcissement de la vue, œstres, ophthalmie périodique, oreilles (maladies des), — (ulcères aux), os (exostose, inflammation, gonflement, ramollissement des), ouie (dureté de l'), ozène, paralysie, parotidite, pied comble, — plat, pneumonie, pourriture des soies, ptérygion, pustules, putréfaction de la verge, queue (maladie de la), rappe, reins (luxation des), rhumatisme, roupie, seime, spermatorrhée, strangurie, sueur excessive, taupe (mal de), tendon des jambes (gonflement du gros), tournis, toux, tumeurs en général, vermine, verrues, vers, vertige, yeux (maladies des), — (ulcérations des).

Sulfuris acidum, langue inflammation de la), rudesse et crevassement de la peau.

Sulfuris spiritus, rudesse et crevassement de la peau. Voy. *Spiritus sulfuratus*.

Symphytum, barres (blessures des), blessures, écorchure au genou, effort de cuisse, — de reins, —d'épaule, — de hanche, enflure de jambes, épaulure, faux-

écart, fractures, — des os, gonflement des os, plaies du nez.

T

Tartarus depuratus, lait (mauvais goût du).

Teucrium marum, polypes du nez.

Tinctura sulfuris, amaigrissement, gale, noir.

Tuya, blessures, capelet, chancres aux parties génitales, eaux aux jambes, enflure des jambes, exanthèmes, excroissances, fièvre putride, fongus aux cornes, fourbure, fourchette (pourriture, suintement, suppuration de la), gale, malandres, mamelles (maladies des), molettes, nerf féruré, nymphomanie, rappe, syphilis, verrues.

U

Uva ursi, calculs de la vessie, hématurie.

V

Veratrum album, ascite, asthme, cachexie aqueuse, chats (maladies des), diarrhée, encéphalite, épaulure, fatigue, fièvre nerveuse, fourbure, gale, mal de cerf, maladie des bois, morve, paralysie, pourriture, rétif, vers, vomissements.

Vinca major, farcin, gale.

Z

Zincum metallicum, épointure ou éreinture, faux-écart, gale, rudesse et crevassement de la peau.

POSOLOGIE VÉTÉRINAIRE HOMŒOPATHIQUE

Quand on trouve dans cet ouvrage la phrase suivante : *jours de repos, jours d'intervalle :* cela signifie, *qu'on ne donne pas de médicaments pendant le nombre précité de ces jours.*

Généralement, le nombre de globules à administrer à la race bovine et ovine, doit être le double de celui du cheval, du chien et du porc.

Les globules peuvent se donner à sec, dans la bouche ou la gueule de l'animal, ou bien, dissous dans un demi-verre d'eau de source ou de rivière, aussi pure que possible.

Dans tous les cas, il vaudra mieux les donner à sec, que d'employer des eaux impures, ou des eaux de puits, chargées de carbonate de chaux. Ainsi, les eaux cuisant mal les légumes, ou dissolvant mal le savon, sont impropres à cet usage.

On pourra se procurer les médicaments homœopathiques :

A PARIS, chez MM. CATELLAN frères, pharmaciens, rue du Helder, 15.
Chez M. WEBER, pharmacien, rue Neuve-des-Capucines, 8.
A LYON, chez M. BORRELLY, pharmacien, rue Impériale, 15.

ANIMAUX DOMESTIQUES

ET LEURS MALADIES

A

Agneau, noir.
Ane, vices rédhibitoires.

B

Bêtes à cornes, luxations, oreilles (ulcères aux). Voy. *Bœuf, Bouc, Chèvre, Vache* et *Veau.*

Bêtes à laine, fourchet. Voyez *Agneau, Bouc, Brebis, Chèvre, Mouton.*

Bœuf, aggravée, amaigrissement, anasarque, angine, ascite, boulimie, catarrhe pulmonaire, diarrhée, effort de reins, — d'épaule, — de hanche, encéphalite, enflure de la cuisse, — des jambes, — de la tête, entérite, éparvin, épaule (distension des muscles de l'), épilepsie, épointure, étourdissements, fièvre nerveuse, fongus aux cornes, — au genou, fractures, gale, gastrite, glossanthrax, glossite, goitre, gonflement des os, hématurie, hépatite, hydrothorax, indigestion, inflammation du bas-ventre, — de l'espace interdigité, jaunisse, kystes, limace, luxations, maladies des bois, météorisation, néphrite, nez (ulcères au), œdème, onglons (usure ou blessure des), œstres, ophthalmie périodique, oreilles (maladies des), ozène, paralysie, péritonite, phthisie pulmonaire, pied (maladies du), pleurésie, pneumonie, pourriture, pousse, putréfaction de la verge, queue (maladie de la), rage, refroidissement, reins (luxation des), rétention d'urine, rhumatisme, splénite, stomacace, tétanos, tournis, ou tournoiement, toux, tubercules, tumeurs en général, typhus, verrues, vers, vertige ou vertigo. Voy. *Bêtes à cornes, Espèce bovine.*

Bouc, encéphalite. Voy. *Bêtes à cornes, Bêtes à laine.*

Brebis, amaigrissement, angine, anorexie, ascite, diarrhée, dyssenterie, encéphalite, entérite, épilepsie, érysipèle, gale, glossanthrax, hématurie, hépatite, jaunisse, luxations, maladies des bois, — de Saint-Guy, mamelles (maladies des), métrite, néphrite, onglons (usure ou blessure des), œstres, ophthalmie périodique, parturition difficile, pneumonie, pourriture, rage, rougeole, stomacace, tournis ou tournoiement, toux, tremblante, tumeurs en général, vers, vertige ou vertigo, yeux (maladies des). Voyez *Bêtes à laine.*

C

Canard, vertige ou vertigo.

Voy. *Oiseaux de basse-cour, Volaille.*

Chat, chats (maladie des), œsophage (corps étrangers dans l'), pneumonie.

Cheval, amaigrissement, angine, aphthes, appétit dépravé, arête, bleimes, boulimie, chancres aux parties génitales, démangeaison, effort de reins, encéphalite, enflure du genou, — des jambes, entérite, éparvin, épaule (distension des muscles de l'), épilepsie, éponge, épointure, étourdissements, fièvre nerveuse, — putride, fistule à l'anus, — au nez, fongus, — au genou, fractures, gale, gastrite, glossanthrax, glossite, gonflement du mamelon, — des os, — des yeux ou des paupières, gourme, goutte sereine, hématurie, hémoptysie, hépatite, hernies, hydrothorax, incontinence d'urine, indigestion, inflammation du bas-ventre, — des jambes, — du nez, — de la poitrine, — du scrotum, jarde, jaunisse, lampas, larmoiement, lippitude, luxation de la rotule, malandres, météorisme, molettes, morfondure, néphrite, nez (ulcères au), ophthalmie, oreilles (ulcères aux), otite, ozène, palais (gonflement et inflammation du), paralysie, — de la langue, parotidite, paturon (tumeur au), péritonite, phthisie pulmonaire, pied comble, pleurésie, pneumonie, pousse, ptérygion, rage, rappe, refroidissement, reins (luxation des), rétention d'urine, rhumatisme, satyriasis, seime, splénite, stomacace, strangurie, sueur excessive, syncope, taupe (mal de), tendon des jambes (gonflement du gros), tétanos, tête (gonflement de la), tic, toux, trisme des mâchoires,

tubercules, tumeurs en général, typhus, varices, verrues, vers, vertige ou vertigo, vices rédhibitoires, yeux (maladies des). Voy. *Etalon, Jument.*

Chèvre, alopécie, anorexie, ascite, encéphalite, inflammation du bas-ventre, maladies des bois, mamelles (maladie des), métrite, onglons (usure ou blessure des), ophthalmie périodique, parturition difficile, pied (maladies du), pneumonie, toux, tumeurs en général, vertige ou vertigo. Voy. *Bêtes à cornes, Bêtes à laine.*

Chien, aggravée, amaigrissement, angine, aphthes, boulimie, diabète, diarrhée, épilepsie, éponge, fièvre nerveuse, fluxion acrimonieuse, fractures des os, furoncles, gale, gastrite, hématurie, hydrothorax, induration des parties génitales, larmoiement, lippitude, luxation, morve, œsophage (corps étrangers dans l'), ophthalmie, oreilles (inflammation et gonflement des), — (maladies des), ozène, pied (maladies du), pneumonie, ptérygion, rage, rétention d'urine, rhumatisme, spasmes, toux, tressaillement des membres, variole, verrues, vers, vertige ou vertigo, vomissements.

Chienne, mamelles (maladie des), métrite, parturition difficile.

D

Dindon, vertige ou vertigo. Voy. *Oiseaux de basse-cour, Volaille.*

E

Espèce bovine, syphilis, vices rédhibitoires. Voy. *Bœuf, Vache, Veau*.

Espèce ovine, vices rédhibitoires. Voy. *Brebis, Mouton*.

Étalon, nymphomanie, spermatorrhée, syphilis. Voy. *Cheval*.

J

Jument, métrite, nymphomanie, parturition difficile, syphilis. Voy. *Cheval*.

L

Laie, parturition difficile. Voy. *Porc*.

Lapin, bouteille, ophthalmie.

M

Mouton, angine, aphthes, ascite, dyssenterie, étourdissements, fracture des os, nez (ulcères au), ozène, tétanos. Voy. *Bêtes à laine, Brebis*.

Mulet, vices rédhibitoires. Voy. *Cheval*.

O

Oie, vertige ou vertigo. Voy. *Oiseaux de basse-cour, Volaille*.

Oiseaux de basse-cour, entérite, gonflement du jabot, goutte sereine, pepie. Voy. *Canard, Dindon, Oie, Poule, Volaille*.

Oiseaux de cage et de volière, gonflement du jabot, goutte sereine, pepie.

P

Porc, amaigrissement, ampoules, angine, anorexie, ascite, catarrhe pulmonaire, diarrhée, encéphalite, engravée, épilepsie, feu de Saint-Antoine, fièvre inflammatoire, fourbure, fractures des os, fureur, gale, gastrite, jaunisse, luxations, ophthalmie périodique, oreilles (maladies des), pneumonie, pourriture des soies, rage, rougeole, sueur rouge, tumeurs en général, tympanite, vertige ou vertigo, vomissements.

Poulain, nombril (gonflement du). Voy. *Cheval*.

Poule, diarrhée, pustules, roupie, toux, vermine. Voy. *Oiseaux de basse-cour, Volaille*.

V

Vache, anasarque, catarrhe pulmonaire, épointure, fièvre nerveuse, — de parturition, hépatite, hernie, hydrothorax, limace, mamelles (maladies des), métrite, météorisation, onglons (usure ou blessure des), paralysie, parturition difficile, stomacace, tic, tubercules. Voy. *Espèce bovine*.

Veau, aphthes, effort de hanche, — de reins, maladie de Saint-Guy, marasme, nez (mucosités du), nombril (gonflement du), râlement. Voy. *Espèce bovine*.

Volaille, ampoules, entérite. Voy. *Canard, Dindon, Oie, Oiseaux de basse-cour, Poule*.

J. B. BAILLIÈRE et FILS

LIBRAIRES DE L'ACADÉMIE IMPÉRIALE DE MÉDECINE

Rue Hautefeuille, 19, à Paris

PUBLICATIONS HOMŒOPATHIQUES

Annales de la médecine homœopathique, publiées par les docteurs Léon Simon, G. H. G. Jahr et Croserio. Paris, 1842, 2 vol. in-8, publiés en 10 cahiers.   20 fr.

Archives de la médecine homœopathique, publiées par une Société de médecins de Paris, collection de 1834-1837, 6 vol. in-8.
                              30 fr.

Art médical (l'), journal de médecine générale et de médecine pratique fondé par J. P. Tessier. — Rédacteurs : MM. Champeaux, J. Davasse, Dufresne, Escallier, Frédault, Hermel, Jorez, Jousset, Labrune, Lecorney, Mailhot, Milcent, Ozanam, Patin, Ravel et Violet. Paraissant le 1er du mois par cahiers de 5 feuilles, et formant chaque année 2 vol. in-8 de 480 pages chacun.

Abonnement annuel : pour Paris, 15 fr. ; pour les départements, 18 fr. ; pour l'étranger, 21 fr.

La collection des années 1855 à 1864 forme 20 vol. grand in-8.— Prix de chaque année, formant 2 vol. grand in-8.   15 fr.

BEAUVAIS (DE SAINT-GRATIEN). **Clinique homœopathique,** ou Recueil de toutes les observations pratiques recueillies jusqu'à nos jours. Paris, 1830-1839. Ouvrage complet. 9 forts vol. in-8.
                              45 fr.

— Effets toxiques et pathogénétiques de plusieurs médicaments sur l'économie animale dans l'état de santé. Paris, 1845, in-8, XII, 420 p. avec 8 tabl. in-folio.   5 fr.

BERTHOLDI. Conseils d'un médecin homœopathe, ou moyen de se traiter soi-même homœopathiquement dans les affections ordinaires, et premiers secours à administrer dans les cas graves. Importance d'une pharmacie homœopathique domestique, sa composition et moyen de se la procurer. Traduit de l'allemand par Sarrazin. Paris, 1837, in-8, 180 p.   2 fr. 25

BIGEL. Examen théorique et pratique de la méthode curative du docteur Hahnemann, nommée homœopathique. Varsovie, 1829, 3 vol. in-8.   9 fr.

BŒNNINGHAUSEN (C. DE). **Manuel de thérapeutique homœopathique,** pour servir de guide au lit des malades et à l'étude de la matière médicale pure, traduit de l'allemand par le docteur D. Roth. Paris, 1846, 1 vol. grand in-12, LVIII, 570 p.   7 fr.

— Les aphorismes d'Hippocrate, accompagnés des gloses

d'un homœopathe, traduit de l'allemand par le docteur Monremans. Bruxelles, 1864, 2 vol. in-8.   12 fr.

BOJANUS. L'art médico-chirurgical en Russie. Application de la médecine homœopathique aux traitements chirurgicaux. Faits divers de médecine opératoire. Comptes-rendus des résultats obtenus à l'hôpital des Apanages de Nijny-Nowgorod. Bruxelles, 1864, in-8 de iv-233 p., avec atlas de 15 pl. photo-lithographiques.
                                                                        7 fr.
— Le même, papier vélin.   12 fr.

BORET (de). **Notice sur la médecine homœopathique**, ou Exposé de la nouvelle doctrine médicale. Paris, 1857, in-8, 24 p.
                                                                        75 c.

BOYER. Étude sur l'ophthalmoscope. Paris, 1864, in-8 de 78 p.   1 fr. 50

BRENTANO. L'omiopatia in Italia. Rivista annuale di medicina omiopatica, anno primo. Milano, 1864, in-12 de 671 p.   7 fr. 50

BOURGEOIS (L. X.). **Qu'est-ce que l'homœopathie?** Paris, 1858, in-12 de 52 p.   75 c.

— **L'homœopathie professée à l'école de Médecine de Paris**. Paris, 1860, in-8 de 44 p.   1 fr. 25

— **Les passions dans leurs rapports avec la santé et les maladies. — L'Amour**, 2ᵉ édition, augmentée. Paris, 1862, in-12, 112 p.   1 fr.

— **Le Libertinage**, 2ᵉ édition, augmentée. Paris, 1863, in-12, 160 p.   1 fr.

— **De l'influence des maladies de la femme** pendant la grossesse sur la santé et la constitution de l'enfant. Paris, 1862, in-4 de 126 p.   3 fr. 50

CHARGÉ (A.). **L'homœopathie et ses détracteurs**, à l'occasion de l'épidémie de choléra qui a régné à Marseille en 1854. Paris, 1855, in-8, 236 p.   3 fr.

— **De l'homœopathie**. Encore une fois, qu'est-ce que l'homœopathie? Il faut en finir avec elle? 1 vol. gr. in-8 de 140 p.   3 fr. 50

CHAUVET (N. M.). **L'avenir de l'homœopathie**. Lettres à M. le docteur Bretonneau. Paris, 1860, in-8, 408 p.   6 fr.
— *Séparément*, les séries deuxième et troisième. Prix de chacune.
                                                                        2 fr.

— **La médecine officielle au dix-neuvième siècle**, considérée sous le double rapport de l'économie sociale et de l'économie domestique. Lettre à tout le monde. Paris, 1861, in-8, 48 p.   1 fr.

CROSERIO (Camille). **Statistique de la médecine homœopathique**. Paris, 1848, in-8, 68 p.   2 fr.

DAVASSE (Jules). **Des fièvres éphémère et synoque**. Paris, 1847, in-4, 88 p.   1 fr. 50

— **Thérapeutique expérimentale : Étude sur les effets et les indications de la strychnine** et de la noix vomique dans le traitement du choléra. Paris, 1854, in-8, 63 p. Suivie d'une réponse aux aphorismes d'un adversaire.   1 fr. 50

DAVASSE (Jules). **Des vomissements dits incoercibles de la grossesse.** Paris, 1857, in-8 de 96 p.   2 fr. 50

— **Études cliniques. La grippe et la pneumonie grippale.** Paris, 1858, in-8 de 77 p.   1 fr. 50

— **Note de matière médicale et de thérapeutique sur la glycérine.** Paris, 1859, in-8 de 68 p.   1 fr. 50

—**Études cliniques sur quelques médications nouvelles**, et en particulier sur l'emploi et les indications de la belladone, dans le traitement de la passion iliaque. Paris, 1860, in-8, 104 p.   2 fr. 50

— **Les Aïssaoua** ou les Charmeurs de serpents. Nouvelle édition. Paris, 1862, in-8 de VIII-96 p.   2 fr.

— **La syphilis**, ses formes, son unité. Paris, 1865, in-8 de XII-568 p.   8 fr.

DES GUIDI (COMTE S.). **Lettre aux médecins français sur la médecine homœopathique.** 4e édition, précédée d'une nouvelle préface contenant la relation de la réception faite par S. M. l'Empereur au comte S. des Guidi, à Lyon, et suivie des biographies et portraits de S. Hahnemann et de S. des Guidi, par le docteur F. Perrussel. Paris. 1861, in-8 de XVI-144 p.   2 fr.

— **Lettre à MM. les membres de la Société royale de médecine**, sur la réponse qu'ils ont adressée au Ministre de l'instruction publique, au sujet de l'homœopathie. Lyon, 1835, in-8, 23 p.   75 c.

DESSAIX (J. M.). **L'homœopathie et ses agresseurs**, au nom de la Société de médecine homœopathique de Lyon. Lyon, 1835, in-8.   2 fr.

Empirisme (de l') et du progrès scientifique en médecine à propos des conférences de M. le professeur Trousseau, par un rationaliste, docteur en médecine de la Faculté de Paris. Paris, 1863, in-18 jésus, 174 p.   2 fr.

ESPANET (LE FRÈRE ALEXIS). **Traité méthodique et pratique de matière médicale et de thérapeutique**, basé sur la loi des semblables. Paris, 1861, in-8 de XXXII-808 p.   9 fr.

— **Études élémentaires d'homœopathie** complétées par des applications pratiques à l'usage des médecins, des ecclésiastiques, des communautés religieuses, des familles, etc. Paris, 1856, in-18 jésus, VIII-380 p.   4 fr. 50

— **Clinique médicale homœopathique de Staouëli** (Algérie) pendant l'année 1850. Paris, 1851, in-8, 250 p.   3 fr. 50

FRÉDAULT. Physiologie générale. Traité d'anthropologie physiologique et philosophique. Paris, 1863, in-8, XVI-854 p.   11 fr.

— **Des rapports de la doctrine médicale homœopathique** avec le passé de la thérapeutique. Lettre à M. le docteur J. P. Tessier. Paris, 1852, in-8 de 84 p.   1 fr. 50

— **Études d'anatomie pathologique.** Paris, 1855, in-8.   2 fr.

— **Note sur un nouveau ver vésiculaire** trouvé dans le cerveau. Paris, gr. in-8, 15 p.   50 c.

GABALDA. Recherches sur l'asthme. Paris, 1854, in-8, 55 p.
                1 fr. 25

GABALDA. De la contagion des symptômes secondaires de la syphilis. Paris, 1859, in-8 de 29 p.   1 fr.

— **De l'enseignement de la thérapeutique à l'école de Paris.** (Examen du *Traité de thérapeutique et de matière médicale* de MM. Trousseau et Pidoux.) Paris, 1858, in-8 de 95 p.   2 fr.

GOUT (F.). **L'école officielle devant son principe, l'allopathie** dans les faits, suivi d'un Essai de synthèse caractéristique sur le tartre stibié, l'aconit, l'arnica, l'arsenic et le quinquina. 2e édition. Paris, 1858, in-8 de 112 p.   2 fr. 50

GRANIER (Michel). **Conférence sur l'homœopathie.** Paris, 1858, in-8, viii-524 p.   5 fr.

— **Des homœopathes et de leurs droits.** Paris, 1860, in-8 de 170 p.   2 fr. 50

GRIESSELICH. Manuel pour servir à l'étude critique de l'homœopathie, traduit de l'allemand par le docteur Schlesinger-Rahier. Paris, 1849, in-12, viii-416 p.   3 fr.

GRUZEWSKI (W.). **L'homœopathie ou l'action des doses infinitésimales,** démontrée directement par des essais, avec des gravures présentant l'état des parties malades, tant pendant l'action de ces doses que pendant la cessation de toute médication. Paris, 1861, in-8, 46 p. avec 1 fig. et 4 pl.   1 fr. 50

HAAS (J. L.). **Mémorial du médecin homœopathiste**, ou Répertoire alphabétique de traitements et d'expériences homœopathiques, pour servir de guide dans l'application de l'homœopathie au lit du malade; traduit de l'allemand par J. L. Jourdan. 2e édition, revue et augmentée. Paris, 1850, in-18, 285 p.   3 fr.

HAHNEMANN (Samuel). **Exposition de la doctrine homœopathique, ou Organon** de l'art de guérir, traduit de l'allemand, sur la dernière édition, par le docteur J. L. Jourdan. 4e édition, augmentée de commentaires et précédée d'une notice sur la vie, les travaux et la doctrine de Hahnemann, par le docteur Léon Simon père. Paris, 1856, in-8, xlviii-568 p., avec un portrait gravé sur acier.   8 fr.

— **Études de médecine homœopathique,** par le docteur S. Hahnemann. Paris, 1856, 2 vol. in-8 de chacun 600 p.   14 fr.

Chaque volume se vend séparément.   7 fr.

— **Doctrine et traitement homœopathique des maladies chroniques.** Traduit de l'allemand sur la dernière édition, par A. J. L. Jourdan. 2e édition, entièrement refondue et considérablement augmentée. Paris, 1846, 3 vol. in-8, chacun de 600 p.   23 fr.

— **Reine Arzneimittellehre.** Dresden, 1830, 6 vol. in-8.   36 fr.

— **Portrait d'Hahnemann,** fondateur de la doctrine homœopathique, très-belle gravure sur acier, in-4, papier de Chine.   2 fr. 50

— **Analyse complète et raisonnée** de la matière médicale de S. Hahnemann, où sont exposés les principes et les conséquences de l'expérimentation homœopathique, par le docteur Max. Vernois. Paris, 1835, in-8, 48 p., avec 1 tableau.   1 fr. 25

HARTLAUB (Ch.). **Le médecin homœopathe des enfants,**

ou Conseils aux pères et aux mères, aux maitres et aux maitresses de pension, sur la manière de les élever et de les traiter dans leurs indispositions; traduit de l'allemand par Sarrazin. Paris, 1837, in-18, 132 p.   1 fr. 50

HARTMANN. Thérapeutique homœopathique des maladies des enfants; traduit de l'allemand, avec des notes, par le docteur Léon Simon fils, membre de la Société médicale homœopathique de France. Paris, 1853, in-8 de 700 p.   8 fr.

— **Thérapeutique homœopathique** des maladies aiguës et des maladies chroniques. Traduit de l'allemand, sur la troisième édition, par le docteur A. J. L. Jourdan. Paris, 1847-1850, 2 forts vol. in-8.
16 fr.

HÉRING (C.). **Médecine homœopathique domestique.** 4e édition française, traduite sur la 6e édition américaine récemment publiée par l'auteur lui-même; revue, corrigée et augmentée d'un grand nombre d'additions tirées de la 11e édition allemande, et précédée d'indications générales d'hygiène et de prophylaxie des maladies héréditaires, par le docteur L. Marchant. Paris, 1860, in-12, cxx-576 p.   6 fr.

— **Le sang bleu du crabe royal,** Xiphosura americana seu limulus Cyclops. Traduit par G. P. F. Weber. Paris, 1862, in-8, 69 p.   1 fr. 50

— **Hippomanès.** Traduit par G. P. F. Weber. Paris, 1862, in-8, 57 p.
1 fr. 50

HIRSCHEL (B.). **Guide du médecin homœopathe au lit du malade, et Répertoire de thérapeutique homœopathique.** Traduit de l'allemand par le docteur Léon Simon fils. Paris, 1858, in-12, xii-332 p.   3 fr. 50

HOFFMANN (Ach.). **L'homœopathie et la vieille médecine.** Paris, 1850, in-8, 16 p.   50 c.

— **La syphilis** débarrassée de ses dangers par la médecine homœopathique. Avis important pour les femmes et considérations nouvelles sur la gale, les scrofules, les dartres et autres affections de la peau. Paris, 1858, in-8, 32 p.   50 c.

— **La phthisie pulmonaire,** guérie par le traitement, 2e édition. Paris, 1863, in-12 de 22 p.   50 c.

— **Guérison des maladies particulières aux femmes, conseils aux mères qui veulent nourrir :** ce devoir leur est rendu facile. Paris, 1858, in-8 de 32 p   1 fr.

— **Guérison certaine des premiers symptômes du choléra** quels qu'ils soient. In-8, 4 p.   25 c.

JAHR (G. H. G.). **Principes et règles** qui doivent guider dans la pratique de l'homœopathie. Exposition raisonnée des points essentiels de la doctrine médicale de Hahnemann. Paris, 1857, in-8, xvi-558 p.   7 fr.

— **Du traitement homœopathique** des maladies des femmes. Paris, 1856, in-12, viii-496 p.   6 fr.

— **Du traitement homœopathique des affections nerveuses et des maladies mentales.** Paris, 1854, in-12, viii-660 p.
6 fr.

JAHR. Du traitement homœopathique des maladies des organes de la digestion, comprenant un précis d'hygiène générale et suivi d'un répertoire diététique à l'usage de toutes les personnes qui veulent suivre le régime rationnel de la méthode de Hahnemann. Paris, 1859, in-18 jésus, xii-520 p.   6 fr.

— **Du traitement homœopathique des maladies de la peau** et des lésions extérieures en général. Paris, 1850, in-8, xvi-608 p.   6 fr.

— **Notions élémentaires d'homœopathie.** Manière de la pratiquer, avec les effets les plus importants de dix des principaux remèdes homœopathiques, à l'usage de tous les hommes de bonne foi qui veulent se convaincre par des essais de la vérité de cette doctrine. 4e édition, corrigée et augmentée. Paris, 1861, in-18 de 144 p.   1 fr. 25

— **Du traitement homœopathique du choléra**, avec l'indication des moyens de s'en préserver, pouvant servir de conseil aux familles en l'absence du médecin. Paris, 1848, in-12.   1 fr. 50

— **Nouveau manuel de médecine homœopathique**, divisé en deux parties : 1° *Manuel de matière médicale*, ou Résumé des principaux effets des médicaments homœopathiques, avec indication des observations cliniques. 2° *Répertoire thérapeutique et symptomatologique*, ou Tables alphabétiques des principaux symptômes des médicaments homœopathiques; avec des avis cliniques. 7e édition, revue et considérablement augmentée. Paris, 1862, 4 vol. in-12.   18 fr.

— **Bulletin de l'art de guérir** par des remèdes spécifiques rationnellement indiqués, t. I et II. 1861 à 1864, 2 vol. in-8. Prix de l'abonnement pour un an.   10 fr.

JAHR (G. H. G.) et **CATELLAN** FRÈRES. **Nouvelle Pharmacopée homœopathique**, ou Histoire naturelle, préparation et posologie ou administration des doses, des médicaments homœopathiques. 3e édition, revue et considérablement augmentée. Paris, 1862, in-18 jésus, x-436 p., avec 144 fig.   7 fr.

LAFITTE. Symptomatologie homœopathique, ou Tableau synoptique de toute la matière médicale pure, à l'aide duquel se trouve immédiatement tout symptôme ou groupe de symptômes cherché. Paris, 1844, gr. in-4 de près de 1,000 p.   35 fr.

LA POMMERAIS (EDM.). **Cours d'homœopathie.** Paris, 1863, in-8, 555 p.   4 fr.

— **De l'apoplexie.** Paris, 1855, in-8 de 32 p.   50 c.

— **De la diarrhée** chez les enfants, in-8 de 27 pages.   50 c.

MAGNAN (H.). **De l'homœopathie** et particulièrement de l'action des doses infinitésimales. Paris, 1855, in-8, 148 p.   2 fr. 50

MARCHANT (L.). **Étude sur les maladies épidémiques**, avec une réponse aux Quelques réflexions sur le mémoire de l'angine épidémique. 2e édition, corrigée et augmentée. Paris, 1861, in-18 jésus, xii-92 p.   1 fr.

MILCENT (A.). **Des épidémies**, des principales distinctions qu'on doit établir entre elles. Thèse pour le concours de l'agrégation. Paris, 1853, in-4, 30 p.   1 fr. 50

MILCENT (A.). **De l'intolérance et de la liberté scientifiques** dans les concours de médecine. Paris, 1854, in-8 de 16 p. 50 c.

— **Jean-Paul Tessier**, esquisse de sa vie, de son enseignement, de sa doctrine, suivie d'une lettre sur Magendie, Récamier, J. P. Tessier, par le docteur J. Davasse. Paris, 1863, grand in-8, 132 p. 2 fr.

MONESTROL (D. DE). **La goutte.** Mémoire sur la cause des maladies goutteuses et sur leur traitement par la méthode homœopathique. Paris, 1861, in-8, 96 p. 1 fr. 50

MONESTROL (J. de). **De l'homœopathie** en dehors des préjugés de ses adversaires et des exagérations de ses partisans. Paris, 1861, in-18 jésus, 72 p. 1 fr.

MURE (B.). **Doctrine de l'école de Rio-Janeiro**, et Pathogénésie brésilienne, contenant une exposition méthodique de l'homœopathie, la loi fondamentale du dynamisme vital, la théorie des doses et des maladies chroniques, les machines pharmaceutiques, l'algèbre symptomatologique, etc. Paris, 1840, in-12, LX-368 p., avec 37 fig. intercalées dans le texte. 6 fr.

Observations sur l'homœopathie, par un homme qui n'est pas médecin. Paris, 1835, in-8, 56 p. 1 fr. 50

ORIARD (T.). **L'homœopathie mise à la portée de tout le monde.** 3e édition. Paris, 1863, in-18 jésus, 370 p. 4 fr.

PARSEVAL (LUD. DE). **Observations pratiques de Samuel Hahnemann**, et classification de ses recherches sur les propriétés caractéristiques des médicaments. Paris, 1857-1860, in-8, 398 p. 6 fr.

— **Homœopathie et allopathie.** Paris, 1856, in-8, 652 p. 8 fr.

PERRUSSEL (F.). **Guide du médecin** dans le choix d'une méthode pour guérir les maladies aiguës et chroniques, comprenant des études cliniques et thérapeutiques sur le cancer. Suivi d'un mémoire sur la valeur caractéristique des symptômes, par le docteur de Bœnninghausen. Paris, 1860, in-18, XVI-484 p. 3 fr.

— **La médecine et la loi de l'attraction universelle**, suivies des biographies d'Hahnemann et de des Guidi, avec portraits. Paris, 1847, in-8, VIII-144 p. 2 fr. 50

— **La suette et le choléra épidémiques traités par l'homœopathie.** Rapport à S. E. le ministre de l'agriculture, du commerce et des travaux publics. Paris, 1856, in-8 de 157 p. 2 fr. 50

— **Simple réponse** d'un ami de l'homœopathie à un ennemi du progrès et de la vérité en médecine. Saumur, 1857, in-8, 32 p. 75 c.

PERRUSSEL. A messieurs les Sénateurs, sur la position de l'homœopathie dans le monde. Paris, 1863, in-8 de 20 p. 25 c.

— **L'homœopathie ou la Médecine de l'analogie** devant la Commission d'hygiène hippique au ministère de la guerre (26 avril 1861). Proposition d'une réforme fondamentale de la médecine vétérinaire, suivie d'un parallèle entre les deux médecines. Paris, 1862, in-8 de 68 p. 1 fr. 25

PERRUSSEL (F.) et **MONESTROL** (D. DE). **De l'homœopathie,** de sa doctrine, de ses prescriptions et du régime à suivre pendant le traitement des maladies aiguës et chroniques. 3ᵉ édition. Paris, 1853, in-12, 67 p.   1 fr.

PÉTROZ. Études de thérapeutique et de matière médicale, précédées d'une introduction sur sa vie et ses travaux, par le docteur A. Crétin. Paris, 1864, grand in-8 de 736 p.   20 fr.

PORGES (H.). **Carlsbad, ses eaux thermales**, analyse physiologique de leurs propriétés curatives et de leur action spécifique sur le corps humain. Paris, 1858, in-8.   4 fr.

RAPOU (Aug.). **Histoire de la doctrine médicale homœopathique**, son état actuel dans les principales contrées de l'Europe. Application pratique des principes et des moyens de cette doctrine au traitement des maladies. Paris, 1847, 2 forts vol. in-8, avec portrait d'Hahnemann.   15 fr.

— **De la fièvre typhoïde** et de son traitement homœopathique. Paris, 1851, in-8 de 108 p.   3 fr.

RAU. Nouvel organe de la médecine spécifique, ou Exposition de l'état actuel de la méthode homœopathique, suivi des *Nouvelles expériences sur les doses dans la pratique de l'homœopathie*, par le docteur G. Gross. Traduit de l'allemand par le docteur D. R. Paris, 1845, in-8 de 304 p.   5 fr.

RINGUET. Des contraires en médecine. Montpellier, 1863, in-4, 44 p.   1 fr. 50

ROTH. Histoire de la musculation irrésistible, ou de la Chorée anormale. Paris, 1850, in-8, iv-236 p.   3 fr. 50

RUCKERT. Traitement homœopathique des maladies de la peau, considérées sous le rapport de leur forme, des sensations qu'elles produisent ; et des parties qu'elles affectent ; précédé de notions générales et importantes sur la symptomatologie, le régime homœopathique, la force et la répétition des doses, etc. ; suivi du *Traitement homœopathique des maladies vénériennes*, par le docteur Attomyr. Traduit de l'allemand par Sarrazin. Paris, 1838, in-18, 424 p.   4 fr. 50

RUCCO. L'esprit de la médecine ancienne et de la nouvelle comparé. 4ᵉ édition, augmentée d'un mémoire sur le choléra. Paris, 1854, in-8 de 460 p.   8 fr.

— **La médecine de la nature** protectrice de la vie humaine. Paris, 1856, in-8.   2 fr.

RUOFF (A. J. F.). **Guide de l'homœopathe,** ou Traitement de plus de mille maladies. Divisé en deux parties : la première contient l'indication des maladies sous les dénominations nosologiques de l'ancienne école, les symptômes de ces maladies et les remèdes qui leur ont été opposés avec succès ; 2ᵒ la liste des médicaments par ordre alphabétique, et, à la suite du nom de chaque substance, les affections guéries par son emploi, etc. Traduit de l'allemand par Q. L. Strauss. 2ᵉ édition. Paris, 1851, in-18, viii-460 p.   5 fr.

SCUDÉRI (L.), de Messine. **Observations pratiques sur l'homœopathie** Paris, 1837, in-8, 61 p.   1 fr. 50

SIMON (Léon) père. **Leçons de médecine homœopathique.** Paris, 1836, 1 fort vol. in-8, 536 p.   6 fr.

SIMON (Léon) père. **Du choléra-morbus épidémique**, de son traitement préventif et curatif, selon la méthode homœopathique. Rapport publié par la Société hahnemannienne de Paris. Paris, 1848, in-8 de 94 p. 1 fr.

— **Lettre à M. le ministre de l'Instruction publique**, en réponse au jugement de l'Académie royale de médecine sur la doctrine homœopathique au nom de l'Institut homœopathique de Paris. Paris, 1835, in-8, 64 p. 1 fr. 50

— **Lettre à MM. les membres de la Faculté de médecine de Paris**, en réponse aux attaques dirigées contre la doctrine homœopathique, dans la séance solennelle de la Faculté du 3 novembre 1842. Paris, 1843, in-8 de 126 p. 1 fr. 50

SIMON (Léon) fils. **Des maladies vénériennes et de leur traitement homœopathique.** Paris, 1860, in-18 de 744 p. 6 fr.

— **Des rapports de la théorie des crises** et des jours critiques avec les principes de la thérapeutique de l'homœopathie. *Mémoire couronné par le Congrès homœopathique de Bordeaux*. Paris, 1856, in-8, 64 p. 1 fr.

— **L'homœopathie sans l'allopathie.** Lettre à M. le docteur Félix Andry. Paris, 1856, in-8 de 38 p. 1 fr.

Société homœopathique de Paris (Bulletin de la), publié de janvier 1845 à décembre 1849; 7 vol. in-8. 50 fr.
   Chaque année séparément. 12 fr.

Société hahnemannienne (*Journal de médecine homœopathique* publié par la), de novembre 1845 à 1850, 5 vol. in-8. 50 fr.
   Chaque année séparément. 12 fr.

Société gallicane de médecine|homœopathique (Journal de la). Suite du *Journal de médecine homœopathique publié par la Société hahnemannienne*.
   Première série, mai 1851 à avril 1857, 6 années, ou t. II à VIII. 60 fr.
     Chaque année séparément. 12 fr.
   Deuxième série, mai 1857 à avril 1860, 3 années, ou 4 vol. in-8. 60 fr.
     Chaque année séparément. 20 fr.

Société médicale homœopathique de France (Bulletin de la). Suite du *Journal de la Société gallicane*, paraissant depuis le 1er mai 1860, le 1er de chaque mois, par cahiers d'au moins 4 feuilles in-8.
   Abonnement d'un an pour Paris. 20 fr.
     —   — pour les départements, *franco*. 23 fr.
     —   — pour l'étranger, d'après les tarifs de la convention postale.

TESSIER (J. P.). **Y a-t-il des sécrétions morbides** sans altération appréciable des tissus qui en sont le siège? Thèse du concours pour l'aggrégation. Paris, 1838, in-4, 22 p. 1 fr. 25

— **De la médication homœopathique**, suivi d'un relevé comparatif des maladies traitées à l'hôpital Sainte-Marguerite par la méthode d'Hahnemann et par la méthode ordinaire, pendant les années 1849, 1850, 1851. Réponse à la lettre du docteur Frédault. Paris, 1852, in-8 de 16 p.   50 c.

TESSIER (J. P.). **De l'enseignement de la médecine en France.** Paris, 1854, in-8 de 63 p.   1 fr.

— **Étude de médecine générale.** De l'influence du matérialisme sur les doctrines médicales de l'école de Paris, de la fixité des essences ou des espèces morbides. Paris, 1855, in-8 de 222 p.
2 fr. 90

TESTE. Systématisation pratique de la matière médicale homœopathique. Paris, 1853, in-8 de 600 p.   8 fr.

— **Traitement homœopathique des maladies aiguës et des maladies chroniques des enfants.** 2e édition, revue et augmentée. Paris, 1856, in-12 de 416 p.   4 fr. 50

— **Comment on devient homœopathe.** Paris, 1865, in-12 de 322 p.   3 fr. 50

TIMBART. Les médecins statisticiens devant la question homœopathique, ou Réponse aux attaques de M. Valleix contre le livre de M. Tessier. Paris, 1850, in-8 de 122 p.   2 fr.

WEBER (Georges P. F.). **Codex des médicaments homœopathiques**, ou Pharmacopée pratique et raisonnée à l'usage des médecins et des pharmaciens. Paris, 1854, in-12, vii-440 p.   6 fr.

— **Manuel homœopathique du goutteux**, ou Instruction pour se préserver et se guérir de la goutte. Paris, 1862, in-18 jésus, 124 p.   1 fr. 50

— **Mémoire sur les propriétés antiseptiques du charbon végétal pur**, sur son action spécifique dans la première période des fièvres continues et intermittentes (typhus, fièvre typhoïde, choléra, peste, etc.). Paris, 1846, in-8, 36 p.   1 fr.

WERLHOFF. Plus de goutte ni rhumatismes. Exposé succinct d'une méthode d'emploi du soufre anti-goutteux et anti-rhumatismal qui, appliqué extérieurement en petite quantité, est le préservatif de la goutte, des rhumatismes articulaires et névralgiques, des douleurs et des affections engendrées par la viciation du sang. 2e édition. Paris, 1864, in-18 de 16 p.   25 c.

Tous les ouvrages portés sur ce Catalogue seront expédiés, par la poste, en France et en Algérie, FRANCO, sans augmentation sur les prix fixés, à toute personne qui en aura envoyé le montant, soit en timbres-poste, soit en un mandat sur Paris.

Corbeil, typ. et stér. de Crété.